悦动空间 健身训练

ABNEHMEN OHNE GERÄTE

无器械瘦身训练宝典

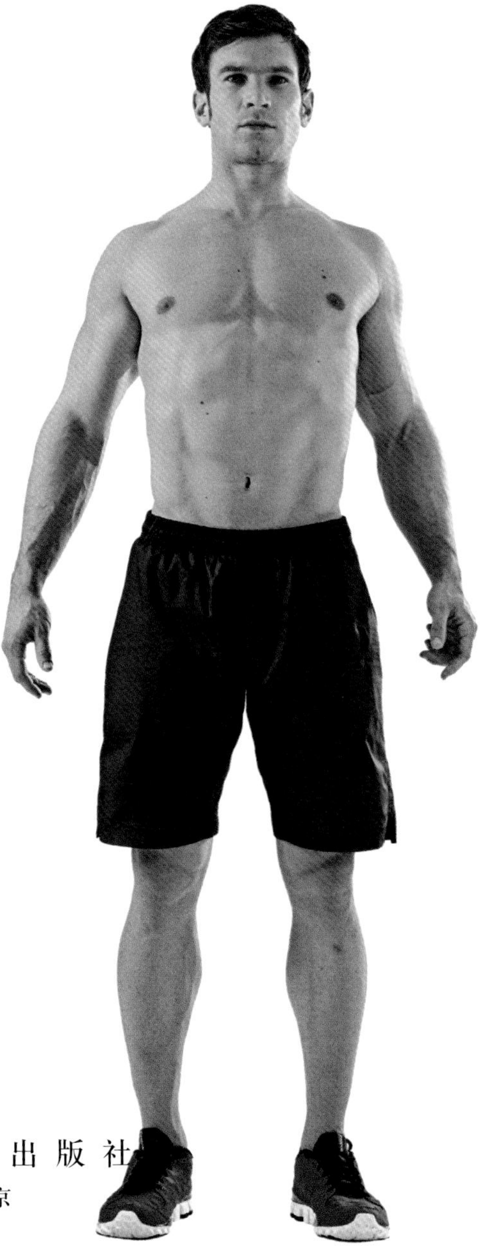

160 Bodyweight-Übungen plus
50 Workouts & Trainingspläne
für einen schlanken Body

[德] 奥利弗 · 伯特伦（Oliver Bertram）著
贺鹏丹 译

U0317562

人民邮电出版社
北京

图书在版编目（C I P）数据

无器械瘦身训练宝典 / （德）奥利弗·伯特伦著 ；
贺鹏丹译. -- 北京 : 人民邮电出版社, 2020.6
（悦动空间. 健身训练）
ISBN 978-7-115-53071-4

Ⅰ. ①无… Ⅱ. ①奥… ②贺… Ⅲ. ①减肥—健身运
动 Ⅳ. ①R161.1

中国版本图书馆CIP数据核字(2020)第002441号

内 容 提 要

现代社会中的人们深受肥胖的困扰，很多人为瘦身而历尽千辛万苦，结果却不尽如人意。是我们的意志不够坚定还是方法不当？本书将解答这个问题。本书由著名健身杂志《男士健康》组织编写，介绍了 27 种针对瘦身的训练方案，其 中包括 15 分钟训练、30 分钟训练、45 分钟训练和长序列训练，此外还有两种热身运动。 本书还介绍了成功瘦身的饮食基础，提供了 22 张瘦身训练表。书中通过大量精美的彩色 图片展示了各种训练动作的细节，并配以简要的文字说明，易于读者对照学习。根据书 中所介绍的方法，读者徒手或者只需借助简单的辅助用品即可进行训练，取得理想的瘦身效果。

本书适合健身爱好者阅读。

◆ 著　　[德]奥利弗·伯特伦（Oliver Bertram）
译　　贺鹏丹
责任编辑　刘　朋
责任印制　陈　犇

◆ 人民邮电出版社出版发行　　北京市丰台区成寿寺路 11 号
邮编　100164　　电子邮件　315@ptpress.com.cn
网址　https://www.ptpress.com.cn
北京瑞禾彩色印刷有限公司印刷

◆ 开本：690×970　1/16
印张：13.25　　2020 年 6 月第 1 版
字数：249 千字　　2020 年 6 月北京第 1 次印刷
著作权合同登记号　图字：01-2018-5338 号

定价：68.00 元

读者服务热线：(010)81055410　印装质量热线：(010)81055316
反盗版热线：(010)81055315
广告经营许可证：京东工商广登字 20170147 号

目录
CONTENTS

序　言

肥肉拜拜：对抗体脂的好办法就是无器械训练！不管你是超重 5 千克还是 50 千克，通过它，你都可以持久瘦身。本书介绍的训练方法不需要任何器械，可以随时做，并且不受场地的限制，非常适合初学者。节食和乏味的有氧训练？它们都是过去式了！

本书会详细地告诉你，怎样清空你的脂肪“仓库”，并通过无器械训练让你的身材达到你人生中前所未有的完美状态。欢迎你踏上这条被全球成千上万名关注健身的读者验证过的完美瘦身之路，欢迎阅读《无器械瘦身训练宝典》一书！

想象一下：所有可以帮助你瘦身的东西都在你身上，你的身体是世界上最好的瘦身“器械”。从这一刻开始，你将知道怎样合理利用这个“器械”来达到你的目标，因为在你眼前的这本《无器械瘦身训练宝典》具有以下优点。

- 会为你介绍多于 160 种的无器械训练项目，并且提供了 22 张瘦身训练表，它们能够让超重者在运动时达到一种最舒适的状态并同时与体脂“抗争”。
- 你不需要准备任何健身器械就能够随时随地进行锻炼。
- 会把针对所有瘦身目标以及体能等级的计划交到你的手上，让你可以马上行动起来。
- 会让你在瘦身的同时增肌，并提高你的新陈代谢率，让健美的肌肉成为你苗条人生之路上的最好伙伴。
- 将会有目的地通过一系列密集的无器械训练项目提升你的新陈代谢率。事实证明，这些训练还会带来极为明显的有氧训练效果。不过，在所有的好处里面，最值得一提的是能够减少肥胖带来的疾病，如糖尿病和高血压。
- 本书介绍的训练计划可以被安插在任何一张时间表中，因为部分动作在 15 分钟内就可以轻松完成。
- 会告诉你怎样合理（和必要）地在饮食上做出改变，同时还能保持食物的可口度。

开启瘦身成功之门的钥匙

你已经受够了腰上累赘的“游泳圈”，想要自信地度过这一生，想要骄傲地正视镜子里的自己？你可以做到的，而且比你想象的还要容易！成功的秘诀就在于无器械训练，也就是利用自身的体重来进行锻炼。它非常适合没有健身经验和超重的人群，因为这些训练动作不仅简单好学，不会伤害关节，而且保证能让你瘦下来。就算你的体重反增不减，那也是因为肌肉密度增大了，这也恰好是保持完美身材的

这本书的使用说明

对你来说，瘦身几乎变成了一个不可能完成的任务？有了这本书，你将会有更多的机会去实现它！

对于无耐心者，瘦身成功最直接的方式就是读完本序言后，确认自己的体重等级和体能等级（见对页），并立刻依照第 4 章里已制作好的训练表开始训练。

也许不是最直接却是最完美的方式就是先完整地读完这本书。别紧张，这本书并没有什么长篇大论，这篇序言也只是为了让你兴奋起来，并认识到实施长期健康瘦身策略的方式。第 1 章会介绍一些基础知识，第 2 章则是关于健康饮食的。此外，我们建议你经常翻看这篇序言，或者把食物表摘录下来贴在一个显眼的地方。

对于进阶者，如果你有锻炼的经验，可以将训练表里的训练项目按照你的需求进行改动，又或者从第 3 章的健身训练项目里挑出一部分，制作成一张为自己量身定制的训练表。不管哪一种方式，只要你动起来，成功就在不远处！

秘诀。而肌肉密度的增大会极大程度地加快体脂的消耗，从而让肌肉的线条更加明显。因超重而导致的关节或脊椎的不适感也会因为肌肉力量的增强而消失。

无须痛苦地燃烧脂肪

这本书里的每一个无器械训练动作都是为了成功瘦身而设计的。与单调的有氧运动不同，它们内容多样且具有不同的目的性，大部分动作的训练强度都以能促进脂肪燃烧为原则来设定，还包括激活与新陈代谢相关的系统、大量消耗热量，以及增强耐力。

每一套训练里的单个动作就能够产生很大的效果，比方说在你快速完成 10 个波比跳（见第 75 页）或深蹲弹跳（见第 77 页）后，你能感觉到自己的心跳发生了很大变化。当然，同时你也在锻炼自己的肌肉。

减肥从未如此轻松过

万事俱备，只等着你来训练了！在第 3 章里，以图文并茂的方式为你介绍了 160 多个训练项目，在大多数项目的介绍里附注了入门方式（即“求助，我做不到！”板块），这是为了让严重超重者能够轻松地加入到训练中来而专门设计的环节。而对于想要进行高强度健身的瘦身专家们，特别是只差几步就能拥有 6 块腹肌的人，我们也同样准备了适合他们的训练项目。简单来说，任何人都可以通过这些项目达到他们想要的目标。它们不会占用人们很多时间，每天做一套时长为 15 分钟的训练项目（包括热身和拉伸运动）就足够了，相信这一刻钟的时间每个人都能腾出来。就算你每周只有 3 天有空闲时间，我们也有相对应的训练。第 4 章里的所有训练表能够让你在接下来超过 3 年的时间里有规律地进行健身。

启动你的瘦身计划

在你们之中有想要减掉50千克肥肉的人，也有离拥有6块腹肌只差那么几千克的人，这意味着面对不同的挑战需要不同的“作战方案”。这本书会顾及不同体重等级的人群，并为之提供最合适的瘦身方法和训练表。你可以按照自己超出的体重（或者瘦身目标）把自己归类到下面3个体重等级中的一个里。

体重等级 1：超重量级

在拳击运动里，运动员能被归类到超重量级是一件令人骄傲的事情。如果你不是一名拳击运动员，可还是超重20千克，你同样也可以感到骄傲！因为你在几个星期或几个月后所取得的来之不易的成功会更加令人惊艳！

体重等级 2：重量级

所有想要减掉10~20千克的人都可以被归类为重量级。这个等级的瘦身者同样需要不间断地保持运动，且利用到的不只是自己的身体！

体重等级 3：中量级

只需要减去5~10千克的人，或者已经朝着6块腹肌方向前进并对更加精细的瘦身方式感兴趣的人，可以把自己归类到这一等级。

以下为一些基本说明。

- 体重等级分类并没有科学依据，你也不需要计算身体质量指数（BMI）或其他数据，因为我们不需要浪费时间在它们身上，而是应该马上行动起来！其实在你称完体重或者在镜子前打量了自己一番后，你心里就已经大概知道自己属于哪一类人了。如果实在不确定的话，你可以先把自己归类到一个偏重的等级，之后还可以随时更改。
- 任意选择一个等级或者不选直接开始训练都是可行的，但这样做对你来说有可能不是最有效的途径。
- 你会瘦下来，这也意味着你的体重等级会有所改变（中量级瘦身者除

体能测试

测试你的体能等级：是入门者还是进阶者？

（1）耐力

每次跑步（骑自行车）时，你可以坚持多久？

入门者：小于或等于30分钟（小于或等于60分钟）。

进阶者：大于30分钟（大于60分钟）。

（2）力量耐力（上身）

你一次可以做多少个俯卧撑（见第175页）？

入门者：少于或等于15个。

进阶者：多于15个。

（3）力量耐力（下身）

你一次可以做多少个深蹲（见第70页）？

入门者：少于或等于25个。

进阶者：多于25个。

（4）力量

你一次可以做多少个反手引体向上（见第142页）？

入门者：超重量级瘦身者，少于或等于2个；重量级瘦身者，少于或等于4个；中量级瘦身者，少于或等于6个。

进阶者：超重量级瘦身者，多于2个；重量级瘦身者，多于4个；中量级瘦身者，多于6个。

（5）训练经验

在过去的一年中，你每周花多少时间进行锻炼？

入门者：少于或等于2小时。

进阶者：多于2小时。

体能测试（续）

结果

很简单，答案里面出现最多的那一类就是你的体能等级了。如果你在训练过程中感到吃力或者感到轻而易举的话，则可以随时改变自己的等级。

外）。在这样的情况下，你可以使用新的训练表，不过还是建议先完成上一阶段的训练后再进入到下一阶段。

将自己归类到一个体重等级后，你还需要完成一个小测试（见上页及本页边栏），之后你就可以从第4章中选择一张适合自己的训练表了，这也意味着你的瘦身计划正式启动了！这是一场自己与自己的较量，加油！

长期保持苗条身材的八大戒律

你现在知道了，无器械训练是能够持续减重的关键，可光有它还远远不够，健康、低热量、含有丰富蛋白质的饮食，能够刺激新陈代谢过程的力量耐力训练（就像本书中介绍的一样），以及打造一种能够长期处在活动状态中的日常生活也都包括在内。想要深入了解以上这些内容的话，我们由衷地向你推荐本书作者的另一本书《男士健康：减重法则》。

为了减轻你去往苗条人生路上的负担，我们为你总结了最有价值的“瘦身八律”，它们会在你实施瘦身计划时起到帮助作用，还会在你按照训练表进行训练时给你带来更多的收益。

第1律：从来没有人因为肌肉拉伤而死亡，可因为缺少运动而死亡的人不在少数

步步为营，听说过吗？没有的话也不要紧，从现在开始你要记住，你运动过程中的每一步都至关重要！一旦你牢牢地记住了这句话，就省去了很多多余的提问。为什么？因为在德国，人们过度肥胖的最主要原因就是饮食不健康和缺乏运动！在德国，每6个人里面就有一个人因此而死去。你想成为这6个人中的一个吗？不要再想“我可能还是”或者“我可能不行”了，付诸行动吧！无论什么方式都可以，不如就从这本书里的一个简单的训练项目或者健身

动作开始吧。“少于30分钟的运动不会带来任何效果”——忘掉这种废话！动起来，就算你只能坚持10秒。不管是在锻炼中还是日常生活中，都请尽量让你的身体活动起来并保持活动状态——详情见第8律。

同理，在饮食细节上的改变也非常重要。在德国，平均每人每年会吃掉32千克的甜食和油炸食品，而大部分人很有可能已经超过了这个平均值。想象一下，如果你能从中减掉1/10的量，那也能足足减少3.2千克。比方说32块100克的巧克力，每一块含有近2100千焦的热量，那么加起来就有67000千焦。而每减掉1千克脂肪需消耗30000多千焦的热量，也就是说，单单从所吃的甜食里减少1/10的量就可以减去2千克以上的体脂。

第2律：万事开头难

训练本身并不难，难的是怎样开始实施它。仅仅阅读这本书可不会让你瘦下来。

那是什么阻碍了你就地做10个俯卧撑？是周围的环境还是你今天穿的衣服？是出于害羞还是身体有什么不适？根本没有什么阻碍你？那么马上开始！还是很难，不是吗？问题就在于：一直以来你都让自己的生活处在一种舒适的状态里，你所做的一切都变成了一种习惯（你不会想到要时不时地活动一下筋骨或者注重饮食健康），而这些正是你需要改变的。这也是为什么我们说第一步永远是最难的，但这并不意味着之后的每一步就会简单许多。过一段时间后，你会觉得每一步都像第一步那样难，因为每当你进行了一个新的尝试、新的训练项目或者开始注意饮食时，你都在养成新的习惯。最多4个月之后，这些新的、健康的且能够保持苗条身材的习惯就会深深地渗透到你的生活里，到那时你就会感觉到锻炼已经是你日常生活中不可或缺的一部分了！

研究数据表明，每天活动约15分钟的时间就可以让你延长近3年的寿命！你可以将这个消息告诉你身边的每一个人，因为在德国有50%的人不做任何运动，而只有12.5%的人的运动量能让他们有机会得到延长寿命的好处。

第3律：瘦身需要时间

实施瘦身计划的步骤很重要，但切勿急于求成，每一步的跨度都要在我们的身体能够接受的范围内并指向正确的方向。所以请不要急躁，多些耐心。

不要过度节食和锻炼，你只需要适当地减少每日从食物里所摄取的热量并同时增加运动时的能量消耗就可以了。你的身体需要一定的时间来适应这些改变，缓慢的瘦身方式就是最健康的瘦身方式。因为被减去的大部分都是脂肪，这样你就不用担心会产生“悠悠球”效应（第见28页）了。

第4律：减的是体脂，而不是体重

什么？你说它们不是一样的东西吗？大错特错，你的身体里可不仅仅包括脂肪，其中还有你不能减去的部分（骨头、内脏等），也有你不愿减去的部分（肌肉组织、水分）。我们可以把瘦身的方式分为以下两种。

第一种是不顾及任何后果的极端节食方式，它可以让你在短时间内快速地减掉体重；其过程异常艰辛，且比起无器械瘦身，它会在中期对你的身体造成更多的不良后果。这种激进的瘦身方式确实可以快速地减小体重秤上的数字，但其实真正被减去的是身体里的水分跟肌肉组织，而这些正是我们身体里最不可或缺的，因为就像我们一开始所说的，肌肉是我们苗条人生路上最重要的伙伴。

而第二种就是本书所提倡的温和的瘦身方式。它也许不会让你在短时间内快速地瘦身，但它会保持你的肌肉量并使你的身体变得强健。你减去的只有脂肪，因为它是身体里多余、无吸引力且最不健康的那一部分。只有通过这种温和的瘦身方式，你才能长期拥有苗条的身材。

第 5 律：瘦身更多的是为了拥有健康的身体

增肌？为什么你要增加一些你本来想要减去的东西？这句话听起来自相矛盾，但其实很好解释，因为我们真正的目的并不是瘦身，而是让自己看上去更加迷人、健康！强健的身体和更好的人生才是我们的理想目标。

而正因为如此，本书介绍的训练方案的核心在于让你能够有规律地进行无器械训练。提高身体结构的质量就在于增加更多的肌肉和减少更多的脂肪。相信你已经慢慢了解到了，肌肉可以被看作热量消耗的“引擎”，它能够阻止多余的脂肪在你的身体里存留下来，或者让它被更快地消耗掉。

《无器械瘦身训练宝典》的宗旨就是完成这个目标。它把无器械训练对身体的好处和力量耐力训练所带来的效果结合了起来。它们为什么那么重要？一份研究报告告诉了我们答案：一所大学的科学家让一群男士采用不同的方式瘦身，第一组只是单纯地减少他们的进食量，第二组在这个基础上又增加了有氧运动，而第三组则在前两组的基础上增加了无氧运动。研究结束后每个人都大约减去了 9 千克。现在让我们来看看减去的都是什么：没有做任何运动的那一组减去了 6 千克脂肪和 3 千克肌肉，做有氧运动的那一组减去了 7 千克脂肪和 2 千克肌肉，只有同时进行了有氧和无氧运动的男士减去了整整 9 千克脂肪，而没有减去任何肌肉，这是一个堪称完美的瘦身过程！

第 6 律：不要从身体里抽去任何东西，而是给它一些更好的

在饮食上我们要做的是提高质量而不是减少数量，你需要一个能让身体的接受能力增强而不是受到限制的瘦身方案，并以

25 个利用无器械训练来瘦身的理由

为了给你增加动力，这里列出了 25 个你应该立刻利用无器械训练来瘦身的理由！无论谁借助《无器械瘦身训练宝典》来瘦身，他都可以：

- 甩掉脂肪，使身体看起来更紧实；
- 增加肌肉，塑造迷人的身形；
- 变年轻，从而延长寿命；
- 减轻心脏的负担；
- 降低患癌症的概率；
- 大大地降低患糖尿病的概率；
- 净化血管，降低患冠状动脉性心脏疾病（如动脉硬化症）的概率；
- 降低患心脏病和中风的概率；
- 保持血糖和胰岛素浓度正常；

25 个利用无器械训练来瘦身的理由（续）

- 改善胆固醇的质量；
- 促进骨骼里细胞的生成，让它们能够修复受损的血管——一种能够变年轻的方法；
- 提高免疫力；
- 促进酶的生成——它能够协助对抗自由基；
- 促进供血并优化身体里的供养系统；
- 使骨骼组织密度变大并增强抵抗力，从而能够有效地预防骨质疏松；
- 促进新陈代谢过程；
- 改善体态；
- 减轻脊椎和（原则上）所有身体关节的负担，让身体的不适感消失；
- 轻松完成生活里的每一个小动作，提高生活质量；
- 增强力量、耐力，在其他领域的工作效率也能得到提高；
- 改善肌肉组织之间的相互协调作用，提升运动技能；
- 避免身体变得更加敏捷后可能产生的不适感和小损伤；
- 解除烦恼，在生活里找到平衡；
- 增强自信；
- 穿上旧的或小一号的衣服。

一种健康的饮食习惯来获得一种更好的生活。这当中绝不包括节食，因为它最终会导致肥胖！以下是一些重要的忠告。（更多关于饮食的话题，请见第2章。）

- 慢慢地减少你每天摄入的热量。
- 处理掉一切容易让你发胖的食品，同时更多地关注健康食品，尤其是天然的蔬果、肉类和鱼类食品。
- 减少碳水化合物的摄入，而增加蛋白质的摄入。
- 除正餐时间外杜绝一切零食。
- 保证水分的摄入。

第7律：降低的是体脂率，而不是你的生活质量

对自己的生活满意就会瘦下来！我们必须承认，瘦身过程中有太多的东西要舍弃，但你已经知道瘦身的真正目的是丰富我们的生活，享受坚持锻炼和健康饮食带给我们的乐趣，享受新的生活方式。没有人要求你必须做任何事，而是你能够、允许自己甚至想要做这些事。我们的脑子里浮现的应该不是舍弃、压力和痛苦，而是多样化、自律以及对美好生活的向往。你可以经常在达成一个小目标后给自己一些小的奖励，尽管之后你可能会有一丝丝的愧疚感。

但请你对自己宽厚些，一时的错误是很正常的，毕竟这一点点的愧疚感也是生活的一部分。不要断然地舍弃一些对你来说很重要的东西，要懂得跟你的身体沟通和合作，千万不要跟它成为敌对关系。没有人会因为吃了一块巧克力和几块薯片而立刻超重，就像有句话说的，让你变胖的绝不会是过年时候的大吃大喝，而是年后到下一个年前你的表现！持续保持运动的积极性，你从中收获的将是自信、活力、幸福和高水平的生活，当然，还有苗条的身材！

第8律：长期锻炼的身体不会让脂肪有机可乘

只要你能够完成本书训练表中的内容，你就会成为（一个用最好的方式

达成目的的）英雄；如果除此之外你还能给自己规划一种丰富多彩的日常生活，那么你将成为一个（能够保证瘦身成功的）超级英雄！因为一个长期受到锻炼的身体是不会储存脂肪的。你可以适当增加一些运动量，从而刺激身体的新陈代谢过程；要做的仅仅是每天利用15分钟（或者3次5分钟）的时间来散步或者快走，这短短的15分钟就可以对你的健康起到很好的作用，也让你向瘦身成功的目标又迈进了一步。所以，在你开始了解第1章里关于瘦身的训练基础和第2章里关于健康饮食的建议之前，你最好先把这本书合上，去楼下转一圈。

第 1 章

成功瘦身的训练基础

为了能让你全身心地投入到训练中来，我们将会在这一章中为你介绍有效瘦身的全部训练要点。有一点你必须清楚：一个想要增加肌肉围度的人和一个想要增强耐力的人，他们的训练方式必然是截然不同的。而作为一个瘦身者，你则需要选择另一种训练方式。究竟是哪一种呢？接着往下读吧。

在本章以及下一章中你会认识到，你的身体是如何既作为训练器械又作为瘦身对象而运转的，你在以后会用到这些知识。通过优化的训练项目来锻炼身体，并结合健康的饮食习惯，你将持续减重并长期保持苗条身材。

就像本书之前提到过的，你的身体是一个有效的训练器械，它再方便不过了。这个了不起的工具一直就在“你身上”，并且只要你不断训练，它就会变得越来越好。这是多么令人高兴的事情啊！让我们现在就来做 15 个波比跳庆祝一下吧（超重量级瘦身者可以选择深蹲）！开始!

苗条人士的身体构造

那些被撑大的脂肪库里到底藏了些什么？以下 3 个方面构成了你身体的一大部分并决定了你的身材：

- 脂肪；
- 骨骼；
- 肌肉。

脂肪

这个柔软的果冻状组织被大自然指定为人类用于生存的一种工具，它会在恶劣的环境下为我们提供能量。这种环境不是指本打算窝在沙发里边追剧边吃零食却忘了到超市买零食的夜晚。我们身体里的脂肪储存程序是从远古时代起就存在并保留至今的“遗迹”。脂肪早在远古时代就作为身体的“电池”来使用了，它是一种出色的能源：1 千克脂肪可以提供近 37800 千焦的能量。如果你的体重为 90 千克，并且体脂率达到 20% 的话，那么你身体里的脂肪量可达 18 千克，这意味着你的“电池”里储存着 6.8×10^5 千焦的能量；就算几星期不吃什么食物，它们也可以让你在洞穴里存活下来，直到下一头猛犸路过。不过，这种生物存活的时代已经过去了，就像那些窝在沙发里边吃着零食边追剧的夜晚一样！

你——脂肪细胞的百万富翁

你身体里的脂肪细胞的数量是由基因决定且不可改变的。先不要被吓到，据一些科学文献推测，我们的身体里大约有 2000 亿个脂肪细胞。如果你超重或曾经超重过，这个数字更大。这真的很讨厌：这些高于平均水平的脂肪细胞要永远跟你做伴了，因为它们没法转化为肌肉，世界上还没有哪种训练可以做到。

但这一切都不要紧，因为区分肥胖者和苗条者的标准并不是脂肪细胞的数量，而是细胞中脂肪的含量。那么一切就很清楚了，（不断地）大量进食会使脂肪细胞膨胀到它原本大小的数倍；反之，过少的进食则会使它收缩。

脂肪细胞里究竟有什么呢？全是脂肪吗？并不是，这只是一个广为流传的谬论。我们从食物中获取的营养成分主要包括糖及淀粉等碳水化合物，如果碳水化合物摄入过多，多出的部分就会转化为脂肪储存在我们的身体里。哪些营养成分或者食品会让你变胖，而哪些食物就算吃很多也不会使你增肥呢？你可以从本书的第 2 章中找到答案。

好脂肪与坏脂肪

脂肪绝不是多余的，原因之一是脂肪具有保护功能，而且它分布在我们身体里的每一个角落，其中包括肌肉组织。脂肪被看作构成我们身体组织的原材料，也是我

糖尿病的巨大危害

你的腰围是一个重要的指示器：它会告诉你，你是否会因为超重而有极高的风险患中风、糖尿病或动脉硬化症。94 厘米已经是一个有力的警告了，而 102 厘米以上则意味着你很有可能已经患有以上疾病中的一种了。

想要测量自己的腰围，首先将上衣敞开并站直，再用卷尺在肚子上最胖的地方绕一圈。但不要以肚脐为出发点，因为它会因为周围的肥肉而凹陷或凸起。最好的方法是找到肋沟（位于肋骨最下面的边缘处）和髂骨（位于骨盆两侧后上方的位置）的中线。请在早餐之前完成测量并在读卷尺上的数字时放松地呼吸。

们在长时间进行有氧运动时一个重要的能量来源。除此以外，它还能够通过血脂连接并“加工”脂溶性维生素 A、D、E、K。

而对于过度肥胖者，脂肪是可以致命的。这里的脂肪指的是腹腔里囤积在肝脏与肾脏之间的内部脂肪。它们不仅造成了你那不忍直视的大肚腩，而且是高血压和糖尿病的罪魁祸首。与此同时，它们还明显地增加了你患上心脏病的概率。脂肪含量与患病率有着密不可分的关系，例如在 5 个糖尿病患者中有 4 个人的腰围都超过了 94 厘米。如果这还不是减肥的理由的话……

骨骼

我们身体的基本框架由 200 多块骨骼拼接而成，这个支撑装置的构造以及每个关节所处的位置决定了人类可以怎样活动。大自然很好地塑造了地球上每种生物的特征，人类作为具有两只脚的哺乳动物在漫长的演化过程中学会了跟重力保持平衡，而其中的大部分功劳属于我们的脊椎。

目前仍然有很多人认为骨骼质量大是他们超重的原因。这是一个有趣的误解，因为人体骨骼的质量只占身体总质量的约 1/8，而且个体之间的差异并不大，就算你节食或者不断地锻炼，骨骼的质量也不会改变。

肌肉

在骨骼周围有大约 600 块肌肉来支撑着我们活动，而且每个人的肌肉数量是一样的（除去一些解剖异常者），区别只在于它们被锻炼的程度。所有肌肉加起来的质量约占身体总质量的 40%。记住：通过无器械训练，你的肌肉量能够增加！如果一点儿训练也不做，肌肉便会收缩到最小状态，而我们的身体也会从 30 岁起以每 10 年近 3 千克的速度自动减少肌肉量。仅出于这个原因，我们也应知道把无器械训练加入到日常的锻炼中是明智之举。当然，除此之外还有很多训练和保护我们肌肉的理由。

肌肉是迷人的

所有好看的衣服都比不过一身健美的肌肉。经常锻炼的身体看起来总是迷人和结实的。为了“好的身体结构”这一值得追求的目标，我们需要充分利用自己的肌肉。

拥有肌肉会使人变瘦

肌肉组织是消耗脂肪的战斗机！因为它无时无刻不处在活跃状态中。不管有没有被用到，它都一直紧绷着，处于待命状态。为了保持这种状态，你的肌肉组织会一直消耗能量。这也就意味着肌肉越多，消耗的能量越多，而脂肪是储能物质。拥有更多的肌肉有 3 个好处：能快速瘦身，可长期保持体重，吃多了也不会长胖。

你身体所消耗的能量有 1/4 都是肌肉的功劳，这也是为什么说肌肉组织是我们瘦身最好的帮手。

肌肉能够保暖

你知道肌肉可以为身体提供热量吗？肌肉组织还真是一个“热量供应站”，这跟前面提到的它一直处于紧绷状态有关，因为在这种状态下，活跃的肌肉组织会产生热量。热量能让你的体温一直保持在 36 摄氏度左右，并让你在寒冷的地方可以继续活下去。

肌肉的紧绷状态能够使身体产生热量——一般情况下你会在锻炼时感受到这股热量，因为在某一个时间点你会开始出汗，这证明体温在上升。而在寒冷的时候你会感受到体温下降，这时候肌肉就开始运作了：它会加快收缩，从而产生多余的热量来提高你的体温——这一切都发生在你打冷战的时候。

肌肉可以保护内脏

腹肌就是一个很好的例子。它处在肋骨下方，身体里一个没有被骨架保护的区域。没有这块肌肉“铠甲”，这块区域下方的内脏就会处在无保护的状态下。

肌肉能让你活命

除了心脏的肌肉组织之外，还有许多其他部位的肌肉组织让你维持着生命。例如在胸腔里能帮助我们呼吸的肌肉组织，因为肺本身并不是肌肉，不能自主地吸气和呼气。

肌肉能保护你的骨骼和关节

许多关节都被肌肉保护着。例如，肩关节周边的肌肉能让你在每次肩膀撞到门或者你的上司用力地拍你的肩膀的时候不会脱臼；有了挡在前方的肌肉，就算你不小心摔倒，也不用马上确认是否摔伤了膝盖。

对瘦身者的教学

关于人体结构就暂且说这么多，现在我们来说说怎样使用身体这个“器械”来减去多余的脂肪。作为对第3章与第4章里的健身和瘦身训练表的补充，下面会介绍你需要以多大的强度去训练才能卸下你的“游泳圈”。

为瘦身量身定制的身体

力量、耐力、健身训练——这些到底意味着什么？想知道的人首先会遇到这样一个问题：除了储存脂肪和变胖，我们的身体到底还能做什么？

告诉你一个好消息：你想做什么，你的身体就能做什么！如果从现在开始你能坚持每周骑5000米的自行车，一段时间后你就会成为一个耐力好的人；如果你能做（越来越多的）引体向上和俯卧撑，你的上身就会变得越来越强壮和紧致；如果你能完成这本书里介绍的训练项目和训练表中的内容（并调整你的饮食，见下一章），你就会变得更强健，更有力量，更有耐力，同时还能甩掉脂肪！反之，如果你什么也不做并放任自己，你就会看到以下后果：你的身体看起来会松弛、肥胖——简直不忍直视。

科学的训练方案会针对下面的5个基本“发动机”来拟定：力量、耐力、敏捷度、速度和协调能力。将这些能力综合起来考虑，你就能知道自己应有的训练强度。想要瘦身的人并不一定要在某一个运动领域特别出色，或者在任何一个运动领域都出色。因为力量与耐力这两个在训练中最重要的部分是你的身体自带的！

完美的力量训练

针对瘦身的力量训练有许多好处，比方说在序言中提到的增强肌肉力量。正因为肌肉组织能够有效地消耗能量，所以它理所当然地成为这套瘦身训练方案中最核心的部分。那么完美的力量训练到底是怎样的呢？

原则上你需要在训练时顾及你的整个身体。对于瘦身者来说，最好先顾及大的肌肉群，例如大腿、臀部、（上）背部和胸部的肌肉群。为什么？有以下几点原因。

- 大的肌肉群比起小的肌肉群需要更多的能量。谁更注重锻炼他的大肌肉群，谁就会获得更大的收益。
- 大肌肉群的成长空间更大，训练它，你会很快获得成就感。
- 上身的肌肉群，例如胸部和背部的肌肉群，在锻炼后会让你看上去更魁梧和强大，还能够掩盖住你的小肚子；而对于下身的臀部肌肉来说，怎样去锻炼它都是不够的。
- 最新的研究表明，力量训练能够激活蛋白质因子，它会在你努力增肌的地方狠狠地燃烧脂肪。而在我们的大肌肉群里就储藏了很多脂肪。有了这个认知，把腹部训练加入到瘦身训练表中就成了一件得不偿失的事情。

用来瘦身的理想力量训练模式

这本书为瘦身者提供了有效的力量训练模式，下面的一些简短的介绍能帮助你在以后设计自己的训练表。

站点训练

最经典的就是反复做一个训练项目，然后再做下一个训练项目。

循环训练

无间歇地按顺序完成所有训练项目，并根据需求增加组数。

日常生活中的肌肉高压紧绷状态

在日常生活里你也可以制造肌肉的紧绷感，例如：用力绷紧一块或多块肌肉 5~10 秒的时间，然后短暂放松，再接着做第二次。你可以将身上的每处肌肉都绷紧一遍并反复进行。

长序列训练

按照先交叉混合力量训练再耐力训练的顺序进行，见第 158 页起的训练项目。

金字塔训练

一轮一轮地递增或递减训练项目的组数，例如 12 组、10 组、8 组、6 组或反过来，又例如 15 组、10 组、5 组或 5 组、10 组、15 组。

短间歇训练

逐渐减少每个训练项目 / 组合之间的休息时间，同时增加训练的强度。

高强度间歇训练（HIIT）

只进行这种训练 20 分钟就能释放你所有的能量，产生瘦身的效果，同时提高你的耐力。举例如下。

（1）2 ∶ 1 组合：3 组不同的训练项目，每组 1 分钟，组与组之间有 30 秒的休息时间。

（2）8×20 秒高强度负重训练：每 20 秒训练之间有 10 秒的休息时间，每次 4 组训练按顺序进行。

（3）梯子方法：比如按顺序无间歇地完成 4 个训练项目（这样算一组），每个用时 60 秒，此后再做 4 组，分别用时 50 秒、40 秒、30 秒和 20 秒。每组训练之间的休息时间为 20 秒。

激活新陈代谢过程的训练

注意：该训练只针对健身专家！下面列举的这两种训练就像 HIIT 一样有负荷量且没有休息时间（时长 3~5 分钟）。

（1）4 分钟内完成 4 个训练项目，每 20 秒后换下一个项目，无间歇。

（2）重复做一个训练项目，持续 3 分钟。

组合训练

有时也被称作“超能组合训练”，意思是把两个训练项目结合到一起，一个接一个无间歇地进行训练。举两个较难的例子：俯卧撑加引体向上以及深蹲加跨步向上。

缓慢训练

重复那些不太常见、比较费劲且需要用到关节的训练项目时，放慢速度，每个项目最少做 20 秒。

高压训练

训练时让肌肉在不抽

搐的情况下长时间保持紧绷状态。

有目标地训练

增加每组动作的重复次数，例如30次或50次。尽可能完成较少的组数，需要的时候可以休息一会儿。

动作神经刻蚀训练法（Grease the Groove）

一个对所有人绝对有效的瘦身方法！指定一天只进行一个训练项目，例如100个俯卧撑；怎样分组由你自己来定，比如起床后先做10个，洗完澡做2个，出门前做2个，等等。赶紧试试！

耐力训练对瘦身同样有帮助的5个原因

耐力训练在与脂肪的战争中同样是一个重要角色，它可以让身体持久地高速运转并消耗一定的能量。身体的新陈代谢过程会被推动，它主要负责供应能量和养分。耐力训练对瘦身有以下几个好处。

- 适当难度的耐力训练每小时就能消耗上千千焦的能量，我们的身体当然会想办法提供这些能量——没错，就是从层层脂肪里。
- 耐力训练过后，身体会持续高效地消耗脂肪——训练过后所消耗的脂肪跟在训练时所消耗掉的成正比。
- 你的身体一直在进行着两种新陈代谢：一种专门消耗碳水化合物，另一种则专门消耗脂肪。进行耐力训练时，身体所需的能量大部分都来自脂肪代谢过程，我们的身体会从各处的脂肪中摄取能量来帮助我们进行训练，比方说从血液里。这也就意味着脂肪库里的脂肪会被大量消耗掉。
- 脂肪会成为我们做高效有氧运动时的重要能量来源。有规律的有氧运动会促进脂肪酶的产生，而脂肪酶对脂肪具有一定的分解作用。

正确地结合力量训练与耐力训练

典型的长期耐力训练会让你的体重快速下降。但在进行耐力训练的当天，请不要再进行任何的力量训练。

如果因为时间的缘故，你只能把两种训练放在同一天完成，出于能让你得到更好的瘦身效果的考虑，请先从耐力训练开始。因为首先进行力量训练会对脂肪的消耗有不好的影响，但具体的原因人们尚不明确。

- 有规律的耐力训练还可以帮助人体重新规划肌肉细胞的生长过程，而肌肉细胞内存在大量线粒体，线粒体能把化学能转化成生命所需的能量。谁有更多的线粒体，谁就能拥有更多的能量，而我们恰好需要能量来甩掉脂肪。长期进行耐力训练的人比从不锻炼的人肌肉里有多近一倍的线粒体。

想得到上面所提到的所有好处不仅要进行典型的耐力运动，例如长时间跑步、骑自行车或游泳，而且还要利用这本书里所介绍的对心血管有一定压力的力量训练。尤其是长序列训练或者快速重复且高强度的训练组合[如高强度间歇训练（HIIT），见第20页]，它们在健身者当中很受欢迎。这两种力量训练方式都是对耐力训练的一个很好的辅助，三者联合起来就是一个完美的训练方案！

成功瘦身的训练基础

无论是力量训练还是耐力训练，有一些原则是不变的。下面介绍一些非常重要的事实，有了它们的帮助，你可以有效瘦身并长期保持苗条身材。

训练第1律：汗水等于付出

太好了，你的身体能够配合你做所有你想做的事情，当然前提是你要告诉它你想做什么。比如说，你想从现在起变得更有活力并减掉体脂，那么你需要做的就是稍稍地离开你的舒适区，给你的身体增加一些它不习惯的压力。从科学的角度来讲，这叫作刺激训练。你的身体有没有受到这种刺激，你很快就能感觉到：你的身体开始出汗，呼吸开始加重，也许肌肉也开始“燃烧”，接下来几天你甚至会感受到肌肉疼痛——这就对了！如果从某个阶段开始你感觉不到这些刺激了，这就意味着你需要增加训练强度了。

训练第 2 律：一切都慢慢来

也许看到这句话你会很高兴：每组训练后的休息时间都跟训练本身一样重要！你的身体在训练后会非常累（比方说，你会在训练过后累得跪在地上说不出话来）。因为被利用到的肌肉受到了刺激，余下的将要被消耗掉的能量还堆积在细胞里，而完全消耗掉它们还需要一定的时间，所以请多些耐心。

越是高强度的训练，身体就越需要时间来休息。需要多久？下页的表格会告诉你答案。

你的投入是值得嘉奖的，但是答应自己，不要每天都训练，更不要过激训练，否则你很快就会感到疲劳、脆弱和厌烦，并最终成为退出者中的一员。他们都是一股热情地投入进去，却又马上失望地放弃了（也许就像你之前多次瘦身不成功的经历一样）。

在这里给入门者一点建议：最好慢慢地开始，更多地去享受训练的乐趣和幸福感，并长期坚持下去——你会收获更大的成功！

你可以按照以下频率来完成这本书里的训练项目。

- 15 分钟训练：最多每天 1 次（每周 7 次）。
- 30 分钟训练：最迟两天后要有一天的休息时间（最多每周 5 次）。
- 45 分钟训练：训练后第二天休息一天（最多每周 4 次）。
- 60 分钟训练或更久：训练后进行 1~2 天的休息（最多每周 3 次）。

你肯定想把不同的训练合并到一起进行（就像第 4 章里已经制作好的训练表一样），大致的原则是：每周至少有两天的休息时间。适当活动当然是允许的，比如散步或者慢骑自行车。

以下是对你的体能具有正面影响的两点忠告。

- 尽可能不要连续两天做

对超重者最有效的运动类型

你可以尽情地投入到你喜爱的一项运动中去，只要活动起来，就有助于瘦身。唯一的问题可能是肥胖的体形对关节产生的压力，这种情况常见于需要很多急停、回转之类动作的球类运动中。其实你还有很多其他运动类型可选，例如（各个运动类型下方的数值为在能感受到一定训练强度的前提下，一个身高 1.8 米、体重 80 千克的成年男子 1 小时所消耗的能量）：

登山 / 攀岩
2100~2950 千焦
拳击（训练）
2500~3360 千焦
冰球
1680~3360 千焦
直排轮滑 / 溜冰
1260~2950 千焦
越野行走 / 徒步
1260~2100 千焦
骑自行车（速度 30 千米 / 小时）
1680~3360 千焦
骑自行车（速度 30~40 千米 / 小时
3360~5040 千焦
赛艇
2100~3360 千焦
游泳
1680~3360 千焦
越野滑雪
2100~4200 千焦

瘦身者在进行完一次训练之后需要的休息时间			
训练类型	在重复同样的训练之前的休息时间	在进行下一种（更简单或用时更短的）训练之前的休息时间	在进行下一种高强度训练之前的休息时间
15 分钟训练	最理想：1 天 特殊情况：无	最理想：无 特殊情况：无	最理想：1 天 特殊情况：无
30 分钟训练	最理想：1 天 特殊情况：无	最理想：1 天 特殊情况：无	最理想：1 天 特殊情况：无
45 分钟训练	最理想：2 天 特殊情况：1 天	最理想：1 天 特殊情况：无	最理想：2 天 特殊情况：1 天
60 分钟训练或更久	最理想：2 天 特殊情况：1 天	最理想：1 天 特殊情况：无	最理想：2 天 特殊情况：1 天

无间歇瘦身

一个可以提高训练效率的方式，就是把两组训练之间的休息时间提到训练之前。以下两种方式供你参考。

- 减少休息时间：就像第 20 页介绍的短间歇训练模式一样，缩短两组训练之间（并不是指在一组高强度的训练之后）的休息时间有时能有惊人的效果。
- 休息时也处在活动状态中：一个能够帮助你更快瘦身的方法，就是在休息的时候不要站在原地等待下一组训练开始，而是尽可能保持在活动状态中，比如前后迈步、原地弹跳或者用手臂画圆。在每一组训练中尽量保持放松。

你当然也可以在休息的时候进行一些简单的训练或者锻炼一下其他肌肉群，最为常见的是锻炼小腿后方的肌肉群，你只需要反复地踮起脚尖就可以了。

同样的训练。

- 两个训练日之间不要隔太久：所有训练之间的休息时间都不应该超过 72 小时。

训练第 3 律：坚持有规律的训练

对，每一步都很重要，而且迈出一步总比留在原地好。你可能已经知道我想说什么了——仅一次训练可不会让你立刻变瘦，唯一的途径只能是进行反复和有规律的训练，尽管可能只是一次短时间的骑行郊游或一次 15 分钟的训练。作为瘦身者，你最好每周进行 3~4 次甚至 5 次训练。为了瘦身且保持苗条，你每周需要额外花 2 小时来训练，并同时学习怎样打造一种充满活力的生活（见前文的“长期保持苗条身材的八大戒律”）。

训练第 4 律：你还可以做更多

当你感受到自己的身体其实比你想象的在训练上更有效率时，你会由衷地感到开心。祝贺你！同时这也意味着是时候增加训练难度了，不然你的身体感受不到任何挑战，所有的训练也就没有它们应有的效果了。第 4 章里的训练表早就考虑到了这一点，并采用了 4 种增加难度的方式，你可以随着训练时间的增长来做到以下几点。

（1）逐渐增加训练的难度。

（2）增加训练的强度。

（3）增加每组动作的重复次数。

（4）延长训练的时间。

瘦身训练的安全守则

原则上，用自身体重来进行训练是非常安全的，但一般入门者或超重量级入门者一开始可能不太适应这种训练方式，并且在面对一些挑战时会感到不知所措。下面的安全守则可以让你避免在训练时受伤。

进行一次全面的身体检查

如果你从来没有进行过高强度训练、超重并伴有健康隐患的话，请先到医院做一次健康体检！因为肥胖导致的健康隐患和疾病（高血压、糖尿病甚至心脏病）可不是闹着玩的！

确认自己的极限

如果你感到吃不消的话，就不要再严格地遵守原来的计划来进行训练了，可以在需要的时候休息一会儿，把训练的节奏放慢些。不管你一组能做 20 个还是 2 个波比跳，这些在一开始的时候一点都不重要！我们应通过训练来挑战自己的极限（见第 22 页的“训练第 1 律”）。你要知道的是，瘦身成功与否，不取决于你是否严格地遵守了所有要求，而是取决于你是否尽了全力！

不要过激

尽全力，但它并不代表在训练时就不顾及你的健康或者要抛弃训练时你能获得的乐趣。在增加训练强度的时候少安毋躁，一步一步来；这里有一个规定：每 2~3 周最多增加 10% 的训练强度。

爱惜自己的身体

磕碰到了，还是得了重感冒、喝多了、碰上了不顺心的一天？这些都无所谓，你要学会聆听自己的身体，需要时请让它休息一下，但注意不要（完全）取消训练。适当地降低一些难度或者尝试一些

训练前的准备

热身对身体的好处有以下几点。

热身能很好地改善运动时所需肌肉群的供血情况。肝脏会释放出多余的血液，促使氧气和养分能够更好地分散在全身各处。加快的血液循环过程能让肌肉纤维和肌腱更好地工作并降低受伤的风险。热身还能促进关节液的生成，使我们能够无阻碍地完成每一个动作。它还能刺激脑部和肌肉群之间的神经，使各个肌肉群能够更好地一起工作。此外热身还能够促进新陈代谢，促进激素的分泌，并让你进入“备战状态”。它们都是提高机体工作效率的决定性因素。

注意呼吸

肥胖的人会因为只做了一些小的动作就开始急促呼吸，在劳累的时候情况更为严重。别怕，这并不意味着训练会让你窒息而死。但为了有良好的氧气供给（和较高的工作效率），我们还是建议你在训练的时候时刻注意自己的呼吸。每个人都需要找到自己的呼吸频率，以下是本书给你的建议。

你（特别是高血压患者）会犯的最大错误就是屏住呼吸，请让自己一直保持流畅呼吸。进行力量训练时，最好在发力前吸气；发力后，也即动作做到位后呼气。在做复杂的训练项目（例如波比跳，见第 75 页）或者支撑运动（例如平板支撑，见第 63 页）时，请尽量保持平静和有规律的呼吸，必要的时候可以加快一些速度，但请不要过度换气！

简单的项目，又或者只是简单地散个步都可以，动起来至少比完全不动要好得多。

从热身开始

每次训练之前都需要进行热身！对于超重者来说，热身更是必不可少的。为什么？因为它能保护超重者，使其在训练时不受伤——超重者更容易在训练时受伤，尤其是关节部分。热身还能让你在训练时更有效率，而谁能够更有效率地训练，谁就可以更快地瘦身。

热身的时长应不少于 5 分钟，最好在 10 分钟左右，并尽可能地活动到每一处关节。更多关于热身运动的细节，详见第 48 页。

每个动作都要做标准

时刻注意每个动作的标准性！每个动作的速度与幅度都取决于它的标准性，特别是不常见或者难度大的动作。下面列出了一些有助于安全的动作技巧。

- 站立时请保持抬头挺胸的姿势，收腹（不是指痉挛状），并把肩胛往后下方沉，注意呼吸。
- 膝关节时刻保持微微弯曲，这样能保护膝关节并释放椎间盘的压力。
- 尽量避免不受控制、突然的动作和摆动。面对突如其来的压力，肌肉会出现绷紧、拉伤或者更严重的情况。最好的应对方式就是放慢动作，特别是在高负荷的情况下（例如做俯卧撑身体下沉到最低点的时候）。
- 不要以一条已经受压的腿作为支点来做转体动作。
- 完全活动开你的关节：在做俯卧撑的时候注意肩部要与手肘和手腕构成一个向下的直角。深蹲时腰部和背部需要挺直；膝关节应自然弯曲，膝盖不要超出脚尖过多。
- 做深蹲时请注意在弯曲膝关节之前先把臀部往后方推，这样能够避免膝关节往前移动（注意：膝盖与脚趾应保持在同一条垂直于地面的直线上）。

- 做弓步时请注意：往前迈步的同时下沉身体，而不是随着步子往前（或往后）移动身体。
- 做引体向上时，提前绷紧手臂、肩部和躯干。身体松弛地悬挂着对肩部、手肘和手腕都会造成严重的伤害。
- 在支撑时注意保护好手腕：例如在柔软的垫子（或毛巾、枕头、席子、草地）上进行俯卧撑时，尽量保持手腕与手臂在一条直线上。
- 头与脊椎在一条直线上。做仰卧起坐时不要用手使劲抱住头部来发力，最好将手轻轻地放在脑后或双臂交叉放在胸前。
- 想要将手伸向地面？先把身子往前倾斜30度再做支撑动作，或挺直腰板，慢慢弯曲膝关节，这样能够保护你的脊椎。

第 2 章

成功瘦身的饮食基础

在这一章中你会了解到，在饮食上完成质的改变是一件多么容易的事。你需要戒掉一些垃圾食品，这其实也是在丰富你的生活！我们向你保证一点：你绝对不会挨饿。你的饮食会变得多样化，并且你会开始下意识地进食健康的饮食，直到有一天你问自己：为什么我没有早一点做这件事？请准备好，能够提高自信心的基础知识“自助餐”已经摆好啦！

真是不可思议，有那么多人花费时间和精力执行激进的节食计划，希望快速且长久地甩掉多余的身体脂肪。而实际上，节食带给你的只有痛苦和饥饿，让你不得不舍弃某些东西。这些经历会让你在未来完全没有兴致在饮食上做出改变。也许你已经中了圈套，事实上，节食（或长时间控制进食量）本身就是一个圈套！它会让你的身体产生一种抵抗力，并会从你和你的身体里拿走一部分东西却不给予任何东西，除此之外它还会导致“悠悠球”效应。

停止节食！停止舍弃！停止“悠悠球”效应

“悠悠球”效应其实没那么吓人——这句话听上去好像并无不妥。它当然不会让你有生命危险，但这也是它唯一的好处了。这个效应的背后究竟藏着什么？对，你的身体对缺少食物这种情况（例如节食）能很快适应，但是是以一种它不情愿的方式。这是因为身体从一开始就被设定为用来储存能量的装置，并且它小心翼翼地节省着使用这些能量。总而言之，身体才是革命的本钱。

大量减少进食（例如节食）会导致什么后果？你的身体会马上开始盘算，还剩余多少能够利用的能量和哪里还有保存的能量来应对进食不足的情况。身体会把能量和脂肪区分开来，并舍弃所有会消耗能量但暂且不需要的东西。那什么消耗能量又在你不做相应的锻炼时不需要呢？是的，肌肉。

单纯的节食只是在分解你的肌肉。可怕吧？因为你根本不想失去肌肉。单纯节食的坏处远远不止这一点：肌肉的消失会降低你的基础代谢水平，也就是减少能支撑你每天活下去的能量值。

最后一点：节食过后你身体的力量会大不如前，另外，现在进食跟以前同样分量的食物你会更容易增重，而且大部分增加的是脂肪，从这时开始就会产生后果严重的“悠悠球”效应，并会因为之后第二次的节食尝试产生更为严重的后果。过一段时间后节食产生的后果将会是，你失去了肌肉，增加了体脂，比以前更重了，身上就好像穿着一件“脂肪外套”一样。

我们能从中吸取什么教训？谁爱惜他的身体，谁就会把节食的想法扔得远远的！《无器械瘦身训练宝典》不会让“悠悠球”效应有任何发生的可能性，因为它从一开始就提倡和要求大家注重塑造肌肉群。无器械训练会给身体发出信号：每一处的肌肉都要被利用到，你可不能够分解它们！之后身体就会着力于将脂肪从储藏库中抽取出来。

从下一页的介绍中你会获取到在未来怎样有节制地进食，怎样维持饱腹感，怎样用不可或缺的养料来供给自己的身体，以及怎样仅仅靠饮食就能感受到精力充沛等信息。

有助于瘦身的食物

我们现在知道了，节食带来不了任何东西。那什么可以呢？关注瘦身这方面话题的人一定已经了解到了很多种饮食方式。例如原始人饮食法，它的意思是像石器时代的人类一样进食。原始人的主要食物种类有鱼类、坚果、种子、浆果等，但并不包括由人类处理过的食品。除此之外还有纯素饮食或素食主义等。不管是哪一种饮食方式，总会有人告诉你，它们都对瘦身有着极大的帮助作用。而相反的，你也会听到许多人说这些饮食方式多么没有意义和效果。

真相往往存在于两个极端之间。想要瘦身成功，你需要认识到以下 3 点。

（1）不管你是增重还是减重，它们都跟能量差密不可分。这背后隐藏着一个简单的法则：你通过饮食来获取能量，并用它来维持生命、脑部的运作以及身体的活动（包括训练）。最基本且具有针对性的事实如下（详情见第 32 页）。

摄取的能量比消耗的多，会增重；消耗的能量比摄取的多，会减重。

（2）同样起决定性作用的还有食物所含的营养成分。有一些食物在你打开包装时就相当于你已经把脂肪放到了嘴边，因为它们不会让你有饱腹感，并且还有着超高的热量（除此之外就没有别的了）。而另一些拥有高水分的食物你则可以无顾虑地进食，还不会长胖。人们获得的具有科学依据的结论如下（请对照第 40 页和第 41 页列出的食物清单）。

人工合成的缺乏维生素的食物会让你长胖，纯天然的、维生素含量高的食物却不会。

（3）每个人身体的运作方式都不同，残忍的现实是，有些人怎么吃都不会胖，而有些人吃一口都会胖。

这跟人体的代谢能力有着极大的关系，代谢能力指的是身体能够消耗养分的能力，而它就像每个人的指纹一样各不相同。

新陈代谢——你的私人消脂机器

在人类的身体里，新

你还在进食还是已经在消化了？

虽然你不能够改变决定新陈代谢速度的基因，但你可以使用一些方法来使新陈代谢的速度变快。下面是一些建议。

- 每天都呼吸新鲜空气。
- 每天至少活动 5 分钟，走上坡或者下坡的强度就足够了。
- 每周至少运动 3 次。
- 每日固定三餐并禁食零食。
- 保证每日摄取足够的蛋白质。
- 每天都吃新鲜的蔬果。
- 在食物中加入辣的调味料（例如辣椒、孜然），因为它们能够加速新陈代谢。相信你肯定有过被辣出汗的经历，对吗？
- 控制饮酒量。
- 不要抽烟。
- 保持良好的睡眠。
- 时不时地去蒸蒸桑拿，最好是带有游泳池的那种。

陈代谢功能对于能量管理起着主导性作用，增肌和减脂的情况都取决于它。你的代谢器官会分配以及利用所有你提供给它的养分。就像之前说的，有些人的身体（身材苗条的人）能够快速地完成这项任务，而另一些人的身体完成得很慢（你很有可能就属于这一类）。

根据 3 种不同的体型新陈代谢可以大致上分为 3 类。它们之间的差别不大，但明确自己的新陈代谢类型有助于我们有针对性地调整自己的饮食习惯和训练方案。

3 种新陈代谢类型

内胚层类型

- 身体的块头较大，经常被归类为超重量级或重量级瘦身者。
- 有大量肌肉，但它们都呈现出一种松弛状态，这是因为肌肉组织里遍布脂肪。
- 易长胖，并很难减下来。
- 总体来说新陈代谢过程缓慢。
- 饮食建议：相比较其他新陈代谢类型的人，内胚层类型的人需要额外注意热量的摄取。
- 训练建议：在无器械训练之外增加有氧运动可以收到很好的效果。

中胚层类型

- 总体来说有一个既美观又有肌肉线条的身材，伴随着宽厚的胸肌和腰骶部。均匀体质的瘦身者一般被归类为重量级或中重量级。
- 很容易增重，能通过锻炼增肌，也很容易减重。
- 有一个“称职”的新陈代谢功能。
- 饮食建议：均衡膳食很重要，所以要控制自己的饮食，在饱腹感出现时停止进食。
- 训练建议：减重平台期时在无器械训练之外增加一些有氧运动。

外胚层类型

- 身材苗条，体脂率低，一般被归类为中量级瘦

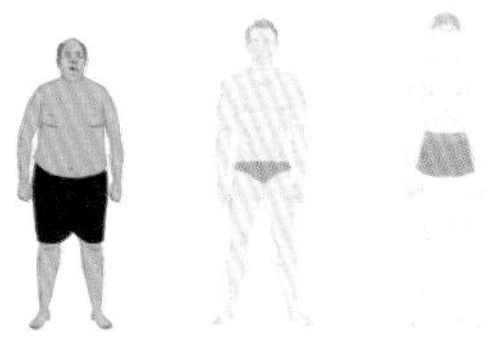
内胚层体型

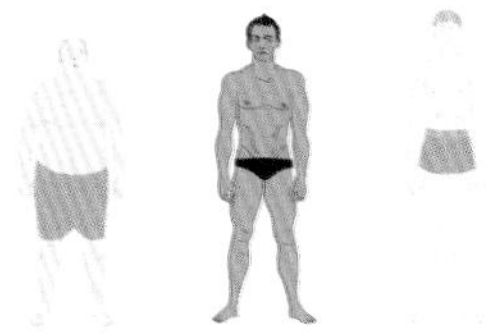
中胚层体型

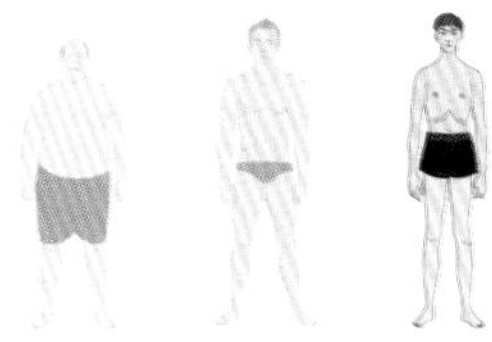
外胚层体型

你还吃进去了什么?

除了宏量营养素（包括蛋白质、碳水化合物和脂肪）以外，你吃进去的食物中还包含其他许多物质，在这里对对页的图进行一个小小的解释。

- 维生素和矿物质是重要的无热量营养素。你可以通过进食天然、新鲜的食物来获取它们。
- 粗粮会增加饱腹感，它属于健康食品并有助于瘦身，从天然、新鲜的食物中也可以获取到它们。
- 水是我们每天都不可或缺的物质。它无热量，并且还能帮助消化。
- 香料虽不会让我们发胖，但请尽量不食用加工食品。
- 酒精是享乐品，请把它的消耗量降到最低。另外，它还是高热量食物，并会储存到脂肪库中。

身者。

- 吃很多，但是不会长胖。
- 很难增肌。
- 代谢率高，可以消耗大量能量。
- 饮食建议：可以进食富含碳水化合物的食物，例如在无器械训练之前进食少量零食，这会对训练有帮助。
- 训练建议：不推荐额外的有氧运动，因为这种运动对此类瘦身者的肌肉训练有时候甚至是不利的。

能量平衡

新陈代谢功能作为能量管理员，对于身体的收入（食物）和支出（运动和运动的能量消耗）一目了然。跟热量一样，能量的单位也可以用千焦。别紧张，你并不需要计算什么。但了解身体本身所需的能量还是有益处的，这样你可以更好地推算出吃多少食物不会让自己长胖。

你可以用时间（小时）和体重（千克）估算出你每天所需的能量。如果你重 90 千克，那么每天的能量消耗就是 90 乘以 24，再乘以 4.184，等于 9037 千焦，再在这个基础上增加 1/4，大约就是 11300 千焦。这是你每天从食物中获取的能量。这种计算方式会产生两种结果。

（1）摄入超出身体所需的能量时会增重，这叫作合成代谢。在这个阶段进行无器械训练便可以增肌，而在这个阶段什么也不做就会增加脂肪。

（2）摄入少于身体所需的能量时会减重，这叫作分解代谢。这听上去对瘦身很有帮助，但请不要过激。想想我们说过的节食和“悠悠球”效应：如果你严重营养不良，身体就会开始消耗肌肉。除此之外，经常饿肚子会让你之前为增肌所做的努力都功亏一篑。下面让我们对温和、有节制的长期瘦身训练进行一下总结性陈述：多点耐心，没错的！

食物的组成

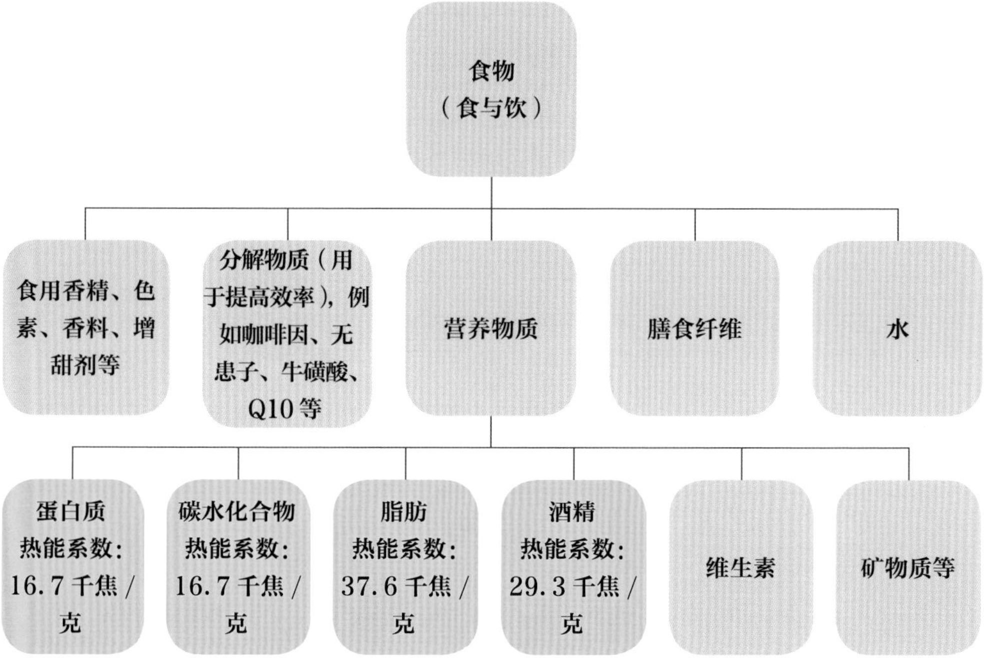

吃喝到脂肪消失为止

这里着重讲煮熟后保存起来的食物，比如说香肠；又或者每天在你碗里（或者杯子里）的东西，更准确地说，什么应该在你的碗里（或者杯子里）。你能想出来在我们的健康饮食中都有些什么吗？不知道？那现在告诉你。

对于想要长期正确瘦身的你来说，含有宏量营养素的食物是你最需要的（在上图中用黄色标出来），宏量营养素包括蛋白质、碳水化合物、脂肪。它们都含有热量，具体每克多少千焦请参考上图。不论是黑森林蛋糕还是黑面包，西葫芦还是棉花糖，1 克碳水化合物或蛋白质都含有 16.7 千焦的热量，1 克脂肪都含有 37.6 千焦的热量。

宏量营养素蛋白质：能够保持苗条身材的“奇药”

你在寻找一个能对抗体重增加的物质？这个就对了：蛋白质。它很少作为身体的能量来源，一般都作为身体的结构材料，特别是在增肌的时候！

蛋白质的优点如下。

- 它不会移动到脂肪库中去，因为对于身体来说，从蛋白质中获取能量是一件非常烦琐的事。
- 它是在身体细胞修复和更新过程中最主要的结构材料——当然也包括增肌时。
- 蛋白质能产生饱腹感，因为身体需要大量时间去分解并使用它。

唯一的不足是：为了健康着想，请不要过多地摄入蛋白质——每天的摄入量不能超过每千克体重3克。为了让你的身体能更好地利用这些蛋白质，请大量喝水。

总结：你想要变瘦和/或拥有肌肉线条？那就多吃富含蛋白质的食物。记住：蛋白质、蛋白质、蛋白质！把蛋白质的摄入落实到你的每一餐中，或者将相应的食物作为你饥饿时的零食——蛋白质不会让你变胖！

宏量营养素碳水化合物：小心谨慎地进食

碳水化合物是重要的能量来源。它主要存在于甜食、谷物、烘焙食品（如面包）、面食、米饭、土豆和水果里。有了它，我们的大脑才能运作。但紧接着要注意了：超重者需要格外小心地进食富含碳水化合物的食物，因为碳水化合物是你身上肥肉的罪魁祸首。（不好的）含碳水化合物的食物会让人长胖的原因如下。

1. 入口即意味着会摄取大量能量

特别是那些不好的含碳水化合物的食物（最常见的为糖，详见第36页），其中的碳水化合物可以完美地浓缩到食物之中。如果食用巧克力棒、水果软糖、花生糖或者果酱这些

29 种富含蛋白质的食物

许多蛋白质含量高的食物都不含任何的脂肪或者碳水化合物，完全不用担心它们会在你的身体里留下脂肪。表中用蓝色标记的是你在感到异常饥饿时可以进食的食物；其他没进行标记的则是含有大量蛋白质，但同时也含有大量脂肪和 / 或者碳水化合物的食物，请谨慎进食

食物	蛋白质含量（克）/100 克	热量（千焦）/100 克
大豆片	41	1680（脂肪）
干大豆	36	1850（脂肪和碳水化合物）
非油炸无皮花生	30	2400（脂肪）
酸奶奶酪（例如哈泽罗勒奶酪）	30	550
瘦的生火腿	27	590
干牛肝菌	27	630
金枪鱼罐头（含自身酱汁）	26	460
白奶香面包	26	1050（脂肪和碳水化合物）
干红扁豆	26	1340（碳水化合物）
烤开心果	26	2600（脂肪）
瘦鸡肉（包括里脊肉）	24	500
瘦火鸡肉（包括里脊肉）	23	460
熟火腿（无脂肪边）	23	590
瘦猪肉（包括里脊肉）	22	550
瘦小牛肉（包括里脊肉）	22	500
粗盐腌牛肉	22	590
扁桃	22	2480（脂肪）
瘦牛肉（包括里脊肉）	21	500
瘦绞肉（牛肉，包括鞑靼牛肉）	21	550
熏豆腐	20	800（脂肪）
无脂海鱼（见第 41 页）	18	340
冷冻大虾	18	420
熏制生火腿（无脂肪边）	18	480
腰果	18	2440（脂肪）
天然豆腐	16	670（脂肪）
无脂酸奶	15	340
乡村奶酪（含 20% 的固体脂肪）	13	380（小部分脂肪和碳水化合物）
粗麦片	13	1550（碳水化合物）
腰豆罐头	8	380（碳水化合物）

食物，在短短的几分钟内我们就会摄取大量的能量。

2. 在饥饿时大量进食

在异常饥饿时进食含碳水化合物的食物也是非常不好的，因为这种食物会让血糖浓度在短时间内飙升，之后再快速下降。这样可以让饥饿感消失。

3. 进食身体承受不住的量

有谁分析过超市里的食物的话，可能会想人类必须要靠碳水化合物才能活下来。事实上，只有一小部分碳水化合物能存留在我们的身体里，并且身体需要的量（用来运作大脑）也是有限的。从面包到熟食，再到超市里的各类零食，我们在日常生活中接触到的大部分食物都含有碳水化合物，我们的身体每天都被它所填满。

4. 多余的碳水化合物会转化为脂肪

身体会对多余的碳水化合物做什么？除了把它转化为脂肪之外不会再对它做其他任何事了，因为这是它最擅长做的事，而那种不好的碳水化合物则会更快地转化（见对页）。

5. 多余的碳水化合物会造成血糖浓度和胰岛素浓度的升高

碳水化合物可以很快地进入到血液中并分布在血管里，血糖浓度会暂时升高或持续地升高，胰岛素浓度也会随之升高——因为它控制着身体里碳水化合物的利用和分配情况。

6. 脂肪代谢会受到影响

升高的胰岛素浓度还会影响到脂肪的代谢，这句话的意思是，要把脂肪库里的脂肪分解掉会变得异常艰难。

7. 过多的体脂会增加胰岛素的问题

肥胖会带来许多问题：你的体脂量会阻碍胰岛素去控制血糖浓度，这样血糖浓度会保持上升的态势并增加危及生命的疾病（例如糖尿病、高血压和心肌梗死）的患病风险。

好的碳水化合物和坏的碳水化合物

碳水化合物的好坏很好区分：好的碳水化合物都藏在全麦食品和蔬菜之中，

天然食物就是最好的瘦身伙伴

一个能促进身体健康的优秀饮食策略：尽量挑选绿色的、自然生长的、未加工过的食物，特别是蔬菜、水果、鱼或者肉。尝试让它们的比重占到你每一餐的80%，剩下的20%你可以自由搭配。但请不要忘了本章中介绍的基本准则。

其化学结构非常复杂，因而我们的身体需要花大量时间去分解并使用它们，血糖浓度的上升速度也会变慢并能够长时间地给我们提供能量。好的碳水化合物还能够带来丰富的维生素、矿物质和其他有价值的营养成分。

相反，坏的碳水化合物会被很快地分解开来，并使血糖浓度伴随着一系列不好的影响快速升高。坏的碳水化合物藏在例如含有糖分或者淀粉的食物之中。也许你需要看一眼第40页的食物清单，你可以从中找到很多应该从你的日常生活中消失的食物。

在好的碳水化合物与坏的碳水化合物之间还有水果和牛奶，因为它们所含的糖分也会使你的血糖浓度增高。

水果和牛奶就像好、坏碳水化合物之间的分界线，它只是为健康饮食的归类提供了小小的帮助，使你了解到每种食物对血糖浓度和胰岛素浓度都有着不同的影响。这种影响能够通过升糖指数和升糖负荷体现出来。

升糖指数和升糖负荷

在为血糖浓度问题或糖尿病而烦恼的人应该对这两个词不陌生：升糖指数（缩写 GI 或 Glyx）和升糖负荷（缩写 GL）。二者的值越高，对血糖的负面影响就越大，食物移动到脂肪库中的概率也越大。

GL 的数值更具有说服力，因为它考虑到了碳水化合物的密度，从而使我们能够制作出一张体重对照表。GL 值小于或等于 10 为良好，11~20 为正常，20 以上为不健康。一种食物的 GL 值会因为烹饪方式的不同而改变，例如一根煮熟的胡萝卜的 GL 值会比生的要高很多，这是因为加热过程中会产生糖分子，这也是为什么煮过的胡萝卜会比生的要甜。

高热量食物对于血糖浓度的影响取决于它在胃里被分解的情况。如果你这一餐进食了粗粮，那么消化的过程就会变慢，这同时可以抑制血糖浓度的升高。

在分析 GL 或 GI 值时应关注一种食物整体的热量值，比如烤土豆要比椒盐土豆的 GL 值高，虽然前者有较高的脂肪含量和比后者多近两倍的热量。从 GL 值来看，薯片要比水果软糖“健康”些，尽管薯片比水果软糖每 100 克多了近 840

千焦的热量，并因此被视为瘦身的杀手之一（当然水果软糖也是）。

总结：越胖就越要控制碳水化合物的摄取。多吃含好的碳水化合物的食物，例如全麦食品和蔬菜，并少吃含有糖和淀粉的食物。

宏量营养素脂肪：高热量，并没有传说中的那么恐怖

1 克脂肪（含 37.7 千焦的热量）有着比同样质量的蛋白质或者碳水化合物多两倍以上的热量，我们的身体使用它来作为能量储存库。但这并不意味着食物中的脂肪会自动转化为身体里的脂肪！就像之前说过的，坏的碳水化合物会更容易被身体转化为脂肪。脂肪其实是食物里重要的一部分，因为它对于身体分解和利用脂溶性维生素（维生素 A、D、E、K）会起到关键性的作用。

脂肪对于对自我身材有认知的人来说是危险的。它隐藏在许多食物中（且并不只在垃圾食品里面）并能让你瞬间摄取超高的热量。举几个例子：100 克的核桃（很健康）含整整 70 克的脂肪——比一些薯片多了近两倍。一瓶香蒜酱含近 100 克的脂肪！一袋大豆片含 20~100 克的脂肪！

在所有的计算中：此脂肪不等于彼脂肪

脂肪也有健康和不健康之分。健康的脂肪有时甚至是必需品，因为有些脂肪身体不能自己生产。所以就算核桃的热量比薯片高，我们还是应该选择它而不是后者。

脂肪由甘油和脂肪酸组成，它含有 3 种天然的脂肪酸（在很多食物里许多脂肪酸混合在了一起）：饱和脂肪酸、单不饱和脂肪酸和多不饱和脂肪酸。

警惕快餐和熟食里的反式脂肪酸

饱和脂肪酸是食物中存在最普遍的一种，它出现在肉和奶酪中，也出现在很多加工食品中，在后者中还有另一个不讨好的脂肪酸种类，它就是臭名昭著的反式脂肪酸。反式脂肪酸会增加对身体有害的低密度胆固醇并同时减少对身体有利的高密度脂蛋白。这两种情

脂肪酸的种类	
脂肪酸	一般出现在
饱和脂肪酸	肉类、香肠、奶酪、黄油、熟食、烘焙食品、零食、椰子油和其他固态脂肪中
单不饱和脂肪酸	橄榄油、菜籽油、坚果、籽、牛油果中
多不饱和脂肪酸	鱼（特别是脂肪含量高的，例如三文鱼、鲱鱼、鳟鱼和鲭鱼）、坚果（核桃）、油（葵花籽油、玉米油、蓟油、亚麻籽油和核桃油）中

况的结合会增加人们动脉血管硬化的患病概率，以及心脏病和中风的发病概率。这就是肥胖者需要远离含有反式脂肪酸的食物的原因！

反式脂肪酸究竟藏在哪里？除了之前提到过的熟食（例如速汤包以及其他速食产品），它一般还会出现在添加了脂肪的谷物、麦片（例如酥脆口味）、快餐和油炸食品（薯条、薯片等）中，另有一部分出现在蛋糕、饼干以及面包干中。所以你需要尽可能地杜绝反式脂肪酸，并控制饱和脂肪酸的摄取量。

多来点不饱和脂肪酸

相反，你可以毫无顾虑地摄取含有不饱和脂肪酸的食物，特别是多不饱和脂肪酸，它对你的健康格外有好处。广为人知的不饱和脂肪酸有 Ω–3 脂肪酸（例如鲱鱼和三文鱼等鱼类中）和 Ω–6 脂肪酸（例如核桃和油中）。它们有助于保护以及制造身体细胞，还能减少对身体有害的低密度胆固醇。当然，如果你胆固醇含量不高的话就不必担心这个问题。你能做到的，就是多运动，多摄入含蛋白质的、天然的、新鲜的食物。

1/3 战略

有一个简单的办法可以帮助你确定脂肪酸的摄入量：每种脂肪酸都摄取 1/3 的量。前提当然是杜绝所有熟食产品，例如快餐、烘焙食品、巧克力和所有其他零食。另外，还应多低脂烹饪，尽量使用冷榨油，尝试用能看见的脂肪来覆盖所有的脂肪摄入。

总结：要有控制地摄入脂肪。请优先选择不饱和脂肪酸，并禁食熟食和零食。

你需要远离这些易令人发胖的食物

饼干、巧克力、水果软糖、硬糖、焦糖、白糖、红糖、冰糖、蛋糕、杏仁泥、甘草、薯片、烘焙食品（例如柏林果酱包、美国果酱包和朗姆巧克力球）、膨化食品、蜜饯、爆米花、椰蓉、鳗鲡、土豆泥、奶油冰激凌、奶油酸奶、咖啡奶油、掼奶油、硬粒小麦、猪油、饭后甜点、玉米片（特别是加糖的）、巧克力脆口味麦片、甜谷物、棉花糖、葡萄糖、橡皮糖、巧克力酱、糖浆、全脂蛋黄酱、牛奶酒、果冻、提拉米苏、布丁、巧克力慕斯、所有熟食、比萨、白面包、黄油土司、葡萄干面包、可颂、沙拉（肉类沙拉、三文鱼沙拉等）、肥肉、肝奶酪、鱼奶酪、浓味软干酪、蓝干酪、奶油乳酪、高脂软干酪、高脂酱（例如香蒜酱）、甜芥末、高脂沙拉酱（法式沙拉酱 / 沙拉、蒜等）、高脂肉酱（烧烤酱、鸡尾酒酱、蒜酱等）、酸甜蘸酱、奶酪酱、冰茶、炸洋葱、糖浆饮料、花蜜、酒［特别是小麦啤酒、（奶油）利口酒］、柠檬味饮料（包括加糖可乐和无糖可乐）、印度酸辣酱。

这些有助于瘦身的食物你可以尝试

瘦鱼肉、海鲜类：比目鱼、虾、梭子鱼、庸鲽、大菱鲆、鳕鱼、金平鲉、黑线鳕、鲽鱼、绿青鳕、鳎、墨鱼、金枪鱼（包括罐头里自身的酱汁）、白梭吻鲈。

全麦面包、粗黑麦面包、米饼、蔬菜泥、黄油牛奶（天然低脂）、干奶酪（最多含10%的纯脂肪）、乡村奶酪、哈泽罗勒奶酪、无脂酸奶、核桃、榛子、非油炸花生、扁桃仁、腰果。

瘦肉类：鸡胸肉、牛肉、猪肉等。

番茄糊、蔬菜汁（例如胡萝卜汁、番茄汁或者混合果汁）、牛肝菌、蘑菇、鸡油菇、大蒜、生姜、香辛料、药草。

熏制生火腿、低脂家禽肉类、熟火腿、无脂生火腿、熟碎猪肉（鞑靼肉）。

咖啡、茶（水果茶、药草茶、南非茶、黑茶或绿茶）、柠檬、水。

蔬菜类：小圆白菜、白菜、羽衣甘蓝、野甘蓝、西兰花、苤蓝、腌黄瓜、结球莴苣、金玉兰菜、芝麻菜、莴苣缬菜、苦苣、红萝卜、洋葱、甜菜头、小茴香、西红柿、罐头西红柿、茄子、牛皮菜、白萝卜、甜椒、小萝卜、芦笋、南瓜、绿豆、黄瓜、芹菜。

食用油类：橄榄油、红花籽油、菜籽油、亚麻籽油、葵花籽油。

冷冻蔬菜（天然、无奶油或酱汁）。

全体注意：8 项强硬的保证甩掉肥肉的饮食战略

你可以放宽心地应用这些战略：它们是“加入瘦身行动”套餐的餐后甜品——最为重要的瘦身饮食战略。

引爆肥肉战略 1：合理安排饮食

想要瘦身，就必须要减少摄入的热量，也就是少吃或多动，大部分情况下把它们结合起来才是最有效的。要时刻记住一点：减少热量并不代表减少食量，而是意味着吃得更健康！

引爆肥肉战略 2：多蛋白质，少碳水化合物

你已经知道了蛋白质对于想要减肥的人来说多么重要，而且它同时还是增肌的必需品。碳水化合物能帮助到你的相对来说并不多，所以增加蛋白质、减少碳水化合物才是硬道理。粗略计算的话，超重量级和重量级瘦身者的每日摄取中（好的）碳水化合物应占 40%，脂肪和蛋白质各占 30%（这两种物质多占或少占 5% 也是可以的）。中量级瘦身者应该摄取 50% 的碳水化合物、25% 的蛋白质和 25% 的脂肪。从不同新陈代谢类型（见第 31 页和第 32 页）来考虑，代谢速度越慢的人（易胖型体质尤应注意），就越得注意碳水化合物的摄入。

引爆肥肉战略 3：有耐心

慢慢地去改变你的饮食习惯！在减肥这件事上多花些时间，保持耐心。不允许对自己有极端的限制。要时刻提醒自己：如果我想要长时间保持苗条身材，按上述要求做成功的概率才会更大，因为这样我减去的是脂肪而不是肌肉。坚持下去的话你的生活也会开始发生变化。就算你每周只能减去 100 克，1 年下来也可以减去 5 千克！

引爆肥肉战略 4：认识自己

你吃进去什么，你就得到什么。你想知道自己在饮食上犯了什么错？尝试记录一下你一周吃或喝下去的每一样食物，然后再分析得到的结果：你多吃了或多喝了哪些不健康的食物？你每一餐吃了多少？你吃了多少零食？你可以将这些食物与第 40 页和第 41 页上的食

超过 1000 道菜品

如果你愿意的话，可以从有关瘦身的线上食谱中寻找灵感，你可以从中找到超过 1000 道菜品，每一道都提供了准确的热量值和营养值。快去找找看吧！

物一一比较。

引爆肥肉战略 5：大扫除

到该清除的时候了：丢掉所有容易使你发胖的食物（见第 40 页），储备对身体好的食物（见第 41 页）。最低要求：让在你的日记本里最常出现的、不健康的食物中的前 5 名从你的生活中消失，寻找 5 种新的、健康的食物取而代之。理想的目标：在 3~6 个月的时间里尽量不要吃任何在第 40 页上出现的食物。

引爆肥肉战略 6：吃饱

请尽量让自己保持在饱的状态。这里有一些好的建议。

- 多吃富含膳食纤维的食物。膳食纤维主要存在于蔬菜、水果和全麦食品中，可以调节血糖浓度并促进消化。
- 在每餐前喝一杯水，水可以填满你的胃，激活消化系统。
- 多吃大体积的食物，像大白菜或者蔬菜沙拉。这些看起来很多的食物可以占据你的胃，但是只含有少许的热量。
- 多吃富含蛋白质的食物。例如鱼肉类，它不仅对肌肉有好处，而且还能让你有饱腹感。
- 吃得慢些，每一口至少嚼 15 次，嚼的同时放下餐具。
- 不要填满你的碗。先把空碗放在面前，这样饱腹感会来得快些。在你还想动筷子之前先等等：至少 15 分钟之后才会出现“我饱了”的信号！
- 不要把好吃的放在最后——光盘行动的一个错误动力就是把好吃的放在最后。

引爆肥肉战略 7：多喝水

它无热量（甚至还会消耗掉一些），能让你有饱腹感，是所有饮料最好的替代品。应该怎么喝？每千克的体重需要至少 30 毫升的水。训练时需要每半小时补充 0.5 升的水。

引爆肥肉战略 8：在正确的时间段吃饭

只在三餐的时候进食，其余时间尽量不要吃任何东西（除了水和茶）。长时间吃零食会使胰岛素浓度升高，让你永远不会拥有饱腹感。早餐的食量应该能提供给你三餐中最多的能量。中餐应该大量摄取营养素（蔬菜、沙拉、鱼和肉），但不能吃太多。晚餐则是少碳水化合物，多蛋白质。19 点，最迟 20 点之后最好不要再进食。

在嘴馋的紧急时刻可以吃的零食

在紧急时刻，你可以少量进食下面这些零食来填饱肚子。

- 250 克的纯素生食：黄瓜、茴香、甜椒、西红柿、胡萝卜、芹菜等；
- 100 克纯哈尔茨奶酪；
- 100 克纯低脂酸奶；
- 100 克粒状奶油芝士；
- 1 盖碗蔬菜汤或鸡汤；
- 150 克酸黄瓜；
- 1~2 片生火腿、瘦三文鱼片或者煎火腿；
- 1 个水煮蛋；
- 1 罐金枪鱼，无蘸料；
- 1~2 片米饼；
- 1 杯绿叶蔬菜汁，或西红柿汁和萝卜汁；
- 不限杯的无糖果茶或草本茶；
- 1 杯黑咖啡。

第 3 章

针对瘦身的 27 种训练方案

欢迎来到这本瘦身科普书的主要一章：你可以在这里找到超过 160 种用文字和图片详细描述的训练项目，每一种都包括了入门方式和强化指导的介绍。这些内容丰富的训练动作让我们可以轻松地减去脂肪。它们都是经过我的深思熟虑之后才被结合在一起的，一共形成了 27 种训练方案（此外还有 2 种热身运动），这些方案能让你对瘦身的热情达到巅峰。训练的内容都被安排在下一章的训练表中，你可以找到它们并马上开始实施。我保证，不管你是哪种体能等级，想要减去 50 千克还是 5 千克，都能找到合适的训练方案。现在就开始吧，找到适合你的入门训练方案（或者一张合适的训练表），动起来！

简单又有效——包括瘦身保障在内

这一章中所要介绍的训练方案和具体训练内容不仅能保证你可以成功地减掉脂肪，而且还能丰富你的生活，强健你的身体，改善你的健康状况及其他各个方面。下面快来看看你能从中获得什么。

大肌肉群是消脂专业户

每一种训练方案里都有需要利用到身体的各种大肌肉群的训练内容，比如腿部、臀部，当然还有胸部、背部和躯干的大肌肉群。它们为什么对瘦身有极大的帮助呢？两个原因：第一个，在训练过程中，利用到的肌肉数量越多，消耗的能量就越多；第二个，大肌肉群比小肌肉群具有更大的快速增肌潜力。从第 1 章（见第 14 页）我们已经得知，肌肉对瘦身有利：它无时无刻不在消耗能量，能量消耗得越多，就越能瘦身，也越能保持身材苗条。总体来说，每种训练方案都顾及了身体的大肌肉群。在这种情况下，一方面你会利用自己的瘦身热情来达到最大程度的训练效果，另一方面你能自动让自己的身体协调起来去有效地训练。

感谢无器械训练让你没了借口

这本书中的所有训练项目都不需要特别的器械，事实上大部分的项目不需要任何物体——除了你的身体。一小部分含有标记的训练需要你从日常生活或周遭环境中寻找辅助工具来完成，保证都是在你够得着的范围内的东西。正因为可以利用这本书来不受限制地训练，而且每个人都能从他的工作表中为它挤出时间，所以大家也就再也没有借口继续颓废下去了！

为了一个健康无病痛的身体——自重训练

自重训练的英文名称为 Body Weight Training，这种训练方式不是只有不需要器械的好处，它还是一个具有功能性的日常训练方式。它能强化你的身体，以让你更好地应对生活中的所有挑战；教给你所有在训练之外也能进行的运动形式；最重要的是它能加强身体各个肌肉群之间的合作，以此来提高你的活动灵敏度，使你无须再承受身体的病痛；它还能降低你在日常生活中做特殊动作时受伤的概率，强化你的背部，给你一个更健康的、笔直的体态，而这会让你变得更加迷人！

针对各种体能和体重等级的训练

无论你腰上有多少赘肉，无论你的体能有多好（差），哪怕你从来没有关心过瘦身这方面的事情，都没有关系，每个人都可以在这里找到适合他的训练项目、训练方案和训练表。

初学者和严重超重者应从最简单的训练方案开始，进阶者从有挑战的方案开始。每种训练方案都注明了对谁更有帮助。另外，它们都有 3 种不同的完成级别：简单、中等及困难。每种训练项目都额外附有较轻松的入门方式（见第 47 页的关于训练项目的提示）。同样，在你感觉不到吃力的时候，你也可以找到关于加大训练难度的小贴士。

关于应用个人训练表的提示

你有很多种方式去运用这本书中介绍的训练项目和训练方案，最好的方式就是利用第 4 章（见第 194 页）提供的训练表进行训练。

你当然也可以按照自己的方式去训练，或者只做自己想做的项目，又或者从所有项目里选出适合自己的项目制成个人训练表，但请还是遵照本书（第 22 页起的“成功瘦身的训练基础”部分）的指示，并且花足够的时间去进行瘦身训练。不要对身体太苛刻，这样能够避免过激锻炼带来的后果，像过劳、身体疼痛甚至是损伤。

下面是对应用个人训练表的一些提示。

- 随着时间的推移，训练的强度和力度也会增加。当然，这个时候个人的极限和能力还没有被考虑到其中去。这意味着：15 分钟瘦身训练 1 相比 15 分钟瘦身训练 4 对于绝对的新手来说是一个更轻松的选择，而后者又比 15 分钟瘦身训练 5 简单许多，同样的道理也可以运用到 30 分钟或 45 分钟瘦身训练上。
- 每一种训练项目都有 3 种不同的完成方式，它们的区别在于训练的难度（比如短或长的间歇时间）：简单、中等、困难。自己设计个人训练表时，可以自主选择自认为最适合自己的训练难度。第 194 页起的训练表已经给出了相应的训练难度，你可以用它来确定一下自己设计的训练表的难度。如果在训练过程中你的体能提高了（也是应当的），就可以进行下一个难度的训练，这样做的目的是让你即使长时间进行同一种项目也可以达到瘦身的效果。
- 个人训练表适用于所有训练方案：请参照之前给出的信息来确认哪种训练方案适合哪种体重等级以及体能水平。体重等级的划分有很多目的，比如它可以告诉你跳跃运动会对极度肥胖者的关节造成极大的伤害。作为超级肥胖者，在进行更高难度的项目之前，需要先利用合适的训练表来减重。
- 下面是一些训练项目的直通车：第 48 页（热身运动）、第 56 页（15 分钟训练）、第 90 页（30 分钟训练）、第 122 页（45 分钟训练）、第 158 页（60 分钟或以上长序列训练）。

这里再给出本书介绍的 3 种体重等级的瘦身目标：超重量级瘦身者需要减去 20 千克，重量级瘦身者需要减去 10~20 千克，中量级瘦身者只需要减去 10 千克以下。

关于训练项目的提示

我们会把所有的训练项目借助简单的文字和图片来为你进行讲解。

- 通常来说，进阶训练中的项目会比入门级的更具有挑战性。所有的项目都附有对难度等级的说明：1 个哑铃的图标代表简单，2 个代表中等，3 个则代表困难。几乎每一种项目都有应对“求助，我做不到！”这一问题的方法，它可以帮你找到更为轻松的入门方式。
- 在一些简单的项目中你也会找到加大难度的提示。如果你觉得“我能做更多”的话，按照这种方式去做，只要你想，你就能最大限度地“燃烧”自己。
- 一小部分训练项目需要借助辅助工具完成：一条毛巾（它是一个有趣的训练器械）、一个台阶或身边的其他辅助工具也许会为你提供很多帮助！

为什么本书的书名里有“无器械”3 个字可我们仍需要辅助工具？原因很简单：一些动作如果不借助外界力量就根本无法完成，例如引体向上，一个完美的自重训练动作。如果只想要瘦身，你当然可以放弃这类训练。可是我们并不是只想要瘦身，而是还想拥有一个健康协调的身体，所以花一些时间去寻找一个可以做引体向上的杆子也许是有好处的。它可以是公园里的一根树干，游乐场里的器械，一个栅栏、横梁或门框等。

有一些项目也许会用到毛巾或台阶，还有床、椅子、凳子、石头，又或者是一堵墙，这些工具的使用可以让训练过程变得更有挑战性，并有助于你实现瘦身计划。

通常情况下，你可以轻松地找到所有辅助工具。有些训练项目（利用毛巾、台阶或者小物件来发力或作为负重的项目）也可以不借助任何工具来完成。

现在就让我们来消灭肥肉吧：翻页，开始执行你的瘦身计划，让自己瘦下来！

热身运动

进行以下两种热身组合运动后，你的身体会变得热起来。你可以将其中任何一种当作是正式训练前的“开胃菜”。

热身的重要性——尤其对超重者来说——你已经从前文了解到了，但它其实还有一个让你听到后会开心的效果：即使是在热身阶段你也在消耗能量，它能够延长你的训练时间并提高训练效果。

6 个热身小窍门

- 为了能轻松地进入到训练状态中去，热身时间最少要 10 分钟。你可以结合多种热身方式，最好是简单的、需要耐力的运动，或者可以大幅度活动你的关节的运动，就像接下来将会讲解到的热身运动一样。你也可以原地跳或小跑一会儿。如果有条件的话，跳绳也很有效。
- 在热身的时候尽量把整个身体活动开，特别是在训练中会用到的肌肉和关节。
- 热身运动不应该让你感到疲惫，它应只是起到预热的作用。你可以练到肌肉稍微充血或者流汗，但不要消耗完在之后的训练中要用到的能量。
- 请在热身后直接开始训练，中间最多休息 5 分钟，不然被热身运动激活的身体系统又会回到初始状态。
- 时间很紧迫？那就去掉之后训练中的某一项，但热身断断不可缺。
- 除基础热身之外，在做难度大的动作，例如引体向上时，也可以在组间增加放松手臂的动作，这样能让肌肉在受压前充分地做好准备。

慢慢地恢复平静

拉伸在恢复阶段进行。请在训练过后立刻进行拉伸，而不是等到身体恢复平静之后。拉伸 5 分钟就够了。你也完全可以从热身运动中选出一些简单的动作来作为拉伸动作。这样不仅能够增加肌肉的供血量，而且还能对损耗细胞的修复起到帮助作用。

热身运动 1

这是第 1 条教你怎样开始训练的建议。请为第 5 项训练准备一条毛巾。不过没有它，热身的效果也不会受到影响。每项训练的时长均为 1 分钟，做 2 组，一共用时 10 分钟。

适合人群	超重量级	重量级	中量级
入门者			
进阶者			

弓步跳

训练部位：腿部、臀部和四肢

A

- 左腿向后迈一步形成弓步姿势，左臂向前弯曲，右臂向后伸，就好像你马上要跑起来一样。位于后侧的脚后跟轻轻抬离地面，脚在抬起和落地的时候要始终指向前方，上身保持笔直。

B

- 利用双腿的力量向上跳，脚最好轻盈地离开地面，左侧大腿快速地往上提，越高越好。
- 回到初始位置，在训练时间过半后换右腿向后迈形成弓步姿势。

求助，我做不到！

你可以自己决定跳起来的幅度，可以先从小幅度跳开始，再慢慢加大幅度。

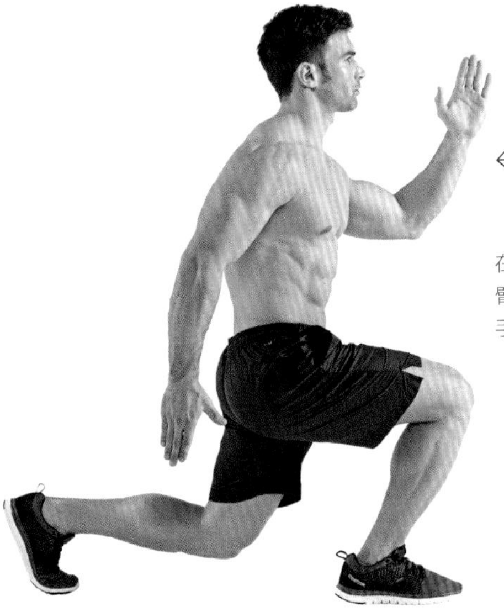

在跳起的时候，前方的手臂用力向后摆动，后方的手臂则向前摆动。

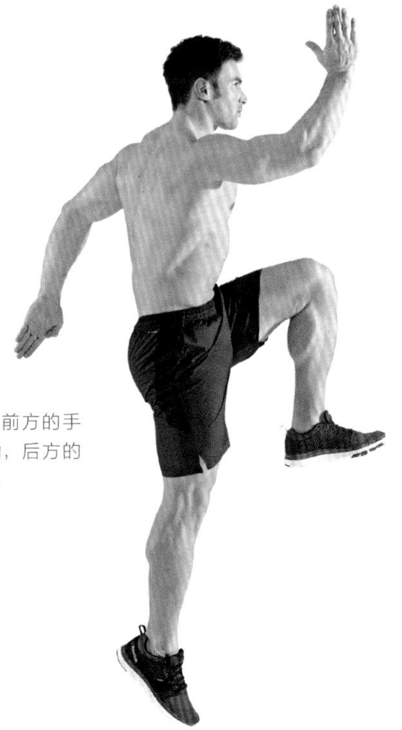

原地跑

训练部位：腿部和臀部

A

- 跑步运动员中流行的脚部和腿部热身运动：放松地原地跑。一开始只将一只脚抬离地面一拳的距离，然后将双脚交替抬离地面。
- 每次都把大腿稍稍抬高一些，直到……

B

- ……它处于水平位置。当你逐渐减小在原地跑的幅度的时候，减少高抬腿动作。

C

- 最后，在热身运动后 1/3 阶段的时候，尽量把脚后跟踢向臀部。

上身始终保持挺直，双臂像跑步时一样自然摆动。

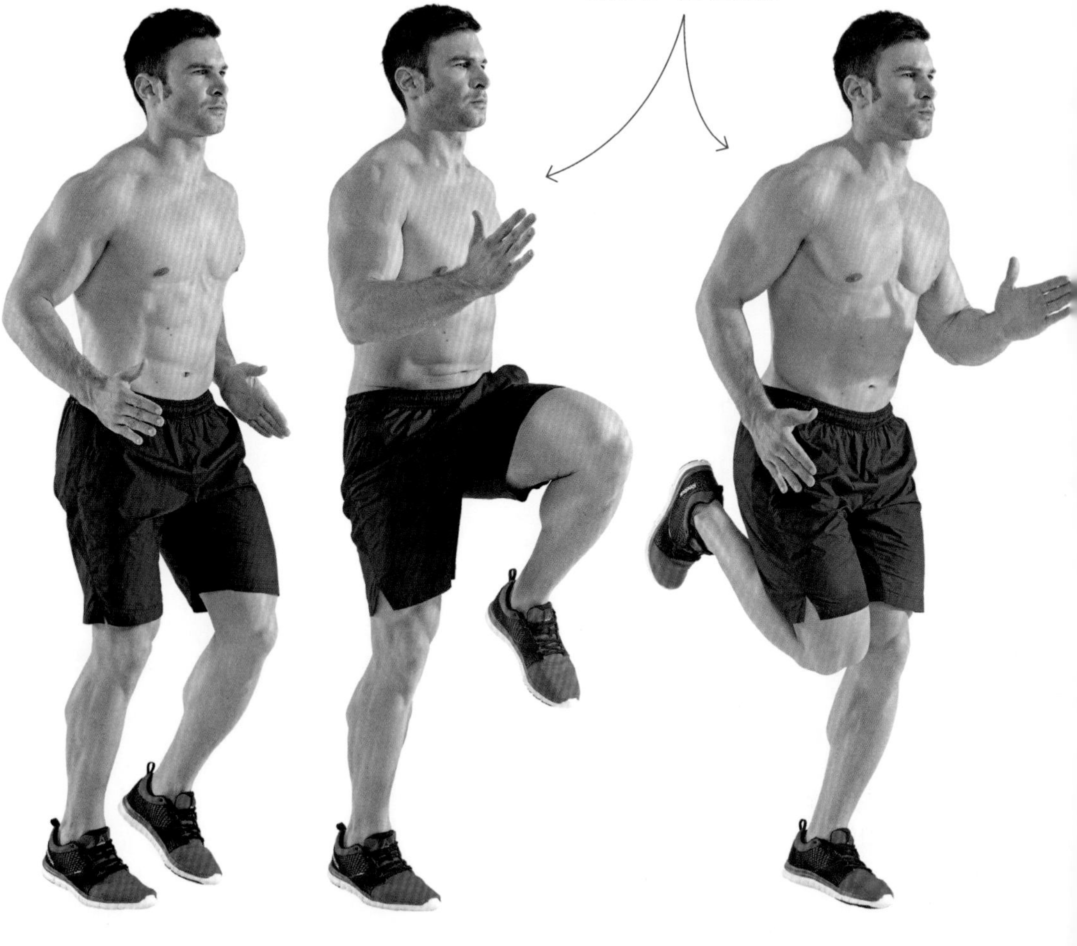

拳击

训练部位：核心与肩部

A

- 双脚分开，与肩同宽，双膝微微弯曲，左脚在前。背部挺直，两手握拳举在胸前。

B

- 右臂快速向前挥，拳头朝前，手臂保持跟肩部在同一高度。身体随着挥臂轻轻往左倾斜，后脚（也就是右脚）跟随身体活动。
- 时间过半后换另一侧进行训练。

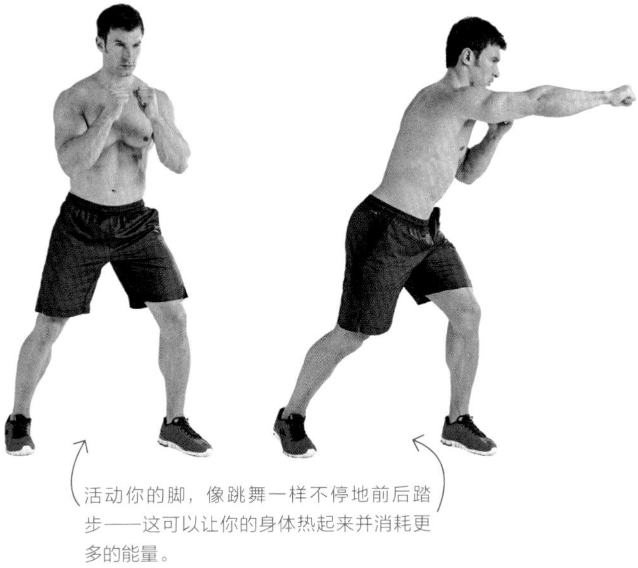
活动你的脚，像跳舞一样不停地前后踏步——这可以让你的身体热起来并消耗更多的能量。

扩肩

训练部位：肩部

A

- 挺直身体，向前耸肩，再使肩部以弧形轨迹往耳朵的方向运动。连贯地完成这个动作之后……

B

- ……再把肩部往后下方拉，尽可能用肩部画出一个大圆。
- 训练时间过半后改变肩部的运动方向接着做。

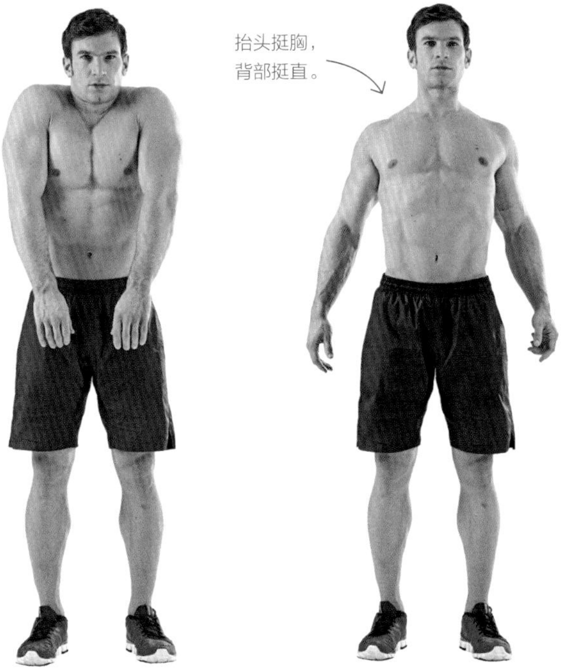
抬头挺胸，背部挺直。

借助毛巾拉伸

训练部位：核心与肩部

A

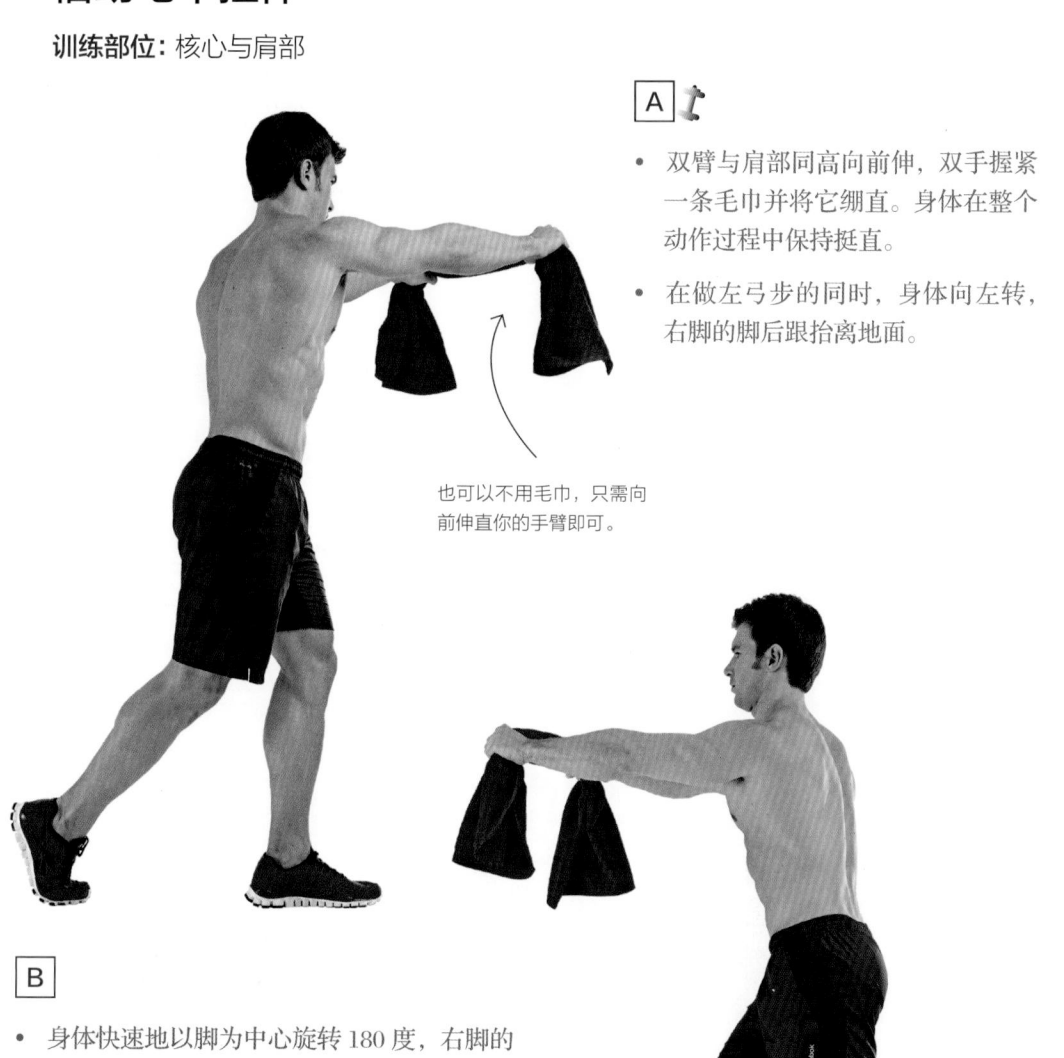

- 双臂与肩部同高向前伸，双手握紧一条毛巾并将它绷直。身体在整个动作过程中保持挺直。
- 在做左弓步的同时，身体向左转，右脚的脚后跟抬离地面。

也可以不用毛巾，只需向前伸直你的手臂即可。

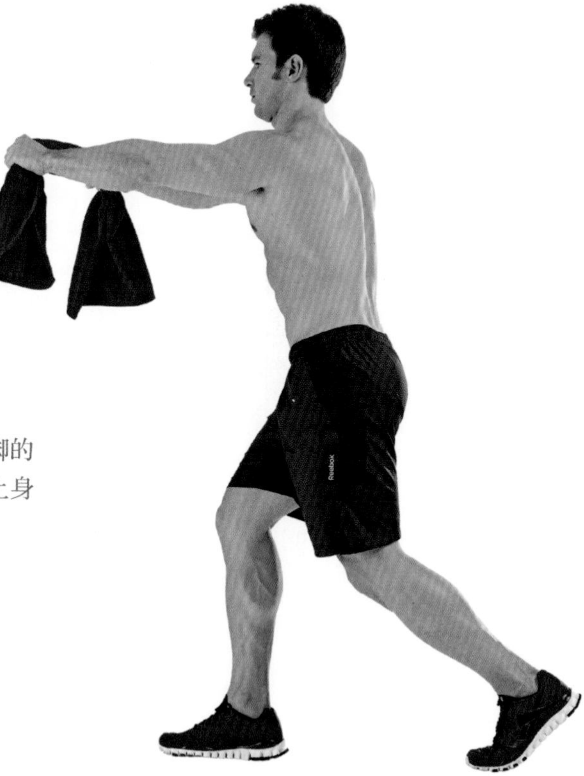

B

- 身体快速地以脚为中心旋转 180 度，右脚的脚尖指向前，左脚的脚后跟抬离地面。上身挺直，手臂绷紧毛巾的姿势保持不变。
- 身体快速回转，然后继续做动作。

热身运动 2

就像其他会使身体变热的运动组合一样，这套动作会激活你的关节，特别是肩关节、骨盆的关节和膝关节，但不会过度锻炼它们。每一项的时长均为 1 分钟，做 2 组。在做不同的项目时，你可以根据自己的情况（见下表）选择不同的热身运动来进行热身。

适合人群	超重量级	重量级	中量级
入门者			
进阶者			

开合跳

训练部位：全身

A

- 双脚并拢站直，双臂自然地垂放在大腿两侧。

B

- 运用双腿的爆发力开合跳跃，同时快速将绷直的手臂从身体两侧向头部上方伸直。
- 马上回到初始位置，加快速度继续做。

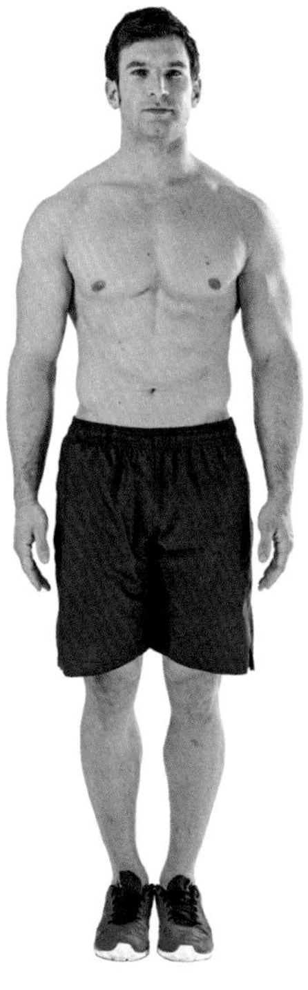

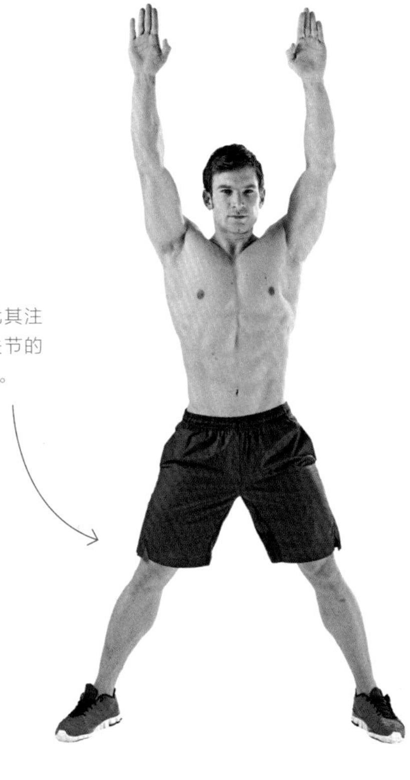

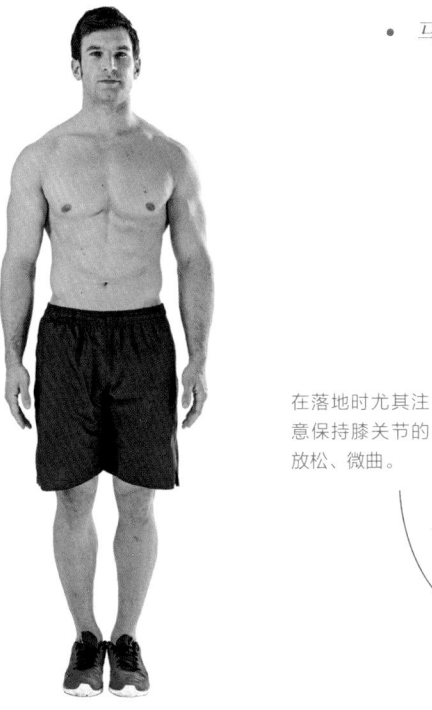

在落地时尤其注意保持膝关节的放松、微曲。

求助，我做不到！

如果正常的开合跳一开始对你来说太难了，你同样可以从小幅度跳动开始，并将双臂只抬到肩部的高度。

手臂画圈

训练部位：肩部和手臂

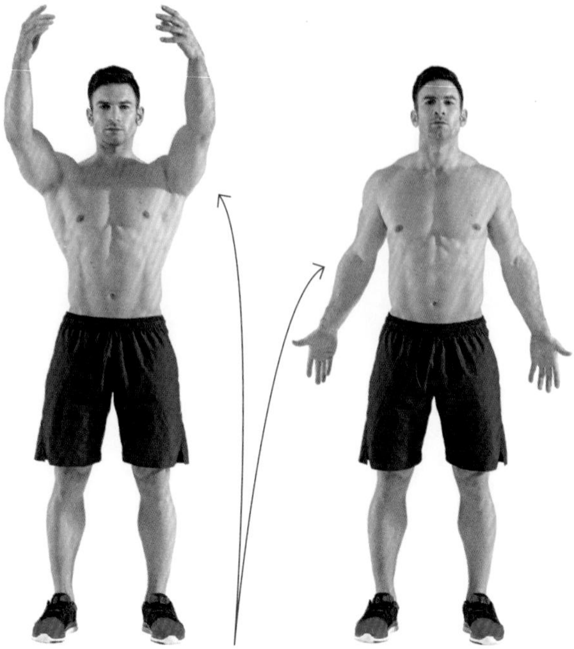

调整摆动的速度，也可以让双臂往不同的方向摆动。

A

- 站直，膝关节微微弯曲。肩部往后下方沉，绷直双臂，放松地将其从身体前方抬起，并继续往后……

B

- ……直至伸到身体后下方。摆动双臂，让它们在身体两侧各画一个大的、完整的圆圈。
- 时间过半后改变方向继续做。

骨盆画圈

训练部位：核心

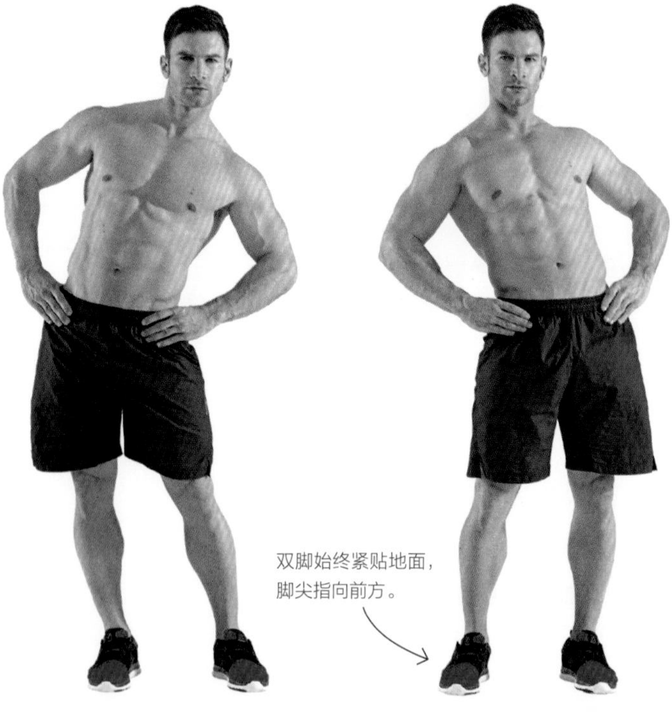

双脚始终紧贴地面，脚尖指向前方。

A

- 双脚分开，与肩同宽。身体挺直、放松，膝关节微微弯曲，双手叉腰。
- 腰部向右顶，以画圆的方式向前方活动……

B

- ……经过左侧最终停在后方的位置。继续画圈，画完5个圆圈后改变方向。可以调整圆圈的大小，但注意幅度不要太大。

转体跳跃

训练部位：腿部

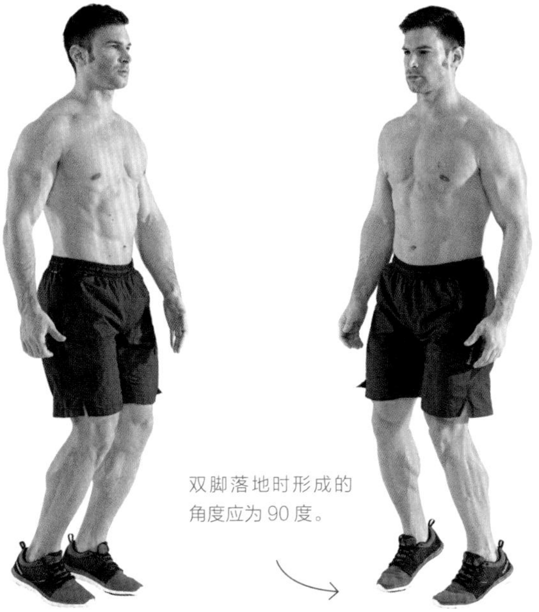

双脚落地时形成的
角度应为 90 度。

A

- 身体站直，膝关节微微弯曲。绷紧身体，然后轻轻地从地面跳起，在原来站立位置的稍左侧落地。

B

- 然后马上起跳，这一次在身体稍右侧落地。

求助，我做不到！

在做这项运动时需要固定住你的核心。当你以 45 度的幅度分别向左和向右跳跃时，上身始终保持挺直，只旋转腰部和腿部。

高踢腿前行

训练部位：腿部和臀部

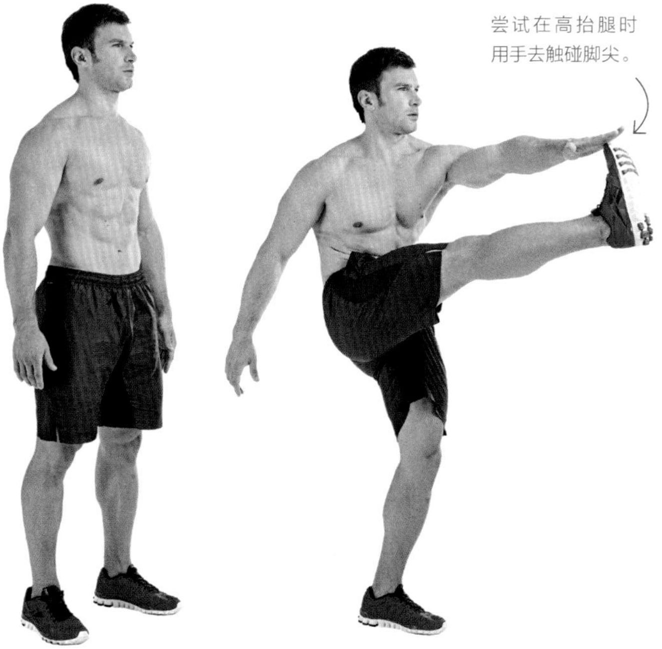

尝试在高抬腿时
用手去触碰脚尖。

A

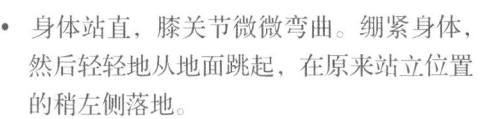

- 身体挺直，双脚分开，与肩同宽。膝关节微微弯曲，肩部向后拉，躯干绷紧。

B

- 快速地将笔直的右腿抬至胸部的高度并向前踢，同时左臂向右脚脚尖的方向伸。上身始终保持挺直。
- 回到初始姿势，换左腿做，然后再换回右腿。

求助，我做不到！

在一开始的时候只做高抬腿动作。

15 分钟训练

从日常生活中抽出短短的 15 分钟时间就能对你的瘦身计划起到帮助作用。接下来为你介绍 9 种不同的 15 分钟训练方式，请享用！

告诉所有设定了个人训练表的读者一个好消息：因为你的瘦身热情高涨，你可以每天都完成一次 15 分钟的训练，这样你每周的训练时间就达到了 105 分钟。如果你没有按照第 4 章提供的训练表来训练，而是自己组合训练项目，同时也想结合这套短小精悍的训练动作的话，这里是我们给你的一些小建议。

- 不要只重复做一套训练动作，而是尝试不同的 15 分钟训练套餐。每周至少两组，如果每天训练，那么第 3 天就换新的项目。
- 15 分钟训练套餐破例地只需要 5 分钟的热身和拉伸。
- 如果你想多做一些训练的话，也可以每天完成两组训练，这两组可以无间歇地持续进行，或者早晚各一组，但注意两组训练中的项目不要重复太多。

下面的这张表格会告诉你，哪种训练适合哪种体重及体能等级。

15 分钟训练一览表

	超重量级		重量级		中量级	
	入门者	进阶者	入门者	进阶者	入门者	进阶者
训练 1，从第 57 页起						
训练 2，从第 61 页起						
训练 3，从第 65 页起						
训练 4，从第 69 页起						
训练 5，从第 73 页起	■					
训练 6，从第 77 页起	■		■		■	
支撑 / 悬吊器械篇，从第 81 页起	■		■			
毛巾篇，从第 84 页起						
高台篇，从第 87 页起	■					

15 分钟训练 1

这组训练用来打开“无器械瘦身”训练的大门，适合任何人，任何时间，任何地点。什么时候，在哪里，以什么方式，由你决定：这套动作是你在日常训练中最好的选择！

适合人群	超重量级	重量级	中量级
入门者			
进阶者			

完成方式		
难度	训练模式	实行
简单	站点训练	每种项目完成 2 组，每组 60 秒。2 组项目 1，2 组项目 2，以此类推。 每组项目之间的休息时间为 30 秒，每种项目之间的休息时间为 45 秒。 活动速度：有节奏地（根据自身的情况每 2~5 秒重复 1 次）
中等	循环训练	依次完成 5 种项目，每种 50 秒，中间不休息（这样为 1 个回合）。 休息 90 秒，然后做第 2 个回合，再休息 90 秒后做第 3 个回合。 活动速度：顺畅地或有节奏地（根据自身的情况每 1~5 秒重复 1 次）
困难	HIIT	每种项目完成 5 组，每组 25 秒。5 组项目 1，5 组项目 2，以此类推。 每组项目之间的休息时间为 10 秒，每种项目之间的休息时间为 30 秒。 活动速度：快速地（在规定的时间内重复尽可能多的次数）

俯卧撑 + 起身 + 提膝组合

训练部位：全身

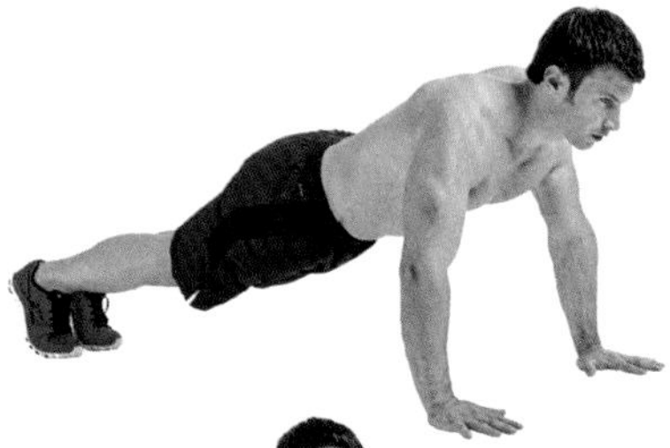

A

- 跪在地上，然后摆出俯卧撑姿势，双臂支撑在肩部下方，身体呈一条直线。

B

- 双脚向前跳一小步，并把双膝往胸部方向抬，双手离开地面，身体呈下蹲姿势，然后迅速站起来并将右膝有力地往胸部抬，收腹。双臂微微弯曲，手握拳。
- 以同样的方式返回到初始位置。下次重复时将左膝朝胸部方向抬，然后换边训练。

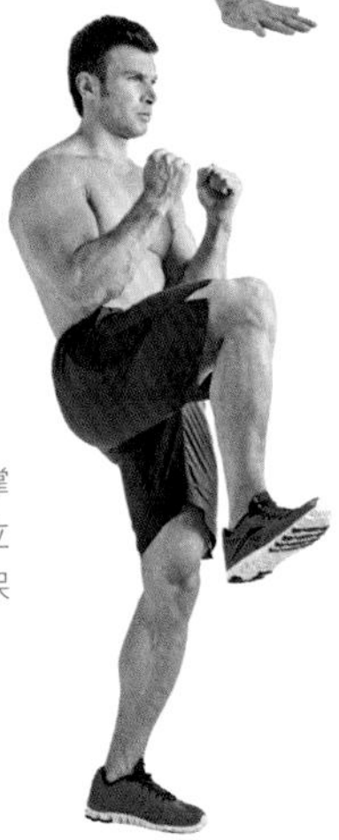

不管是在俯卧撑姿势还是在站立时，都要尽量保持背部挺直。

我能做更多！

做一个标准的俯卧撑，身体挺直并下沉，再重新撑起。

弓步

训练部位：腿部和臀部

A

- 双脚分开，与胯同宽。身体挺直，腹部绷紧，激活躯干。

B

- 右脚往前跨一步，右侧膝关节弯曲，右腿呈直角，左膝尽量靠近地面。左脚的脚后跟离开地面。回到初始位置，左脚往前跨步，然后再换边。上身始终挺直。

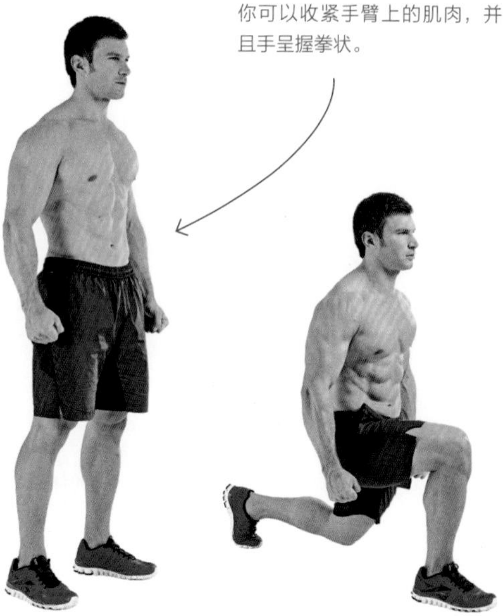

为了使上身产生更多的紧绷感，你可以收紧手臂上的肌肉，并且手呈握拳状。

我能做更多！

有许多种方式可以增加这项训练的难度，比方说改变手臂的动作，例如向上举；你也可以进行负重训练，例如背一个背包。

剪刀腿

训练部位：躯干，尤其是腹部

A

- 坐在地上，伸直双腿并使其离开地面。小臂支撑在地面上，身体向后靠。
- 右腿抬高并越过左腿，同时左腿从右腿下方划过。

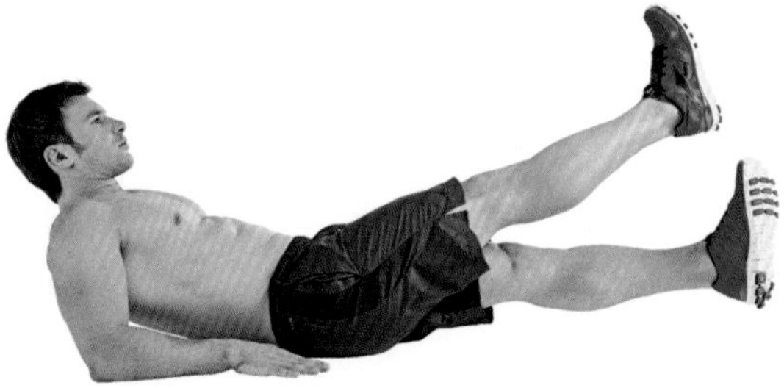

B

- 双腿向外伸，右腿向下沉直逼地面，左腿轻轻地向上抬，使两腿交叉。
- 交换双腿继续做。

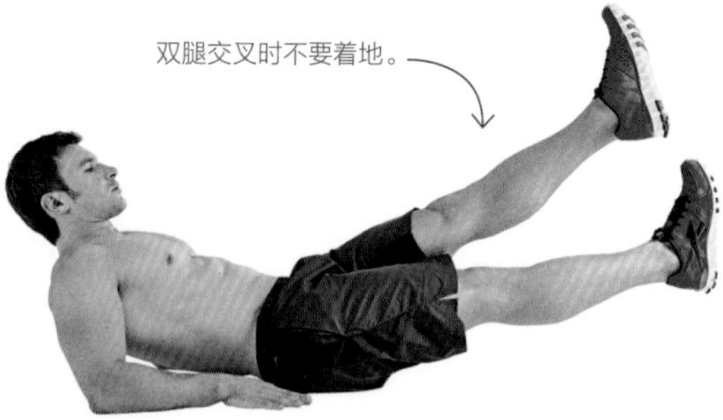

双腿交叉时不要着地。

求助，我做不到！

为了降低难度，你可以稍稍坐直一点，或者坐在椅子上完成这套动作。

左右跳跃式俯卧撑

训练部位：全身，尤其是核心

A

- 以正确的俯卧撑姿势为起点，双手支撑在肩部正下方，整个身体呈一条直线。
- 双脚并拢向右侧跳一小步。

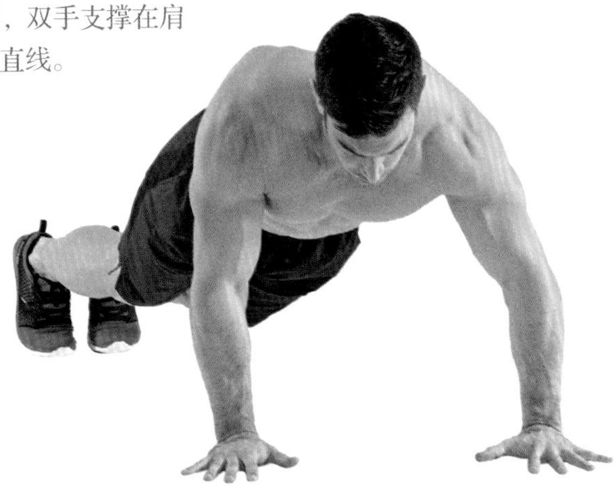

B

- 紧接着向左侧跳稍大一步，双脚落地时的位置要比原来的位置往左偏一些。身体的其他部位保持不变。
- 无间歇地向右侧跳过去，再跳回来。

在跳跃时绷直双腿并保持双脚并拢。

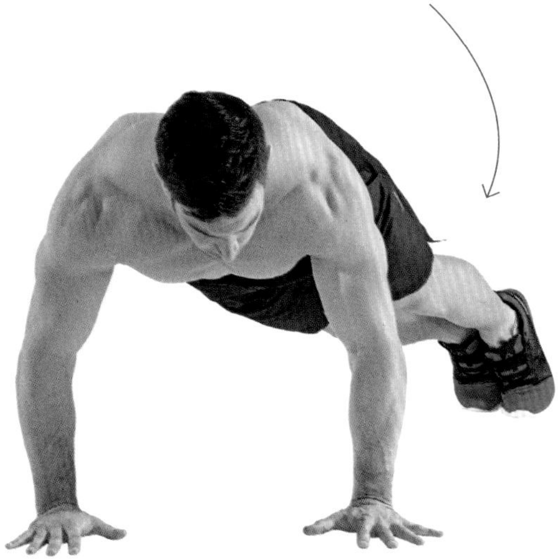

求助，我做不到！

在一开始的时候，你可以俯在一张稳固的桌子或者一面墙上来完成这项训练。

站立前倾

训练部位：核心

A

- 双脚分开，与肩同宽。膝关节微微弯曲，双手握拳放在太阳穴旁，双肩往前收拢。肘关节外展。

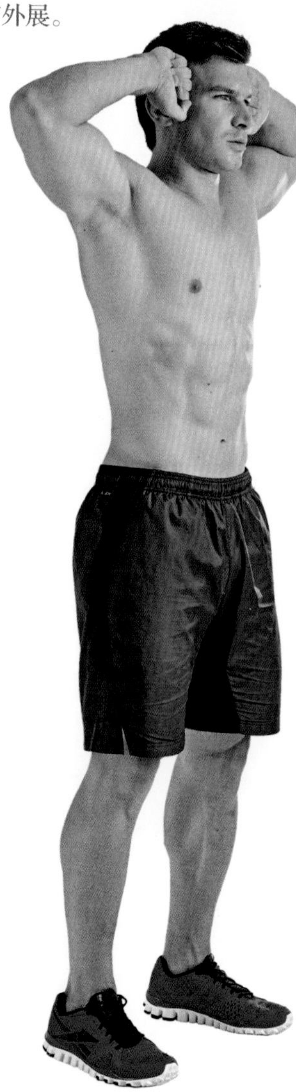

B

- 上身向前弯曲 45 度，膝关节弯曲，臀部向后推。头部和脊椎在一条直线上，背部一定要挺直。保持这个姿势几秒，然后站直。

肘关节不要往前倾。

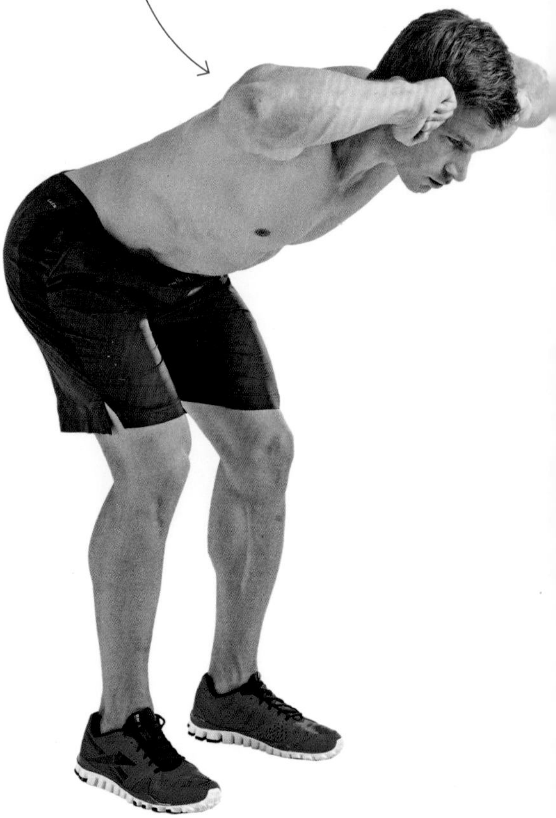

我能做更多！

一只脚站立或者负重来完成这套动作。

15 分钟训练 2

这套训练是对 15 分钟训练 1 的补充，适用于连续两天的训练或者与 15 分钟训练 1 组合成一套 30 分钟的训练。

适合人群	超重量级	重量级	中量级
入门者			
进阶者			

完成方式		
难度	**训练模式**	**实行**
简单	站点训练	每种项目完成 2 组，每组 60 秒。2 组项目 1，2 组项目 2，以此类推。 每组项目之间的休息时间为 30 秒，每种项目之间的休息时间为 45 秒。 活动速度：有节奏地（根据自身的情况每 2~5 秒重复 1 次），项目 4（平板支撑）除外
中等	循环训练	依次完成 5 种项目，每种 50 秒，中间不休息（这样为 1 个回合）。 休息 90 秒，然后做第 2 个回合，再休息 90 秒后做第 3 个回合。 活动速度：顺畅地或有节奏地（根据自身的情况每 1~5 秒重复 1 次），项目 4 除外
困难	HIIT	每种项目完成 5 组，每组 25 秒。5 组项目 1，5 组项目 2，以此类推。 每组项目之间的休息时间为 10 秒，每种项目之间的休息时间为 30 秒。 活动速度：快速地（在规定的时间内重复尽可能多的次数），项目 4 除外

左右踏步

训练部位：腿部和臀部

移动时，胯部始终保持在一条水平线上，只动腿。

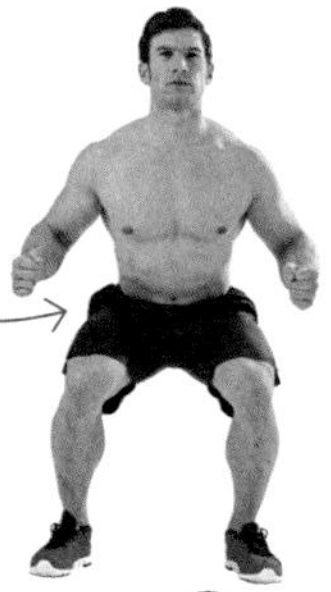

A

- 双脚分开，稍宽于肩宽。臀部向后推，膝关节微微弯曲，上身挺直并稍稍向前倾，手臂弯曲并置于身体两侧。

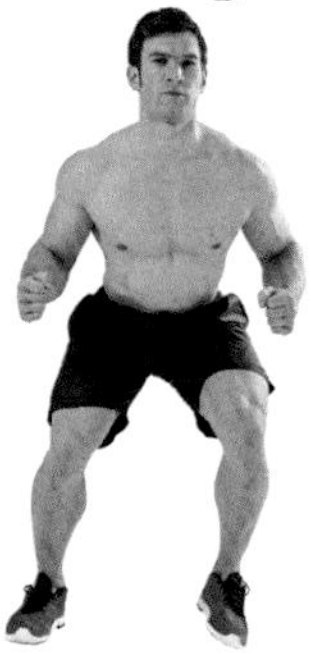

B

- 左脚向左快速跨一小步，右脚紧随着跨过去并做一个下蹲动作。
- 完成 5 个这样的跨步动作，再紧接着跨回去。然后向相反方向移动，中间不休息。膝盖和脚尖都指向同一个方向。

求助，我做不到！

你可以根据自身的情况调整活动速度、跨步的宽度以及膝关节弯曲的角度。

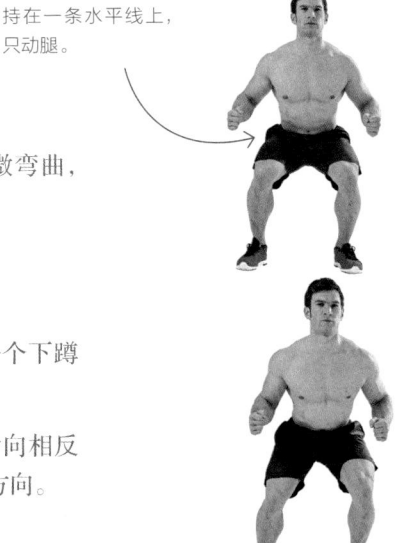

俯卧撑交替跨步

训练部位：全身

A

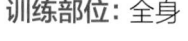

- 从一个标准的俯卧撑姿势开始，手臂支撑在肩部正下方，身体呈一条直线。
- 提右膝并将右脚放在腰部下方的位置。

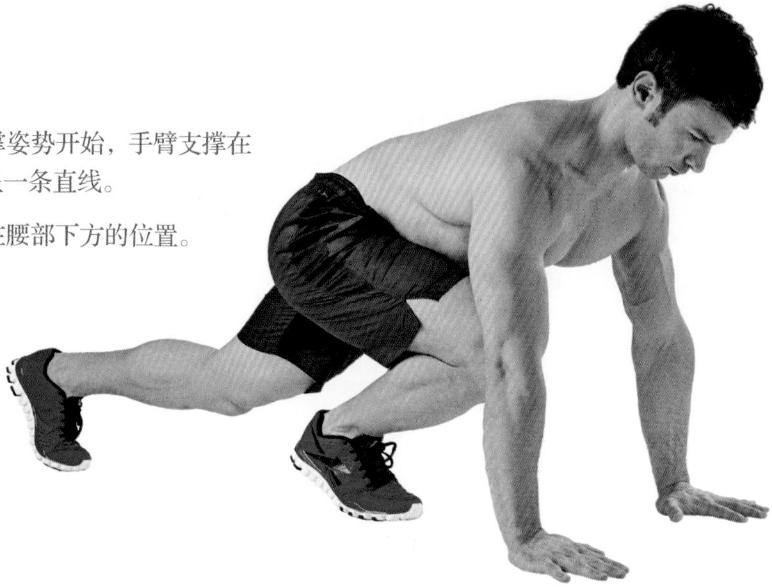

B

- 双腿交替有力地迈步。有规律、无间歇地持续做这个动作。背部时刻保持挺直，头部与其在一条直线上。

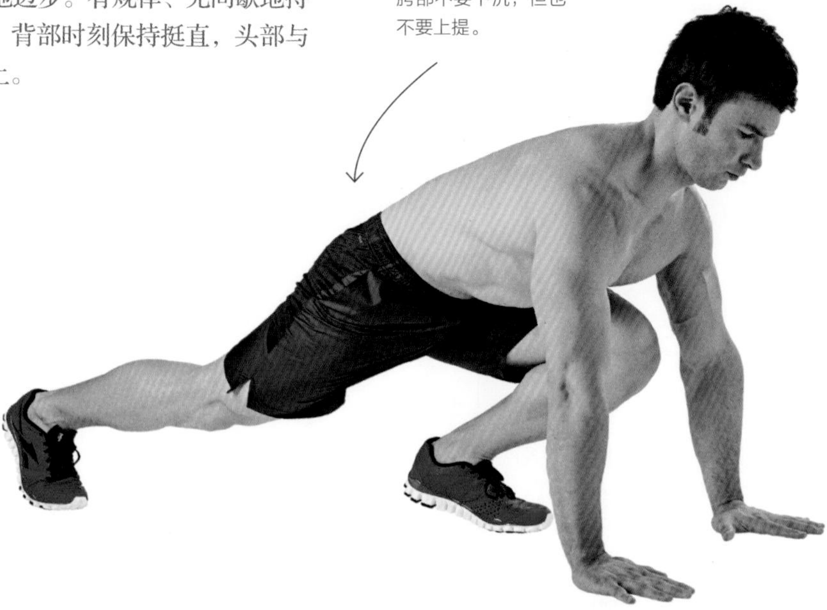

求助，我做不到！

在训练过程中，可以不时地将膝盖放下。

攀岩者卷腹

训练部位：腹部

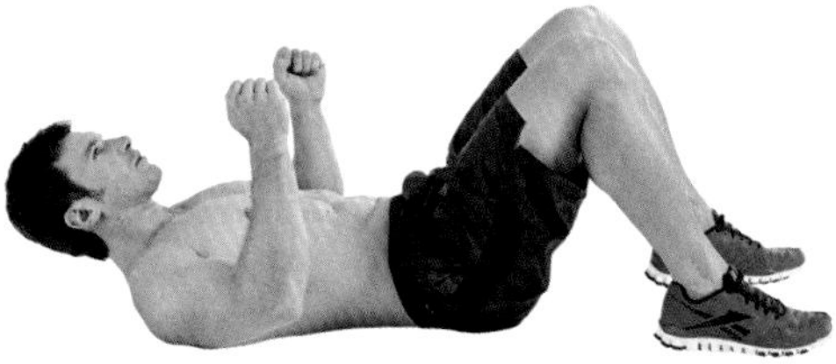

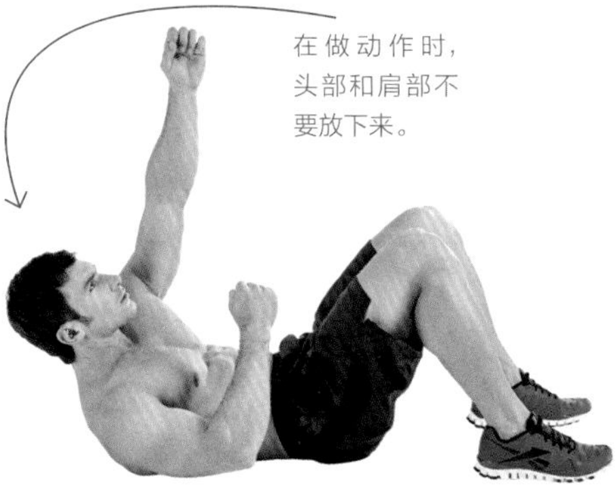

A

- 仰卧，双腿和双臂自然弯曲，小臂指向上方。腹部收紧，上身轻轻向上抬起。

B

- 头部和肩部离开地面，同时左手向上举，想象自己在沿一条绳子向上爬。
- 肩部重新靠近地面，换右手向上举。反复做这个动作并调整每次向上“攀爬”的高度。想象一下，自己不借助任何上身的力量，只用双臂的力量沿一条绳子往上爬。

求助，我做不到！

不要向上爬，而是时不时地放下头部和肩部。

平板支撑

训练部位：核心与肩部

完成动作

- 采用标准的平板支撑动作，腹部朝下，双腿伸直，肘关节弯曲并位于肩部正下方，用双手和小臂撑地。收紧肚脐，绷紧腹肌，提胯，身体从头到脚呈一条直线，脚尖并拢勾起。保持住这个姿势。

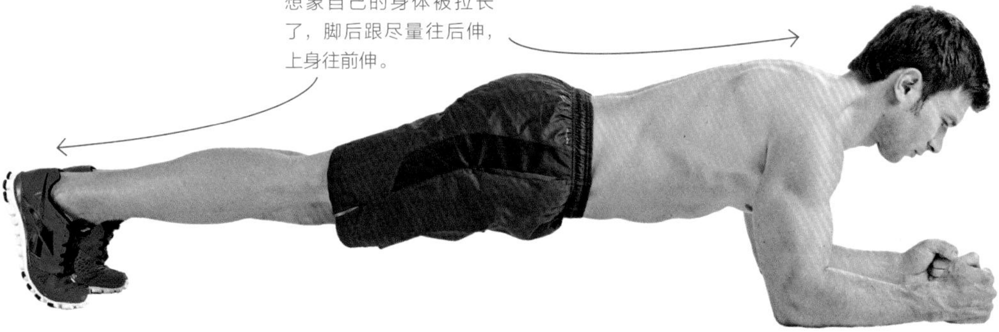

想象自己的身体被拉长了，脚后跟尽量往后伸，上身往前伸。

求助，我做不到！

中途不时地放下身体休息几秒。

我能做更多！

中途不时地或长时间只用一条腿和一只手臂支撑（中途可换支撑腿和手臂）。

原地摆臂

训练部位：全身

A

- 双脚分开，以比肩宽一倍的姿势站立，双手举过头顶。
- 以右脚为支撑点，将左膝抬至身体前方，使左侧大腿保持在水平位置，同时双臂自然地向下从身体左侧划过。在此过程中，收紧腹部。

B

- 回到初始位置，这一次将手臂从身体前方向右上方举起，在头顶画一个圆圈，同时以左脚为支撑点。

C

- 以镜像的方式完成步骤A的动作：这次双臂从身体右侧划过。最大限度地收紧腹部，然后再次自然地回到起始姿势，中途不休息。

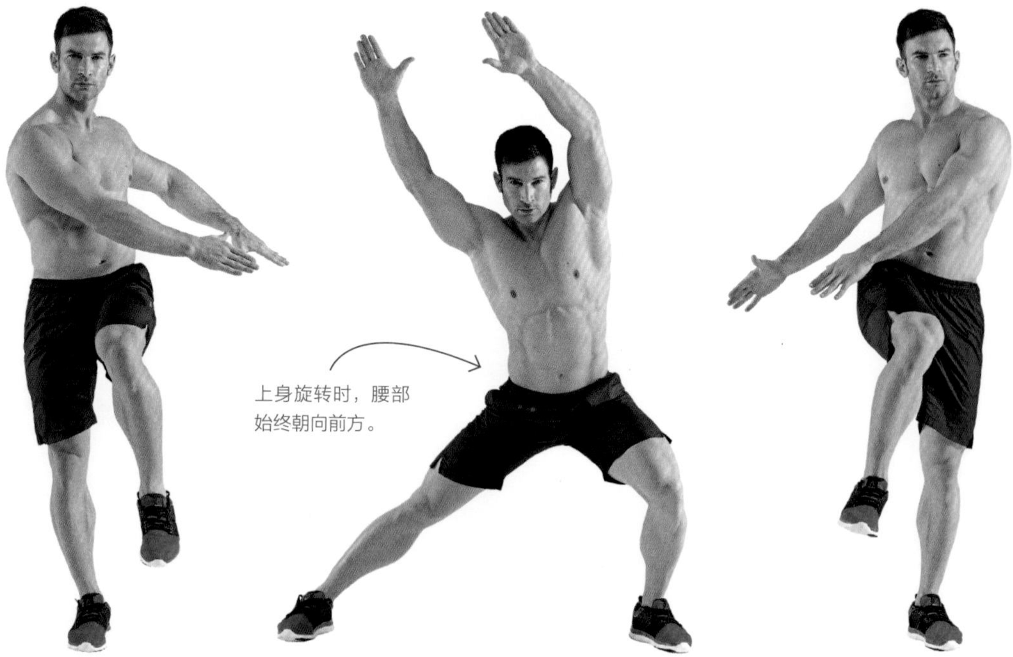

求助，我做不到！

省去手部的动作，单纯地左右大踏步。

15 分钟训练 3

这套训练动作带给人们无限惊喜，因为它把经典的和不寻常的训练动作都结合在了一起。尽情享受这套趣味性强、能让你尽情出汗的 15 分钟训练吧！

适合人群	超重量级	重量级	中量级
入门者			
进阶者			

完成方式		
难度	**训练模式**	**实行**
简单	站点训练	每种项目完成 2 组，每组 60 秒。2 组项目 1，2 组项目 2，以此类推。 每组项目之间的休息时间为 30 秒，每种项目之间的休息时间为 45 秒。 活动速度：有节奏地（根据自身的情况每 2~5 秒重复 1 次）；项目 1 除外，快速踏步
中等	循环训练	依次完成 5 种项目，每种 50 秒，中间不休息（这样为 1 个回合）。 休息 90 秒，然后做第 2 个回合，再休息 90 秒后做第 3 个回合。 活动速度：顺畅地或有节奏地（根据自身的情况每 1~5 秒重复 1 次）；项目 1 除外，有力地踏步
困难	HIIT	每种项目完成 5 组，每组 25 秒。5 组项目 1，5 组项目 2，以此类推。 每组项目之间的休息时间为 10 秒，每种项目之间的休息时间为 30 秒。 活动速度：快速地（在规定的时间内重复尽可能多的次数）

弓步小跑

训练部位：腿部、臀部与核心

A

- 左腿向前跨一小步，形成弓步姿势，右手在前，左手在后。

B

- 用力向前踏步，同时改变双手的位置，这时左手应该在前。
- 不休息，继续前进，尽量减少脚与地面接触的时间。

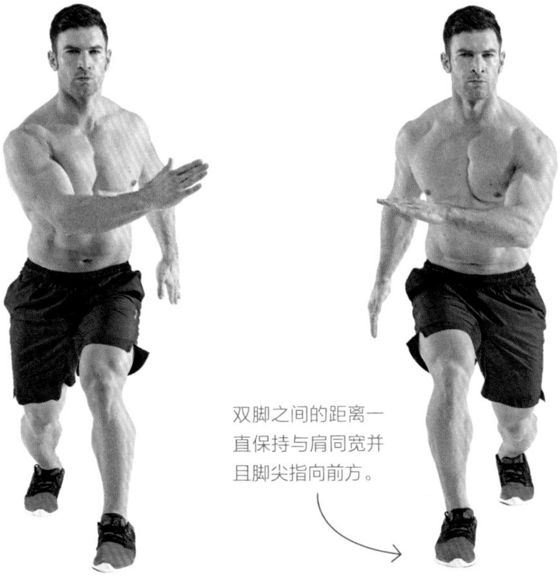
双脚之间的距离一直保持与肩同宽并且脚尖指向前方。

求助，我做不到！
缩小跨步的幅度。

相扑深蹲 + 对角展臂组合

训练部位：全身

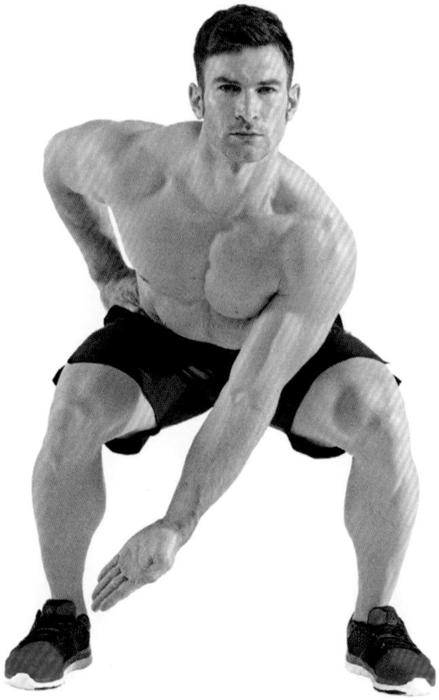

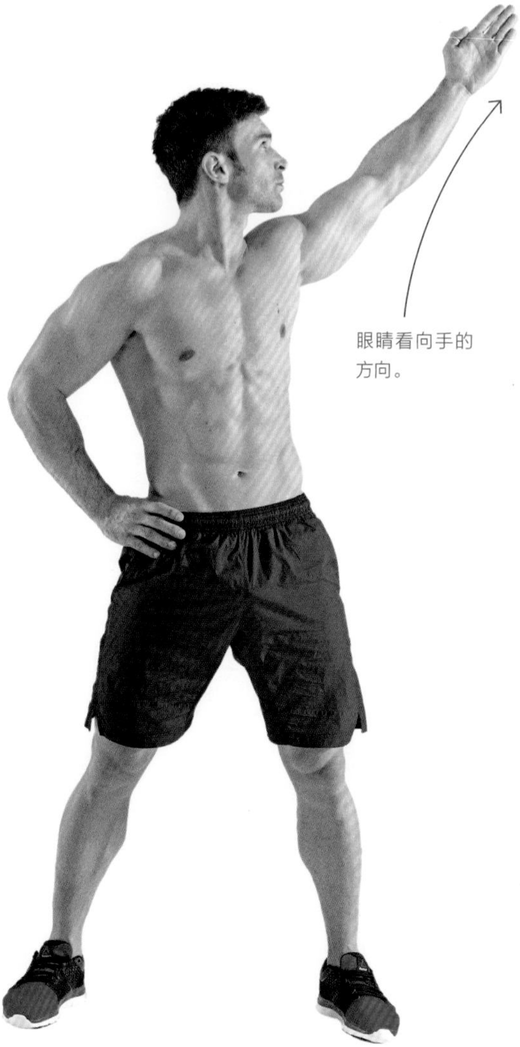

A

- 两脚分开站立，膝关节微微弯曲，臀部向后推，上身挺直并向前倾。
- 右手叉在胯间，左手张开，掌心朝上指向右脚，背部挺直。

B

- 利用脚的力量再次站直，同时躯体向左转并将左臂向左上方举起。绷紧躯干，拉长身体，脚的位置不变。
- 保持这个姿势几秒，然后回到初始位置。时间过半后换边做。

求助，我做不到！

不用蹲得太低。

释手俯卧撑

训练部位：胸部、肩部和肱三头肌

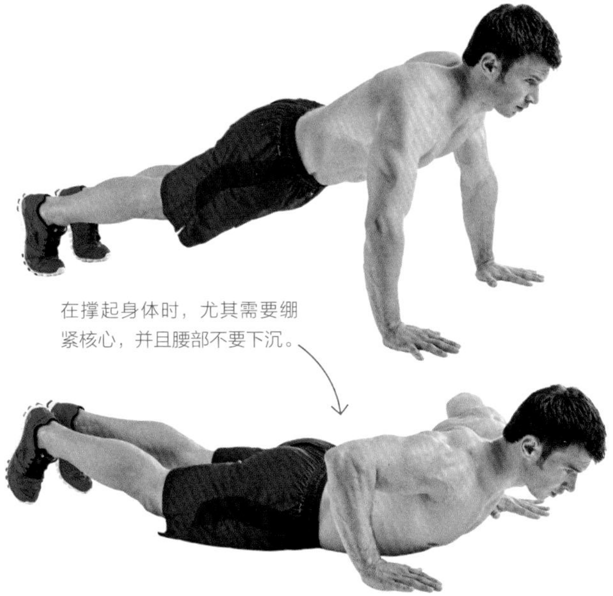
在撑起身体时，尤其需要绷紧核心，并且腰部不要下沉。

A

- 摆出一个标准的俯卧撑姿势，双臂支撑在地上，整个身体呈一条直线。

B

- 屈臂，然后身体慢慢下沉至地面。
- 收紧双肩，手掌离开地面，然后双手再次撑地，回到初始位置。

求助，我做不到！

如果你感到吃不消，可以跪在地上完成这套动作。

单膝跪地侧踢腿

训练部位：全身

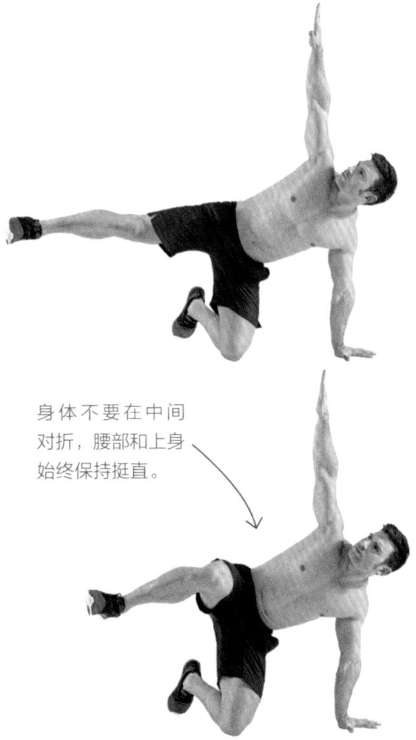
身体不要在中间对折，腰部和上身始终保持挺直。

A

- 跪在地上，左手撑地，重心移向左膝，左臂处在肩部下方，左侧大腿处在腰部下方。
- 绷紧核心，右腿向外与左腿构成直角并伸直，同时将右臂向上举。

B

- 右腿有控制地向胸部方向收回，稍作停顿后再次伸直回到初始位置。身体其余部位的姿势保持不变。
- 下一回合换另一边继续做。训练数量若为奇数，时间过半后再换边做。

求助，我做不到！

将背部靠在墙上或者省去踢腿的部分，单纯地将腿保持伸直状态。

仰卧侧滚体

训练部位：全身

A

- 仰卧在地上，双腿与双臂伸直，双手在头部上方交叠，同时将它们轻轻抬起。用力绷紧身体。

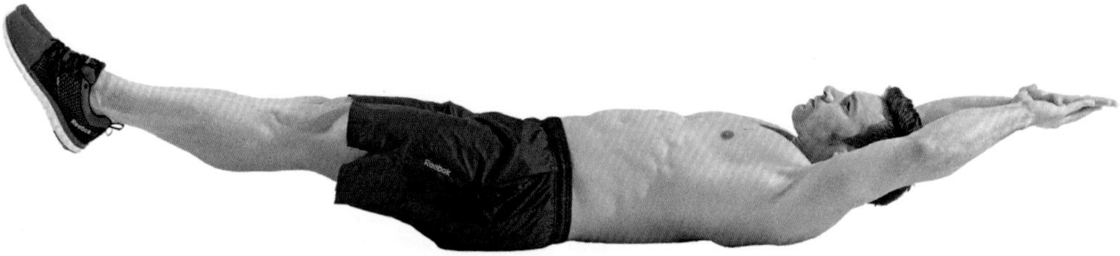

B

- 然后向左转体，但还是要保持身体绷直。继续向左转，直至……

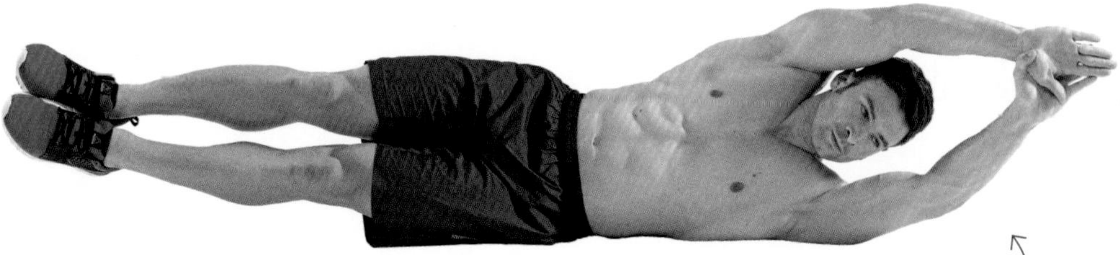

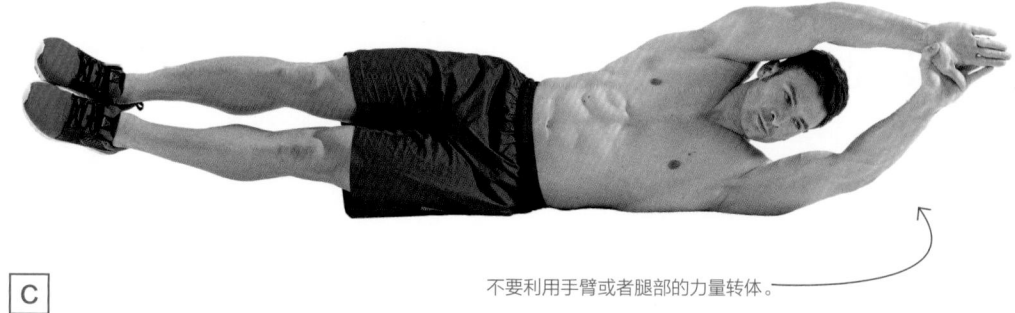

不要利用手臂或者腿部的力量转体。

C

- ……以腹部为支撑点俯卧在地上。
- 以这种方式继续来回转体，中途尽量不休息，保持在活动状态，时刻绷紧身体。

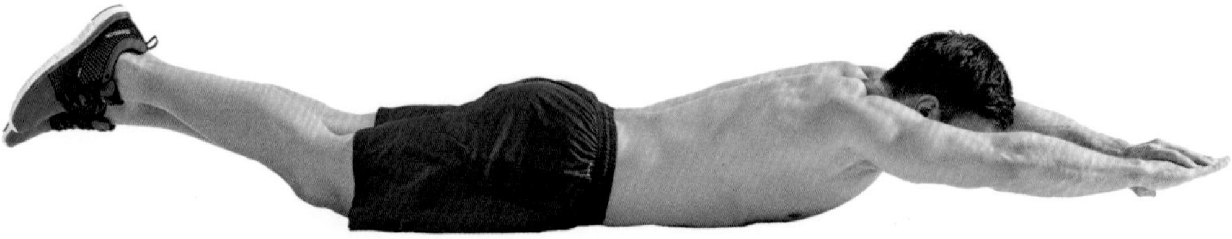

求助，我做不到！

如果躯干的力量不足以支撑转体动作，可以借助手或者 / 和脚的力量。

15 分钟训练 4

注意：这套训练动作属于高强度动作，勉强能被每种体重等级的入门者所接受，所以如果你感觉到吃力的话，最好还是只做前 3 项。

适合人群	超重量级	重量级	中量级
入门者			
进阶者			

完成方式		
难度	**训练模式**	**实行**
简单	站点训练	每种项目完成 2 组，每组 60 秒。2 组项目 1，2 组项目 2，以此类推。 每组项目之间的休息时间为 30 秒，每种项目之间的休息时间为 45 秒。 活动速度：有节奏地（根据自身的情况每 2~5 秒重复 1 次）
中等	循环训练	依次完成 5 种项目，每种 50 秒，中间不休息（这样为 1 个回合）。 休息 90 秒，然后做第 2 个回合，再休息 90 秒后做第 3 个回合。 活动速度：顺畅地或有节奏地（根据自身的情况每 1~5 秒重复 1 次）
困难	HIIT	每种项目完成 5 组，每组 25 秒。5 组项目 1，5 组项目 2，以此类推。 每组项目之间的休息时间为 10 秒，每种项目之间的休息时间为 30 秒。 活动速度：快速地（在规定的时间内重复尽可能多的次数）

低俯身开合跳

训练部位：全身

A

- 摆出一个标准的俯卧撑姿势，全身呈一条直线，双手支撑在肩部下方，双脚并拢。
- 弯曲双臂，身体下沉至靠近地面。

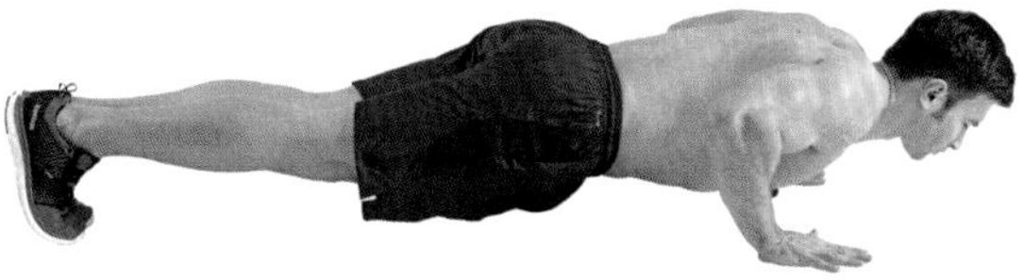

B

- 保持这个姿势（注意身体不要贴在地面上），然后将双腿向外侧弹开。
- 接着双腿迅速跳回来，然后反复大幅度弹开双腿再跳回来，中间不休息。

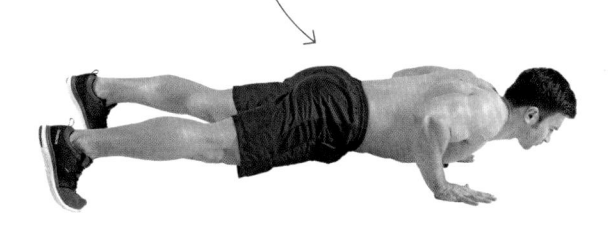

除了脚以外，身体的其他部分保持不动，并且身体尽量靠近地面。

求助，我做不到！

可以将身体抬高一些来完成这套动作。

深蹲

训练部位：腿部和臀部

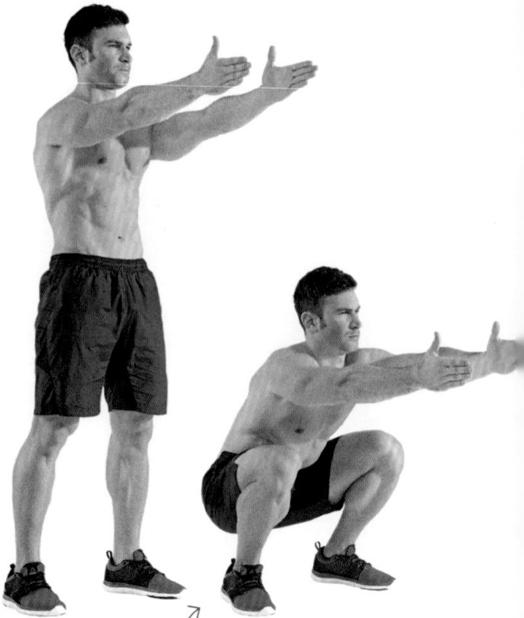
双脚始终紧贴地面。

A

- 双脚分开，比肩稍宽一些，且身体挺直。挺直并绷紧躯干，双臂向前伸直。

B

- 有节制地将臀部向后坐，尽可能地下蹲，直至臀部快要接近脚后跟。然后有节制地起身并迅速重复此动作。
- 注意时刻保持背部挺直，膝关节不要向内扣或向外翻，同时身体竖直下蹲。

求助，我做不到！

不需要一开始就下蹲至最低点。为保险起见，你可以放一把椅子在身后，每次臀部碰到椅子就可以了。

对角俯卧撑

训练部位：胸部、肩部、肱三头肌与核心

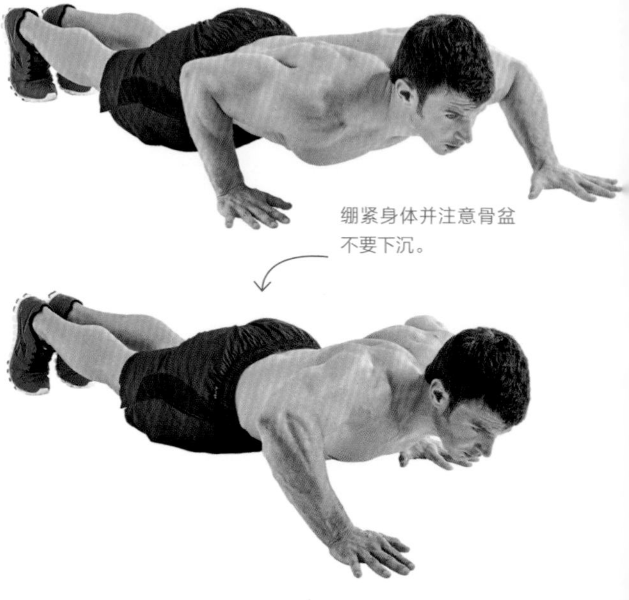
绷紧身体并注意骨盆不要下沉。

A

- 摆出一个标准的俯卧撑姿势。双手错开撑地：左手在前，与头部平行；右手在后，与胸部平行。如果你不常锻炼肩部的话，手不要离肩部太远。

B

- 身体下沉至靠近地面，然后再次迅速撑起。
- 交换两手的位置：右手放到胸部下方，左手放到肩部下方。做一个俯卧撑后，再次交换两手的位置。

求助，我做不到！

可以中途或一开始就将膝盖放下。

提臀伸腿

训练部位：腿部、臀部与核心

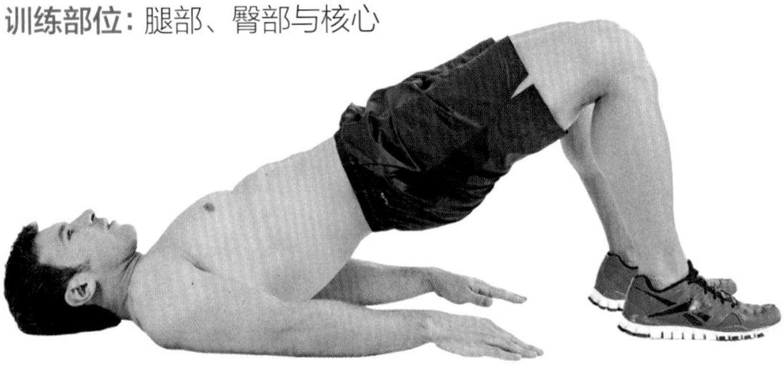

A

- 仰卧，双脚分开，与肩同宽。双脚放在臀部前方，双臂放在身体两侧。从臀部开始抬起，直至大腿、骨盆与上身在一条直线上。

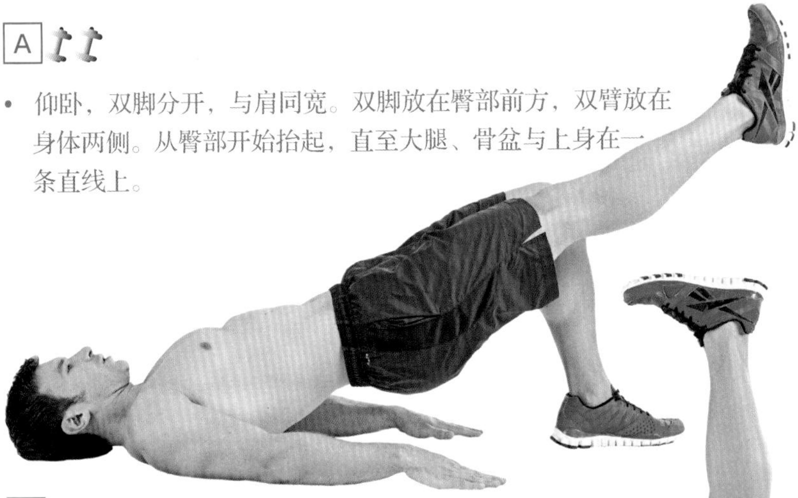

B

- 右腿向前伸直，且与左侧大腿平行，臀部不要着地。

C

- 在腿抬到最高处时，身体朝胸部方向倾斜并稍作停顿，然后回到初始位置。臀部始终抬起，不要着地。
- 第二次做的时候换边。若训练数量为奇数，时间过半后再换边做。

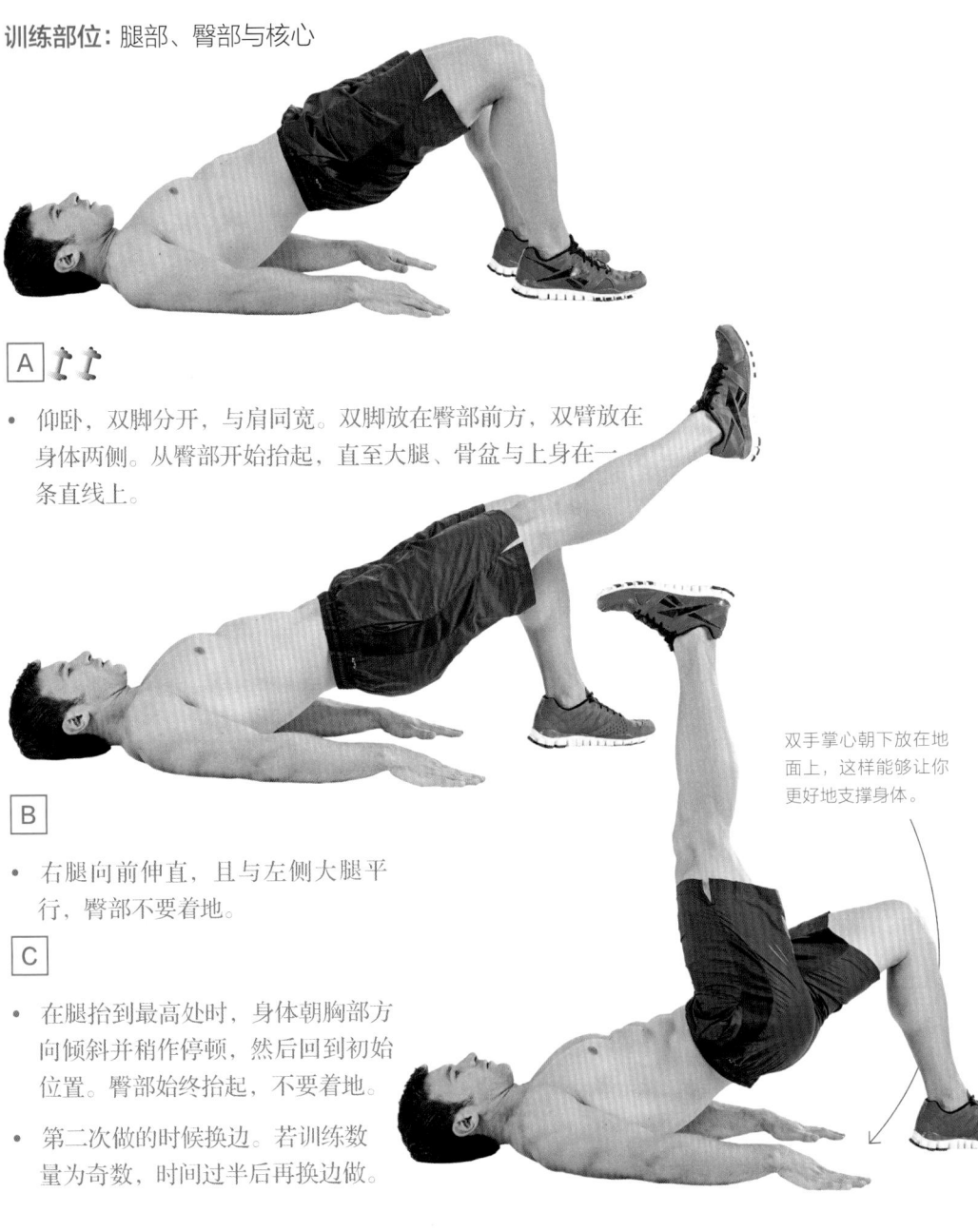

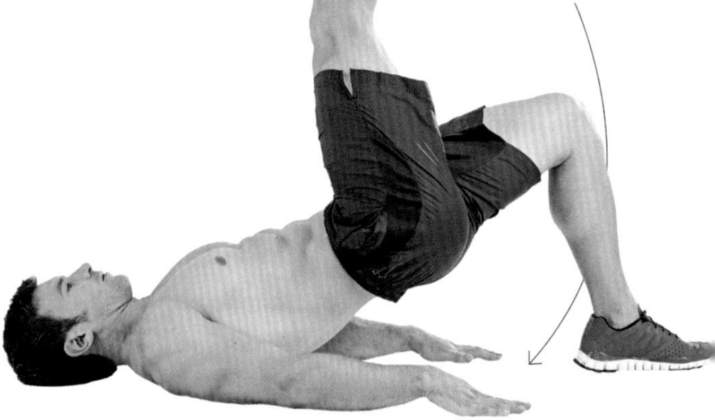

双手掌心朝下放在地面上，这样能够让你更好地支撑身体。

求助，我做不到！

省去抬腿的部分，或者每做完一次将腿暂时放下，然后换边做。

坐姿转体

训练部位：腹部

A

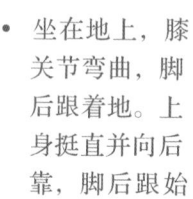

- 坐在地上，膝关节弯曲，脚后跟着地。上身挺直并向后靠，脚后跟始终触碰地面，手臂向前伸直。

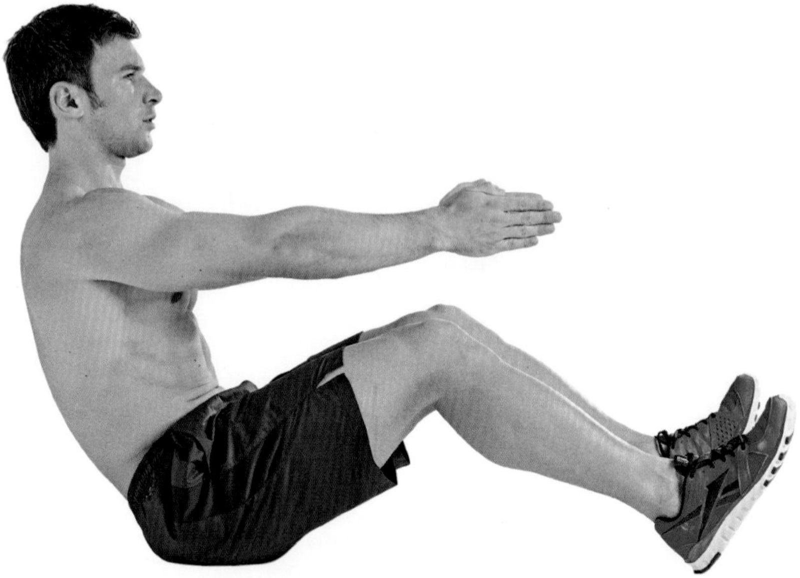

B

- 手臂跟随着上身向右转，然后稍作停顿，再转向相反的方向。背部始终保持挺直，手臂位置同肩部平齐。

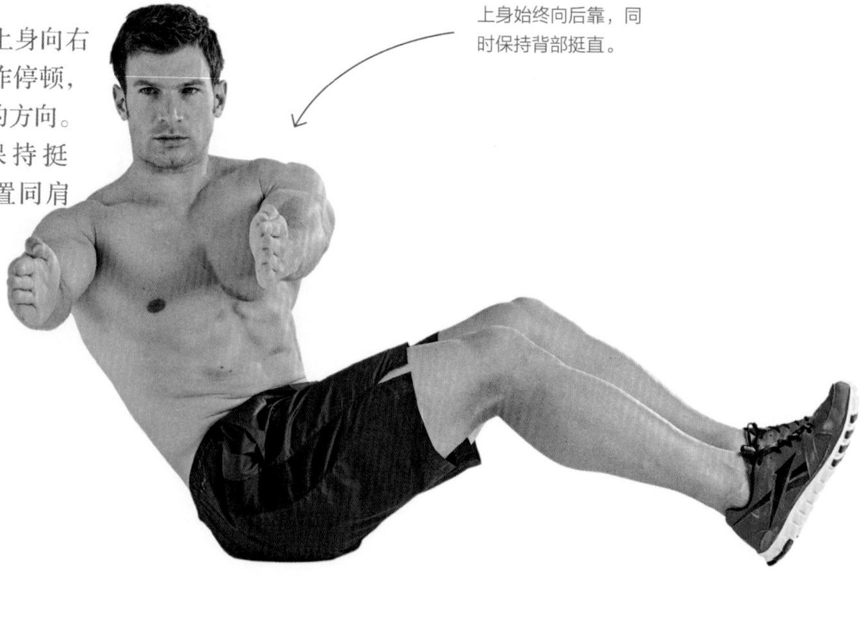

上身始终向后靠，同时保持背部挺直。

求助，我做不到！

上身可以坐直些。

我能做更多！

加快转体的速度并绷紧腹部的肌肉。

15 分钟训练 5

是时候让你认识 15 分钟训练计划里最为核心的一部分了。它适合较低体重等级的人，但有锻炼经验的超重量级瘦身者也可以尝试。开始吧！

适合人群	超重量级	重量级	中量级
入门者			
进阶者			

完成方式		
难度	**训练模式**	**实行**
简单	站点训练	每种项目完成 2 组，每组 60 秒。2 组项目 1，2 组项目 2，以此类推。 每组项目之间的休息时间为 30 秒，每种项目之间的休息时间为 45 秒。 活动速度：有节奏地（根据自身的情况每 2~5 秒重复 1 次）
中等	循环训练	依次完成 5 种项目，每种 50 秒，中间不休息（这样为 1 个回合）。 休息 90 秒，然后做第 2 个回合，再休息 90 秒后做第 3 个回合。 活动速度：顺畅地或有节奏地（根据自身的情况每 1~5 秒重复 1 次）
困难	HIIT	每种项目完成 5 组，每组 25 秒。5 组项目 1，5 组项目 2，以此类推。 每组项目之间的休息时间为 10 秒，每种项目之间的休息时间为 30 秒。 活动速度：快速地（在规定的时间内重复尽可能多的次数）

深蹲侧提膝

训练部位： 腿部、臀部与核心

A

- 双脚分开，以肩宽的两倍站立。膝关节弯曲，直至大腿与地面平行。双手置于身体前方并握拳，背部挺直。

B

- 双腿发力起身，右脚离开地面，右膝向左上方抬，在身体前方画一个圈，然后回到身体右侧落地。
- 回到深蹲姿势，这次换左腿重复做。

向下蹲时，将臀部向后推并保持背部挺直。

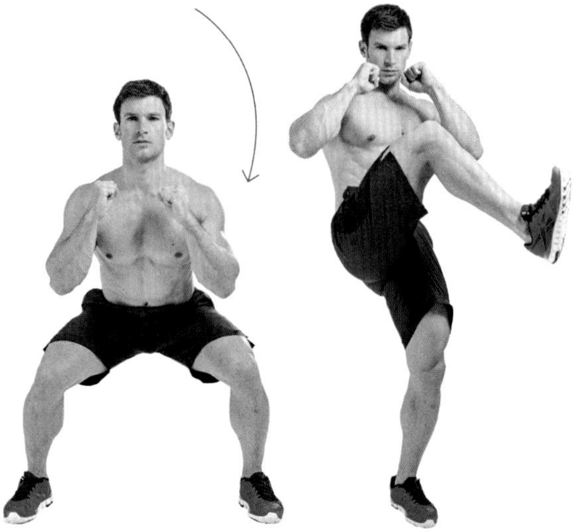

求助，我做不到！

可以只向上抬腿，不用画圈。

转体俯卧撑

训练部位： 核心与肩部

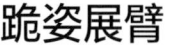

A

- 摆出一个标准的俯卧撑姿势，双手支撑在肩部下方，全身呈一条直线。

求助，我做不到！
可以不时地将膝盖放下。

B

- 躯体转向右边，臀部跟随着转动并将右臂向上方伸直，脚也跟着转动，眼睛追随右手的移动方向。
- 回到初始位置，然后迅速转向另一边继续做。接着重复做，中间不休息。

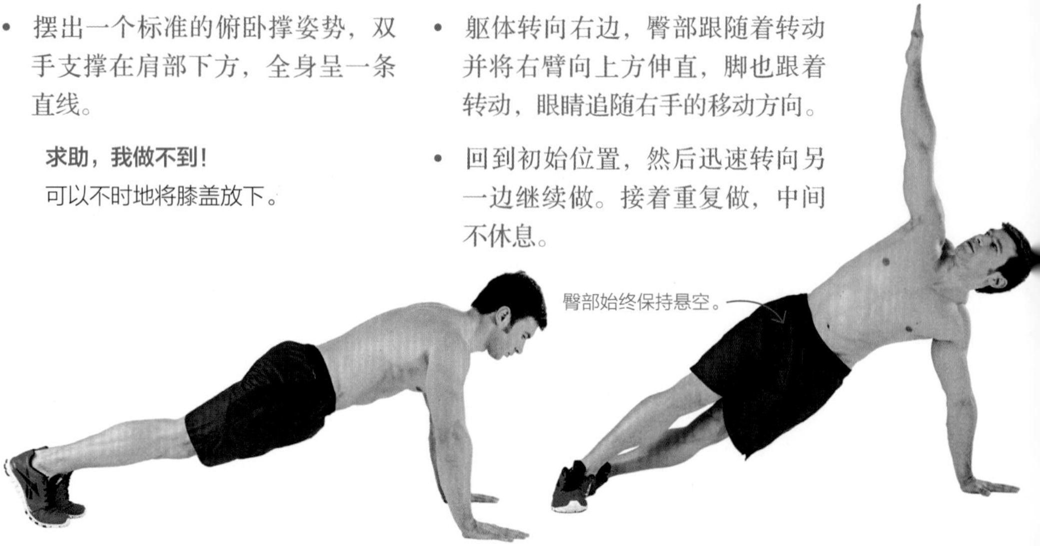
臀部始终保持悬空。

跪姿展臂

训练部位： 全身

A

- 跪在地上，将双手支撑在肩部下方，膝盖位于臀部正下方。背部、头部与脊椎在一条直线上。
- 膝盖离开地面，使小腿与地面平行，右臂向前方伸直。

B

- 保持这个姿势几秒，再将手臂收回。这次将左臂向前方伸直，然后再次换边。注意膝盖不要触地。

求助，我做不到！
在一开始或者在你感到累的时候膝盖可以触地。

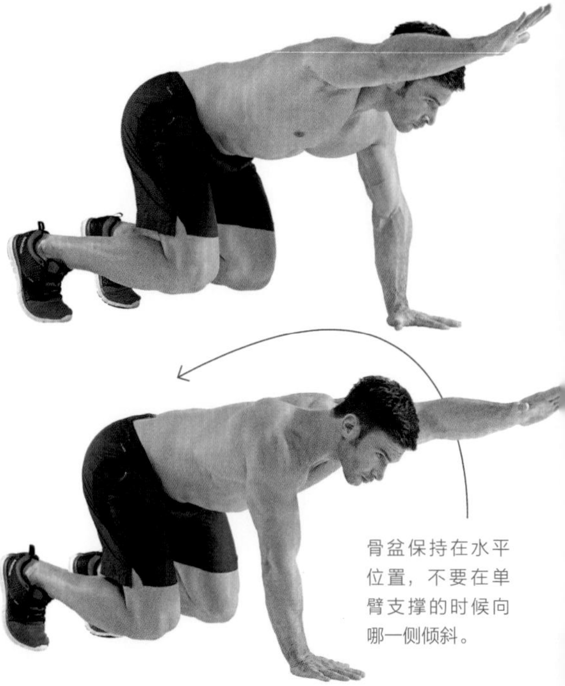
骨盆保持在水平位置，不要在单臂支撑的时候向哪一侧倾斜。

波比跳

训练部位：全身

A 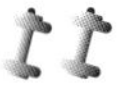

- 摆出一个标准的俯卧撑姿势，双手支撑在肩部下方，全身呈一条直线。然后换小臂支撑，让整个身体靠近地面。

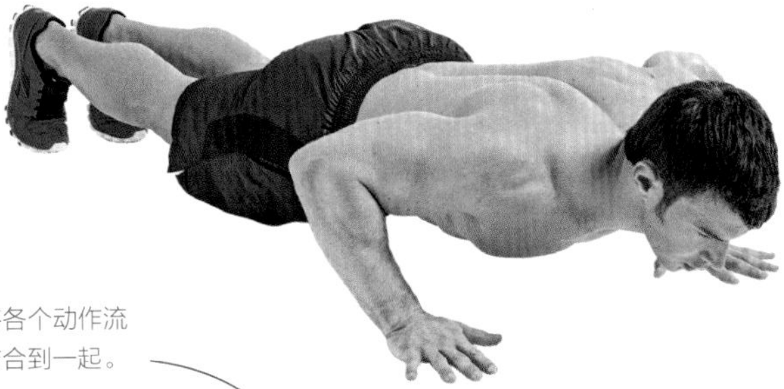

尝试将各个动作流畅地结合到一起。

B

- 快速起身，脚离开地面并向前跳一小步。将膝盖抬至胸部位置，同时手掌离开地面，身体的重心往后移，形成一个向后蹲的姿势。做这个动作以及其他动作时，都要保持背部挺直。

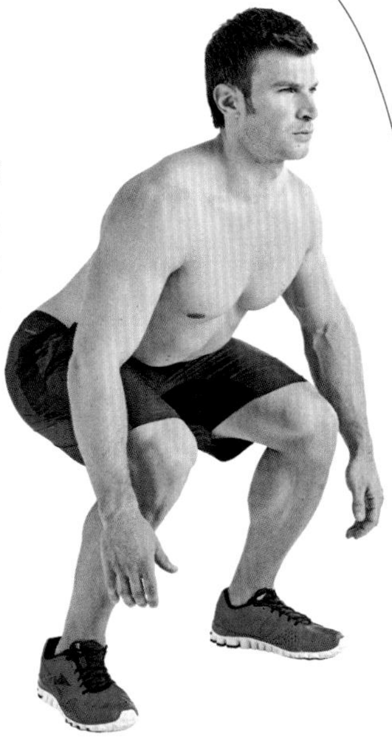

C

- 以下蹲姿势为起点，双臂伸直，向上跳，再以同样的方式回到初始位置。重复这个动作，中间不休息。

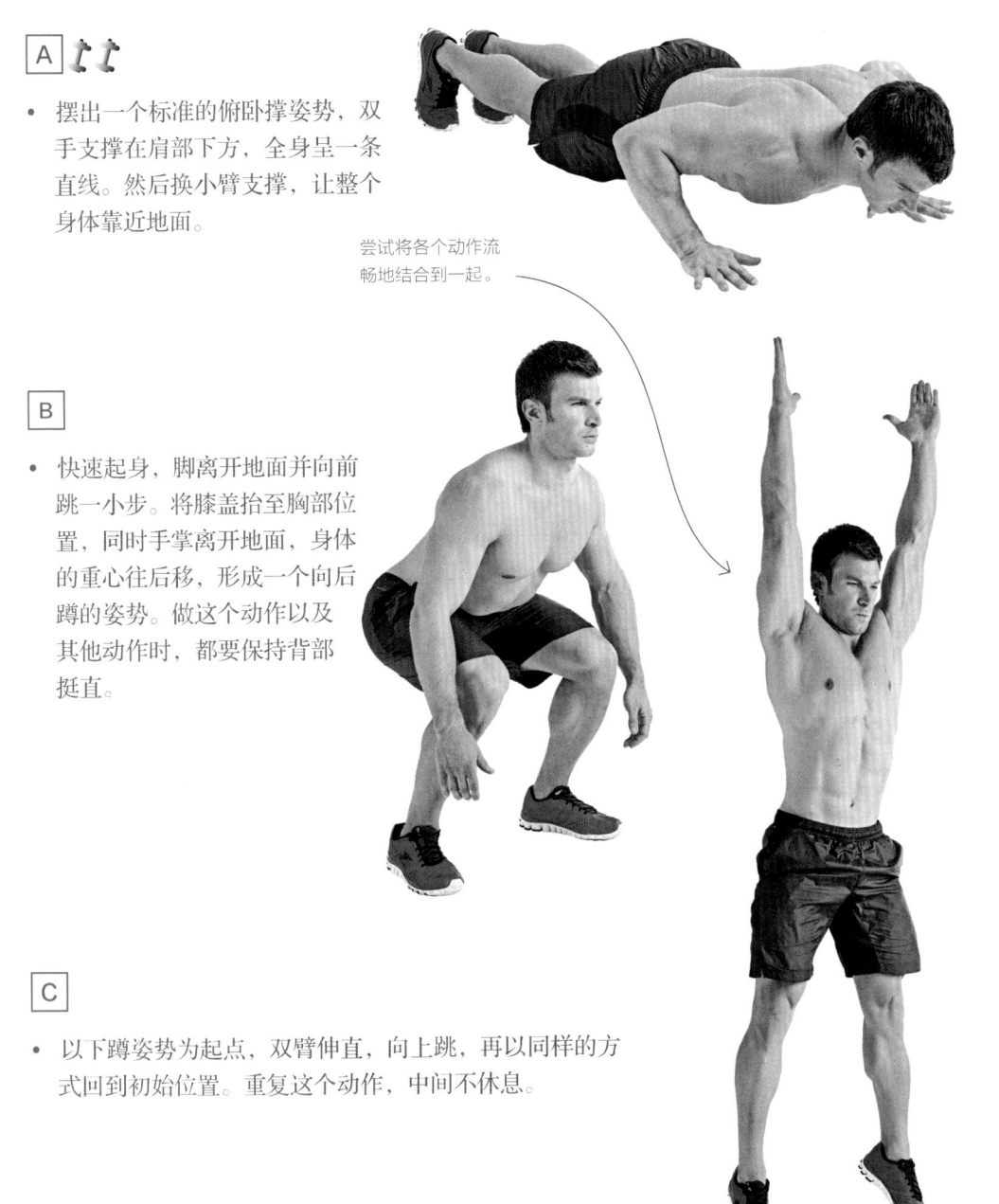

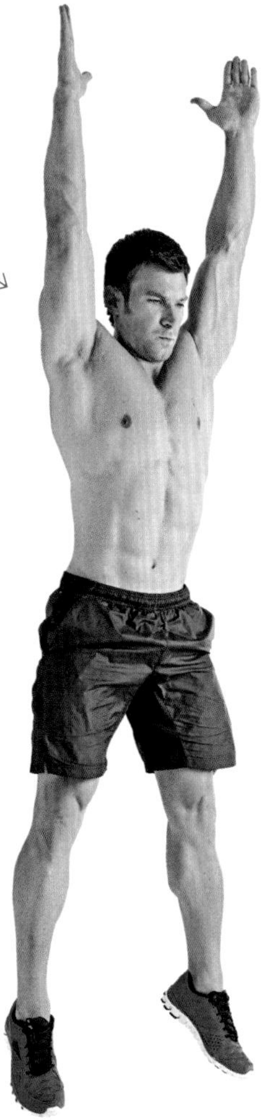

求助，我做不到！

不要用小臂支撑整个身体，或者 / 并且省去向上跳的动作。

仰卧起坐拍腿

训练部位：腹部

A

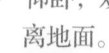

- 仰卧，双手交叉并放在胸前，双腿并拢，然后抬离地面。

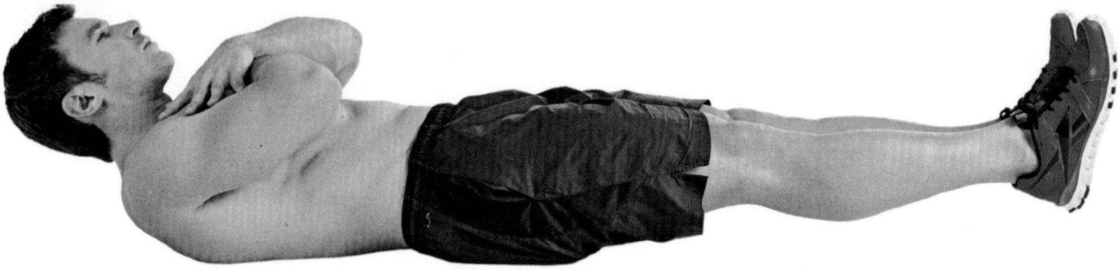

B

- 接着挺直背部，快速坐起，同时将双膝自然地抬至胸部位置，双手拍小腿外侧。回到初始位置，再重复做，肩部不要贴近地面。

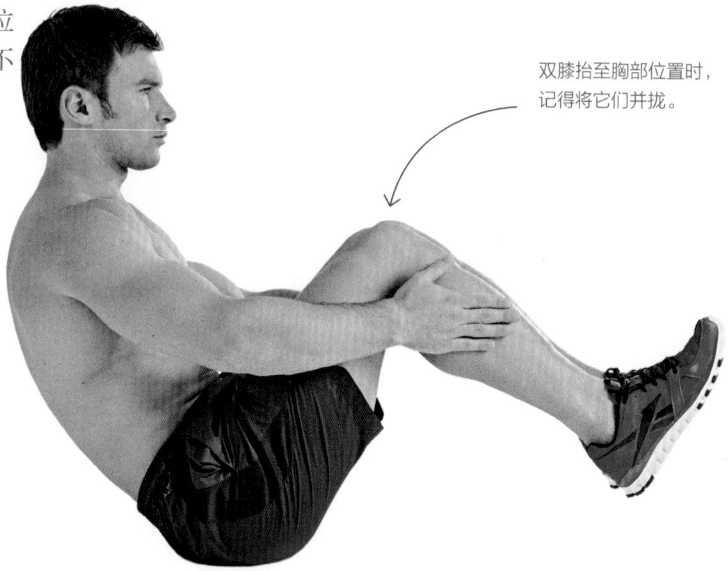

双膝抬至胸部位置时，记得将它们并拢。

求助，我做不到！

中途不时用双手支撑身体，或者平躺着进行不同的伸缩训练，并将双腿不停地伸直和收回。

15 分钟训练 6

这套压缩后的高强度 15 分钟训练适用于所有想要拥有明显肌肉线条的减肥人士。因为含有一部分运动量较大的项目，这套进阶训练不太适合超重量级瘦身者。

适合人群	超重量级	重量级	中量级
入门者			
进阶者			

完成方式		
难度	训练模式	实行
简单	站点训练	每种项目完成 2 组，每组 60 秒。2 组项目 1，2 组项目 2，以此类推。 每组项目之间的休息时间为 30 秒，每种项目之间的休息时间为 45 秒。 活动速度：有节奏地（根据自身的情况每 2~5 秒重复 1 次）
中等	循环训练	依次完成 5 种项目，每种 50 秒，中间不休息（这样为 1 个回合）。 休息 90 秒，然后做第 2 个回合，再休息 90 秒后做第 3 个回合。 活动速度：顺畅地或有节奏地（根据自身的情况每 1~5 秒重复 1 次）
困难	HIIT	每种项目完成 5 组，每组 25 秒。5 组项目 1，5 组项目 2，以此类推。 每组项目之间的休息时间为 10 秒，每种项目之间的休息时间为 30 秒。 活动速度：快速地（在规定的时间内重复尽可能多的次数）

深蹲弹跳

训练部位：全身

A

- 双脚分开，与肩同宽。然后将臀部向后推，膝关节弯曲，直到臀部下沉至与膝盖处于同一水平线上。上身挺直并向前倾，手臂向前伸直，身体绷紧。

B

- 双脚发力，尽全力向上跳，中途将手臂向后摆。
- 轻轻落地，弯膝缓冲。然后马上回到初始位置，开始下一轮重复动作。

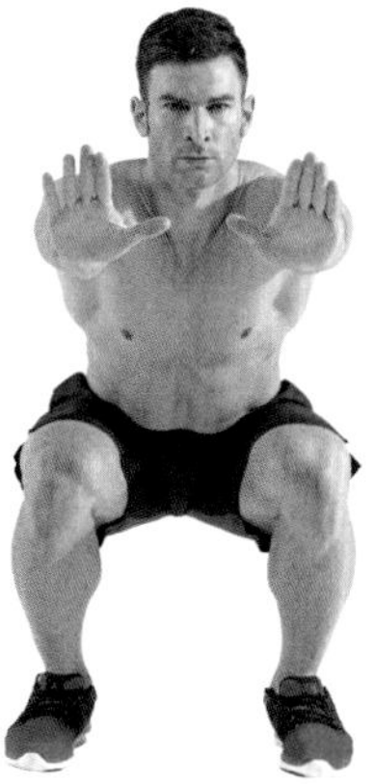

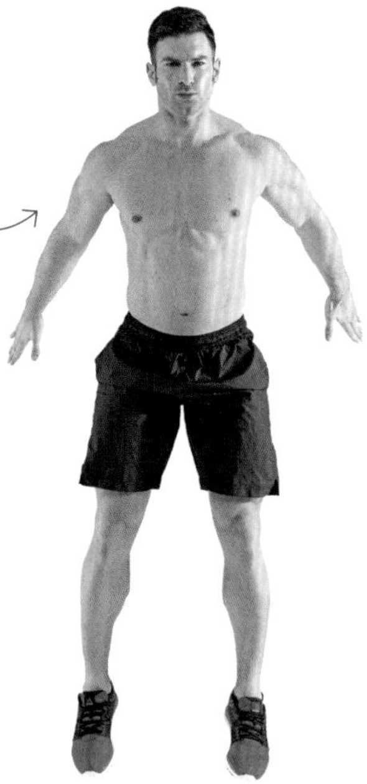

求助，我做不到！

不用跳得太高，小幅度向上跳即可。

弹力俯卧撑

训练部位：胸部、肩部和肱三头肌

A

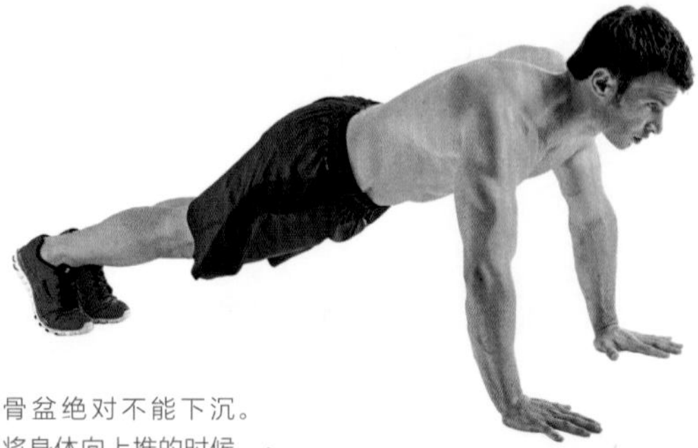

- 摆出一个标准的俯卧撑姿势，双手支撑在肩部下方，全身呈一条直线，手臂弯曲，上身下沉。

骨盆绝对不能下沉。将身体向上推的时候，最好先将臀部往上挺。

B

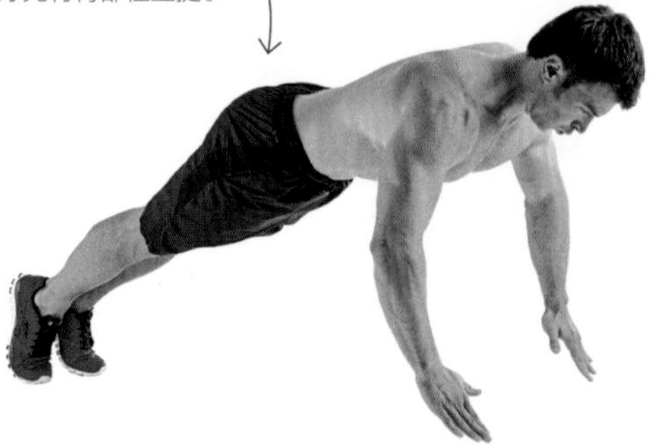

- 然后双手用力将身体推离地面，同时双手离开地面几秒，接着再次支撑地面，双臂弯曲缓冲，然后马上开始下一轮重复动作。

求助，我做不到！

在一开始或者感到累了的时候，跪在地上完成这组动作。

我能做更多！

双手离地后迅速击掌，然后再放回地面。

仰卧起坐出拳

训练部位：腹部和肩部

A

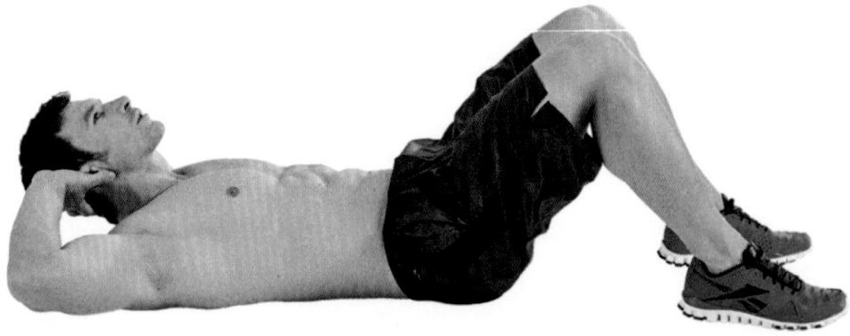

- 仰卧，膝关节弯曲，双脚放在地面上，绷紧肩部与核心，头稍稍抬离地面，双手轻轻地放在脑后。

B

背部始终保持挺直，出拳时身体转动的幅度不要太大。

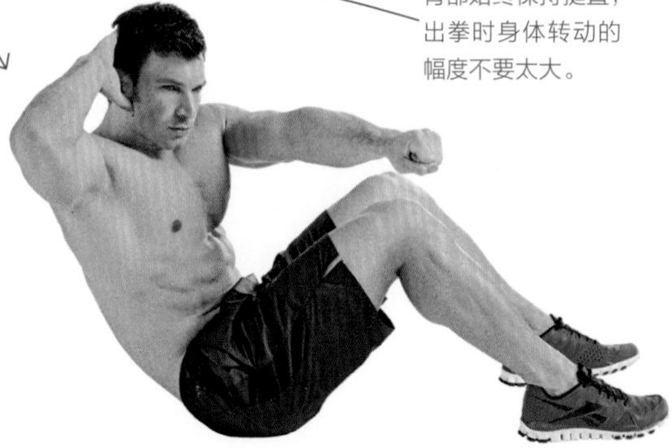

- 背部挺直，上身朝 45 度角方向坐起来，同时左手握拳向右侧出击。
- 回到初始位置，肩部不要完全放下。做下一轮重复动作时，从右往左出拳，然后继续换边做。

求助，我做不到！

将这组动作作为卷腹训练动作。另外，不要将整个上身抬离地面。

伸展 + 后踢组合

训练部位：全身

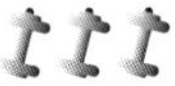

A

- 双脚分开，与肩同宽。身体挺直并绷紧。

B

- 臀部向后推，膝关节弯曲，双手支撑在双脚前方。

尝试将这个训练项目中的所有动作流畅地结合到一起。

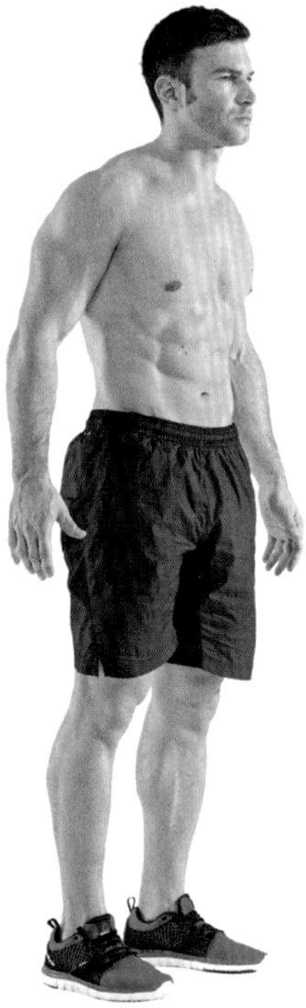

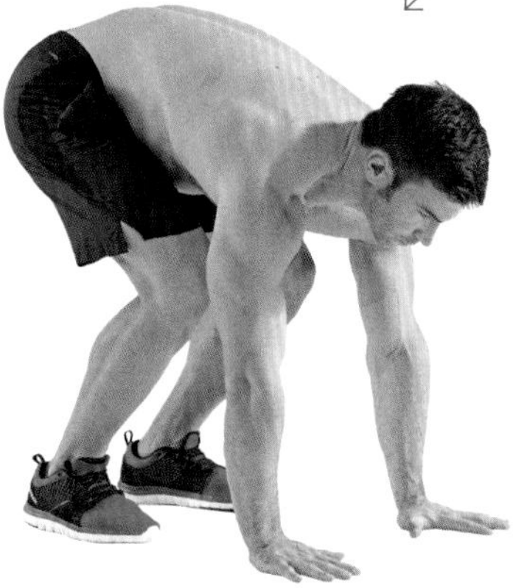

C

- 重心向前落在双手上，然后双脚快速跳离地面，双腿向后上方伸直。
- 回到姿势 B，在双手离开地面之前臀部下沉一些（为了保护背部），然后再次站直，但不要跳起来。
- 马上弯曲膝关节，然后开始下一轮重复动作。

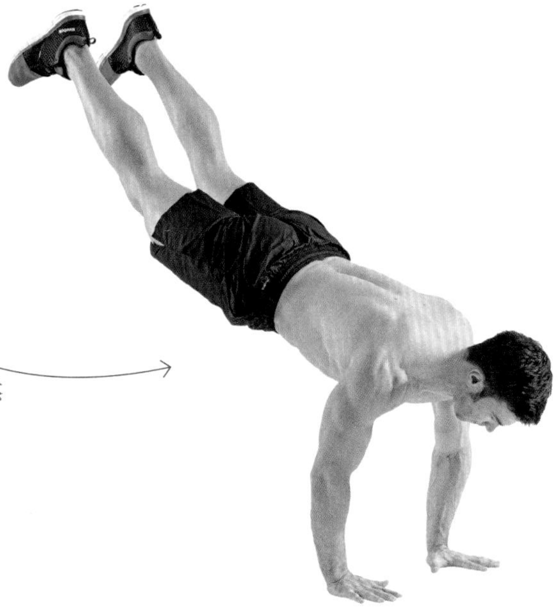

求助，我做不到！

从下蹲姿势开始，只小幅度跳离地面，双腿不要完全向后伸直。

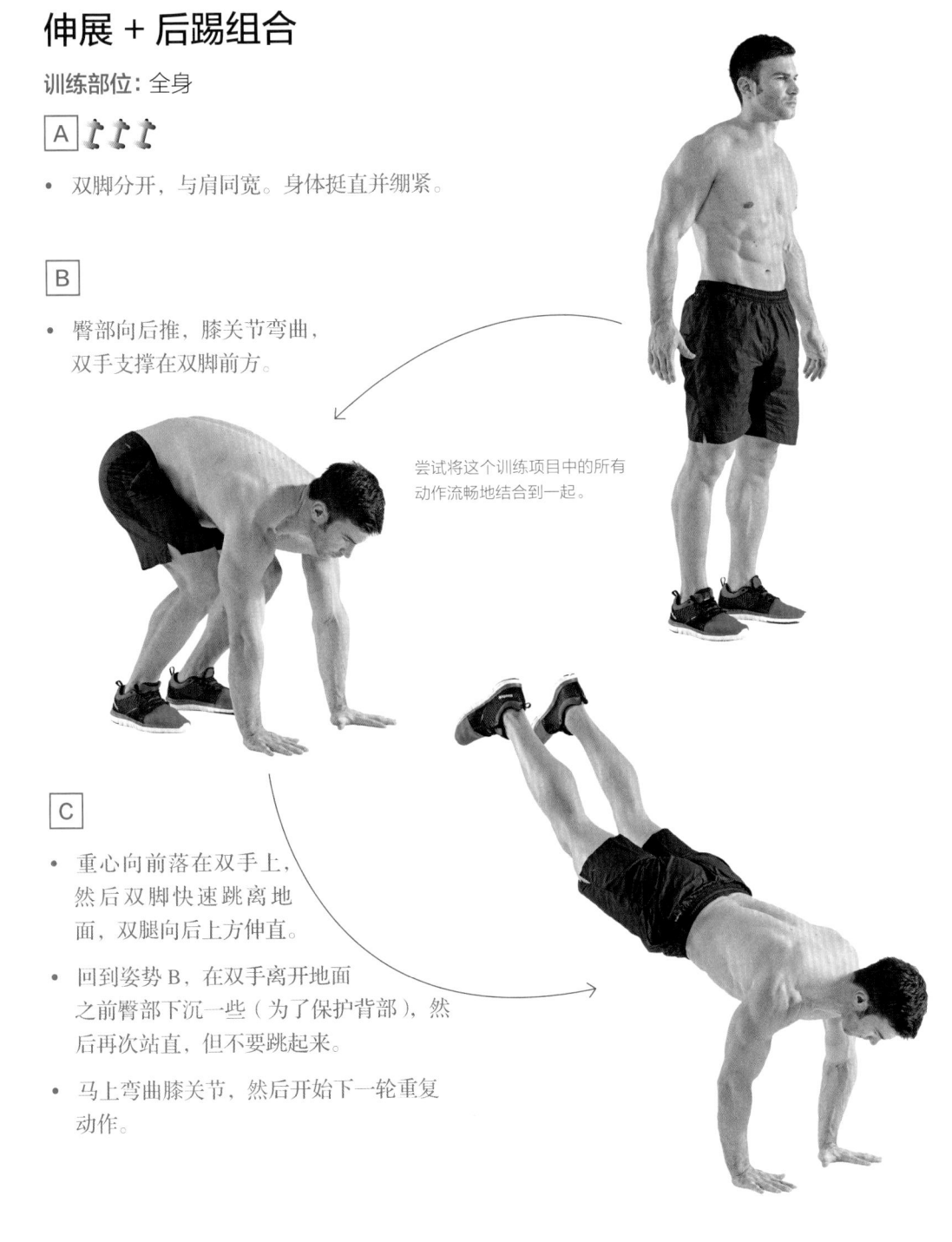

风车

训练部位：核心与肩部

A 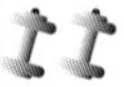

- 双脚分开，与肩同宽。膝关节弯曲，臀部向后推，上身挺直并向前倾。手臂打开至与肩同宽并向下伸展，双手握拳。

B

- 上身向右转，但保持前倾的角度。以左右手为两点拉出一条直线，右臂向上伸直，眼睛看向上举的右手。头与脊椎在一条直线上。左腿的弯曲幅度更大一些，用来帮助转体。保持这个姿势一会儿，然后回到初始位置。
- 马上向左转体，换边重复之前的动作。

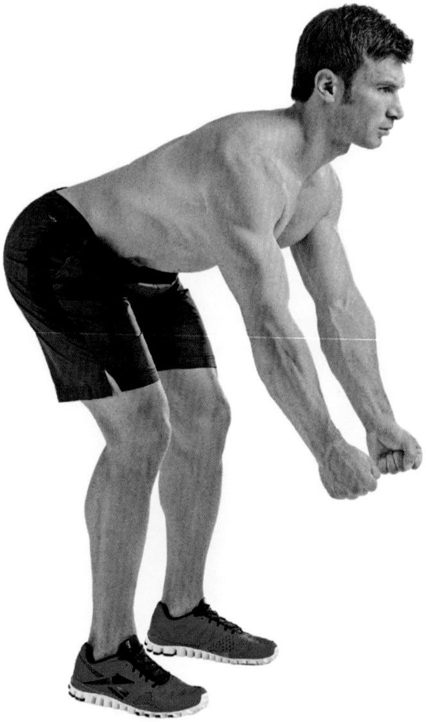

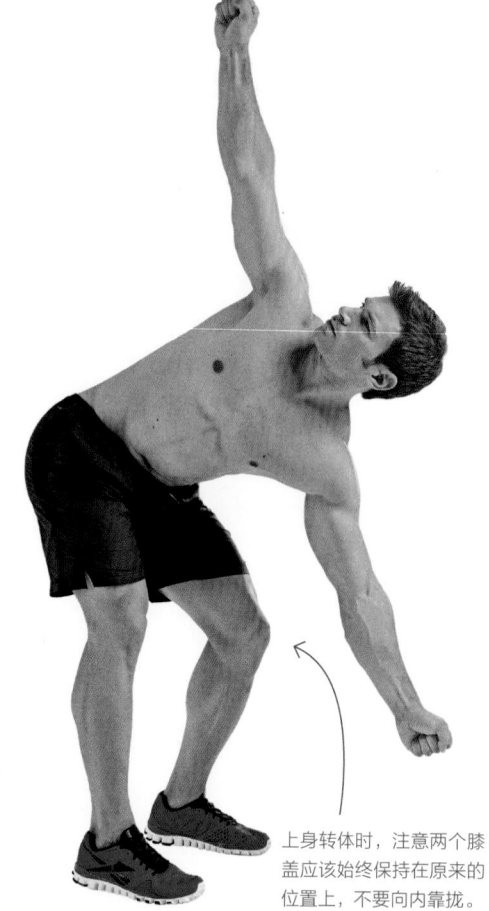

上身转体时，注意两个膝盖应该始终保持在原来的位置上，不要向内靠拢。

求助，我做不到！

中途将身体挺直，或者省去训练中向下伸展双臂的部分，只将双手握拳放在胸前转体即可。

15 分钟训练——支撑 / 悬吊器械篇

在进行自重训练时，我们也可以利用身边的日常物品。在这套训练动作中你将需要可以用来支撑（或倚靠）和悬吊的物品。你总会找到的！

适合人群	超重量级	重量级	中量级
入门者			
进阶者			

完成方式		
难度	训练模式	实行
简单	站点训练	每种项目完成 3 组，每组 40 秒。3 组项目 1，3 组项目 2，以此类推。 每组项目之间的休息时间为 30 秒，每种项目之间的休息时间为 60 秒。 活动速度：有节奏地（根据自身的情况每 2~5 秒重复 1 次），项目 3（靠墙半蹲）除外
中等	循环训练	依次完成 4 种项目，每种 40 秒，中间不休息（这样为 1 个回合）。 休息 90 秒，然后做第 2 个回合，再休息 90 秒后做第 3 个回合。做完后休息 90 秒，再进行第 4 个回合。 活动速度：顺畅地或有节奏地（根据自身的情况每 1~5 秒重复 1 次）
困难	HIIT	每种项目完成 7 组，每组 20 秒。7 组项目 1，7 组项目 2，以此类推。 做 2 次 90 秒的项目 3，中间有 20 秒的休息，其他情况下只做短暂的休息。 每组项目之间的休息时间为 10 秒（除去项目 3），每种项目之间的休息时间为 45 秒。 活动速度：快速地（在规定的时间内重复尽可能多的次数），项目 3 除外

蜘蛛侠式引体向上

训练部位：全身

A

- 双手以大于肩宽的距离正手抓住一根稳定的横杆（可以是游乐场里的一个器械或者一根树干），手臂和肩部绷紧，然后双脚蹬离地面。

B

- 手臂弯曲，向上引体，左肩向左手方向靠拢。下巴至少抬至手的高度。稍作停顿后，慢慢地放下身体。
- 做下一组重复动作时，将身体往右侧提拉，然后再次换边，重复这个动作。

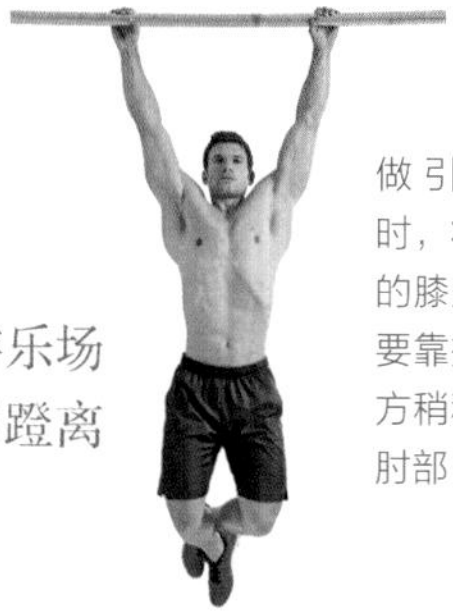

做引体向上时，将相对应的膝盖向肩部要靠拢的那一方稍稍抬高至肘部。

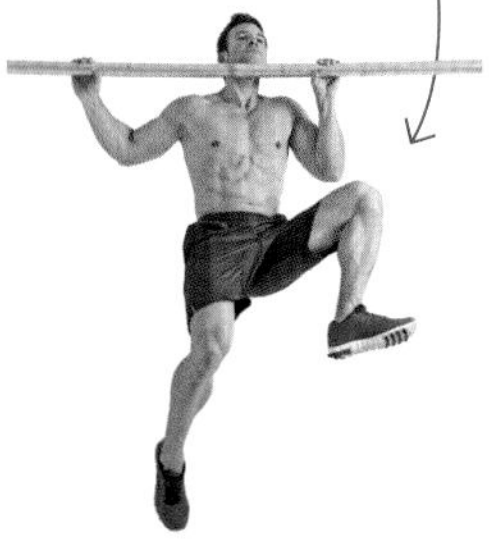

求助，我做不到！

动作过程中，短暂地用脚触地或踩地，或者只做直线引体并同时交替抬高双膝。

靠台阶撑体

训练部位：肱三头肌和肩部

A

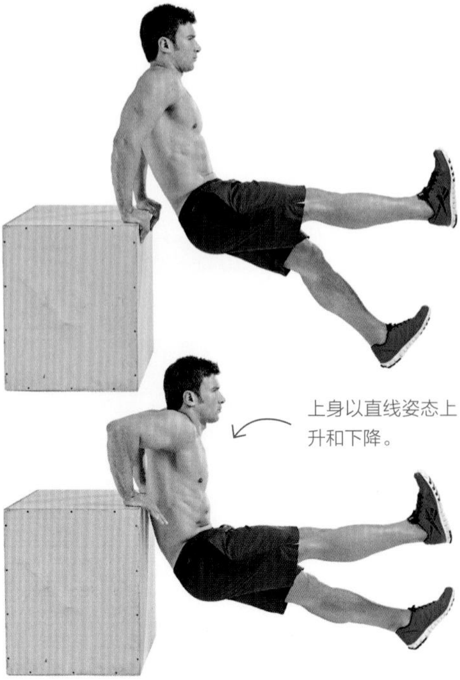

- 寻找一个稳定的台阶状物体（例如椅子、床沿、公园的长椅、墙），背对着它，用双手撑在上面。脚后跟触地，右腿伸直并抬高。

B

- 弯曲手臂，直至上臂呈一水平线。背部挺直。保持这一姿势几秒后，再次回到初始位置。
- 时间过半后换左腿继续做。

求助，我做不到！

双脚着地来完成这个动作，或者 / 并且缩短脚与台阶的距离，膝关节稍稍弯曲。

上身以直线姿态上升和下降。

靠墙半蹲

训练部位：腿部与臀部

完成方式

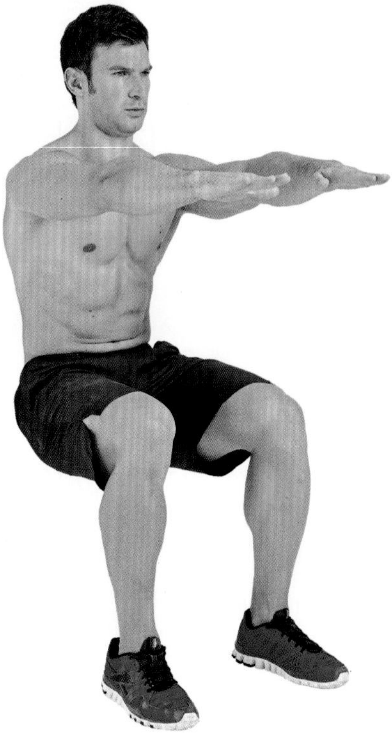

- 背靠墙，上身向下移，直至大腿形成一条水平线。双脚分开，与腰宽同宽。小腿与大腿构成一个直角。上身挺直，双臂向前伸并抬到肩部高度。请保持这个姿势。

背部始终紧贴墙面。

求助，我做不到！

更加简易的方式：中途短暂地起身或者将臀部向上抬一些，也可以将双手撑在大腿上。

吊臂提腿

训练部位： 腹部、肩部和手臂

A

- 双手以大于肩宽的距离抓住一根稳定的横杆，在双脚离开地面前将身体绷紧。

B

- 双腿绷直并向水平方向抬升。保持几秒后，再慢慢地放下双腿。

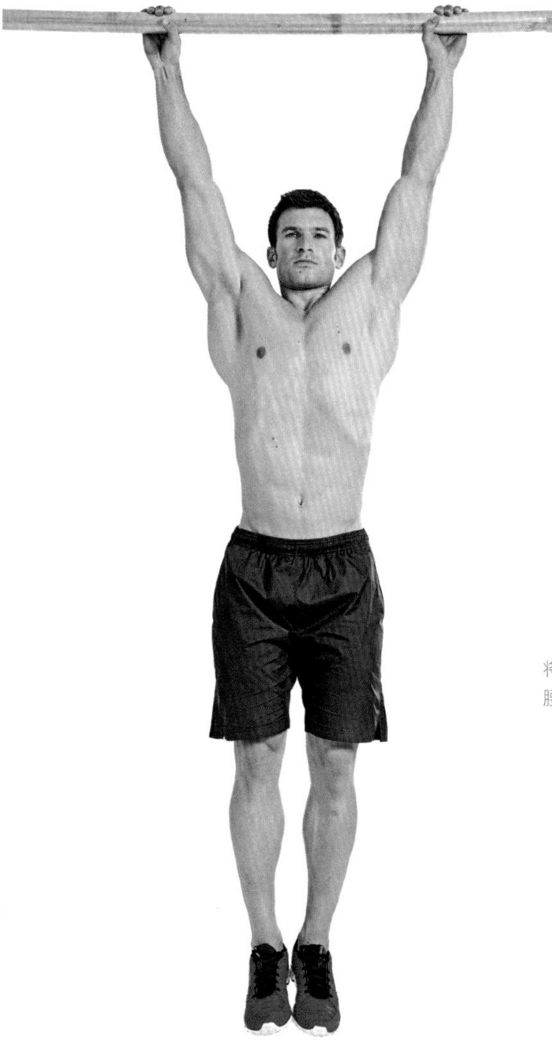

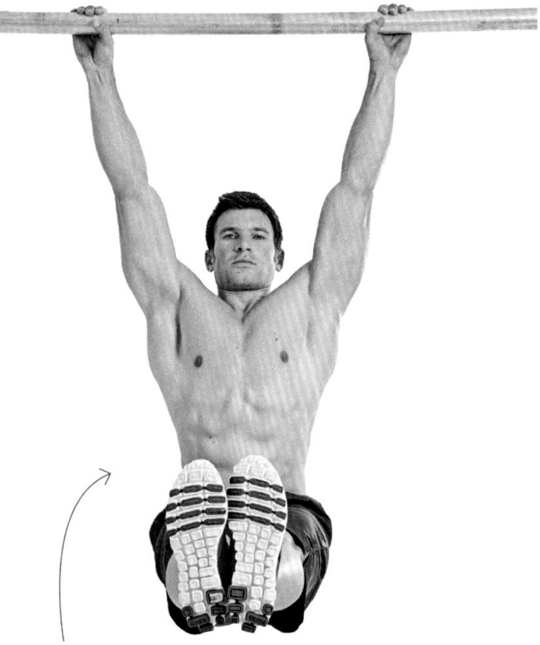

将腿抬高时，腰部稍稍弯曲。

求助，我做不到！

仅仅将膝关节弯曲成直角即可，不用平举双腿。

15 分钟训练——毛巾篇

无论是在家、酒店还是沙滩上，瘦身者们都能找到一个有效的辅助物品来代替器械、绳子或者管子，那就是毛巾。请一定在这套训练中使用它，因为它能根据不同的训练要求来进行调整。

适合人群	超重量级	重量级	中量级
入门者			
进阶者			

完成方式		
难度	训练模式	实行
简单	站点训练	每种项目完成 4 组，每组 30 秒。4 组项目 1，4 组项目 2，以此类推。 每组项目之间的休息时间为 20 秒，每种项目之间的休息时间为 60 秒。 活动速度：有节奏地进行项目 1 和项目 4（根据自身的情况每 2~5 秒重复 1 次），流畅地进行项目 2 和项目 3（每 1~2 秒重复 1 次）
中等	循环训练	依次完成 4 种项目，每种 40 秒，中间不休息（这样为 1 个回合）。 休息 90 秒，然后做第 2 个回合，再休息 90 秒后做第 3 个回合。做完后休息 90 秒，再进行第 4 个回合。 活动速度：有节奏地进行项目 1 和项目 4（根据自身的情况每 2~5 秒重复 1 次），快速地进行项目 2 和项目 3（每秒重复 1 次）
困难	HIIT	每种项目完成 6 组，每组 25 秒。6 组项目 1，6 组项目 2，以此类推。 每组项目之间的休息时间为 10 秒，每种项目之间的休息时间为 45 秒。 活动速度：快速地（在规定的时间内重复尽可能多的次数）

脚尖深蹲压肩

训练部位：全身

A 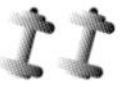

- 双脚分开，与肩同宽。双手抓住毛巾的两端，将其拉直，然后将其置于脑后。脚后跟抬离地面。

B

- 臀部向后推，膝关节弯曲至大腿呈水平状态，同时踮脚并将毛巾举过头顶。背部保持挺直，头与脊椎在一条直线上。
- 稍作停顿后回到初始位置，重复下一组动作。

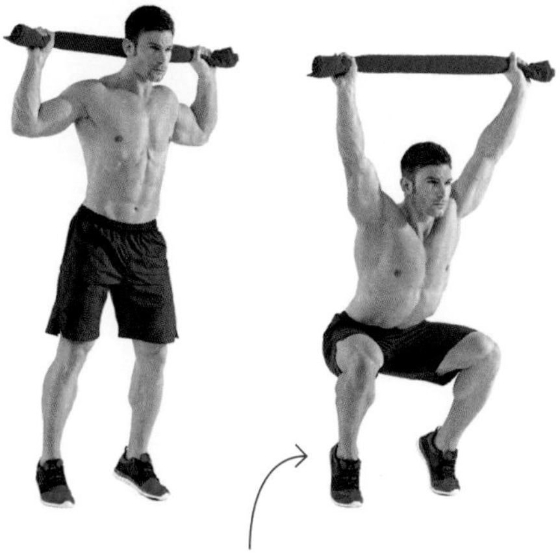

尝试在整组动作中保持踮脚。

求助，我做不到！

3 种简易方式：只稍稍弯曲膝关节；去掉毛巾；或者整只脚着地完成这套动作，只在深蹲时踮脚。

甩毛巾

训练部位： 核心、肩部和手臂

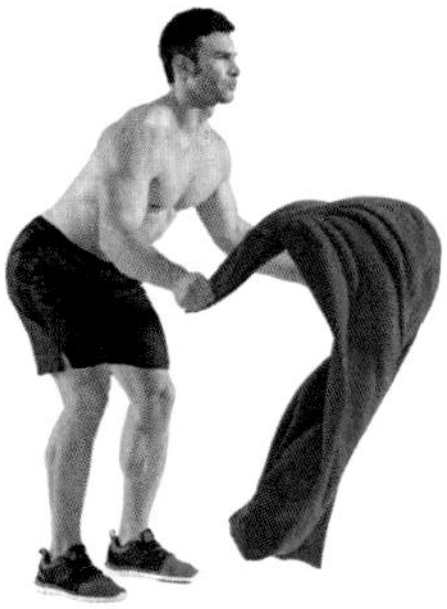

A

- 双脚分开，与肩同宽。双手抓住一条又大又重的毛巾（比如桑拿巾）的两角，两侧小臂保持平行。
- 臀部向后推，膝关节微微弯曲，上身向前倾斜 45 度。
- 绷紧躯干，摆正大臂，向前伸小臂，然后用最大的力量和最快的速度将毛巾甩出去。在这一过程中，将小臂有力地……

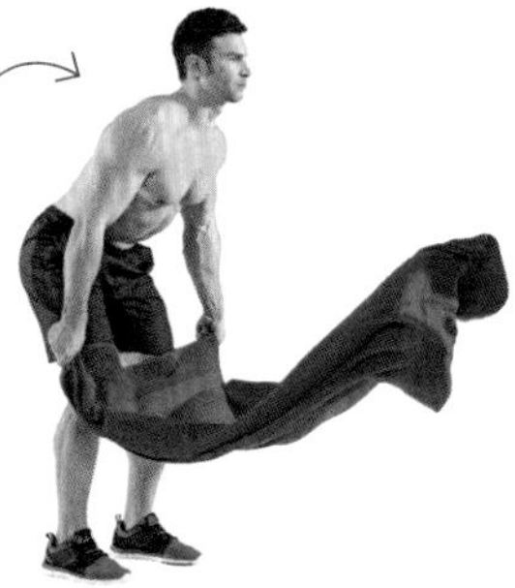

肩部始终向下沉，这样上臂就会保持不动，背部也会形成一条直线。

B

- ……上下摆动，身体的其他部位尽量保持不动，臀部向下沉，背部挺直，双脚紧贴地面。

求助，我做不到！

不要太用力地甩毛巾，或者选择一条轻一点的毛巾。

快速俄罗斯转体

训练部位： 核心

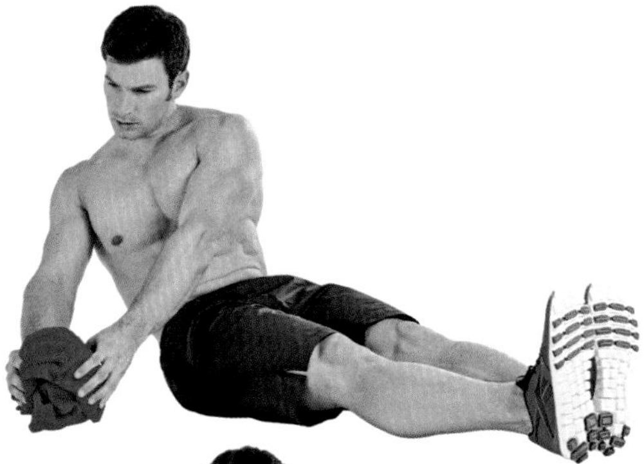

A

- 坐下并将双腿并拢伸直，上身尽可能地向后靠，脚后跟要触碰地面，背部挺直。
- 将毛巾拧成一个球（也可以直接使用一个球或者枕头），手臂向前伸直。
- 躯干迅速转向右侧，用毛巾快速触碰地面 3 次。

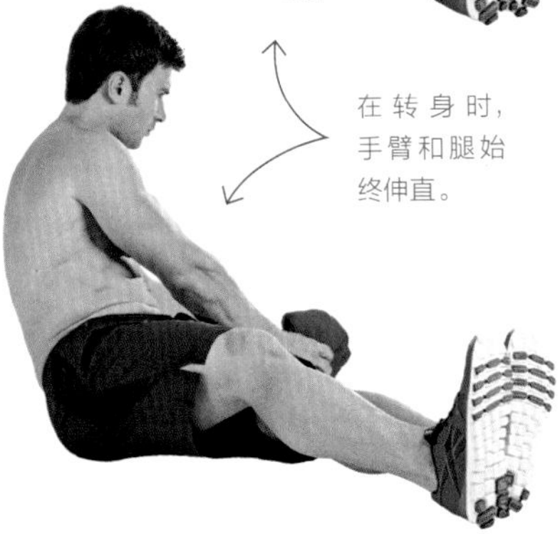

在转身时，手臂和腿始终伸直。

B

- 再迅速转向左侧，重复刚才的动作，然后再次换边做。注意背部始终保持挺直。

求助，我做不到！

将脚抬起来，或者/然后毛巾每次只触碰地面一次。

踢毛巾

训练部位：腿部、臀部与核心

A

- 双手握住一条卷好的毛巾的两端，右脚踩在毛巾的中间，将支撑腿的膝关节微微弯曲。
- 拉扯毛巾，使手臂稍稍伸直，右侧大腿保持在水平位置。

B

- 右侧小腿用力向前蹬，整条腿伸直。
- 将右腿放下，但不着地。在初始位置再次抬右腿，然后进行下一次重复。身体尽量一直保持平衡。
- 下一回合换边继续做。

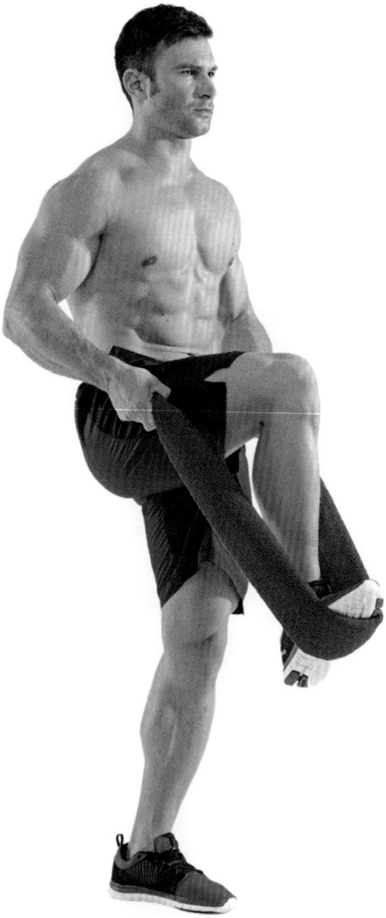

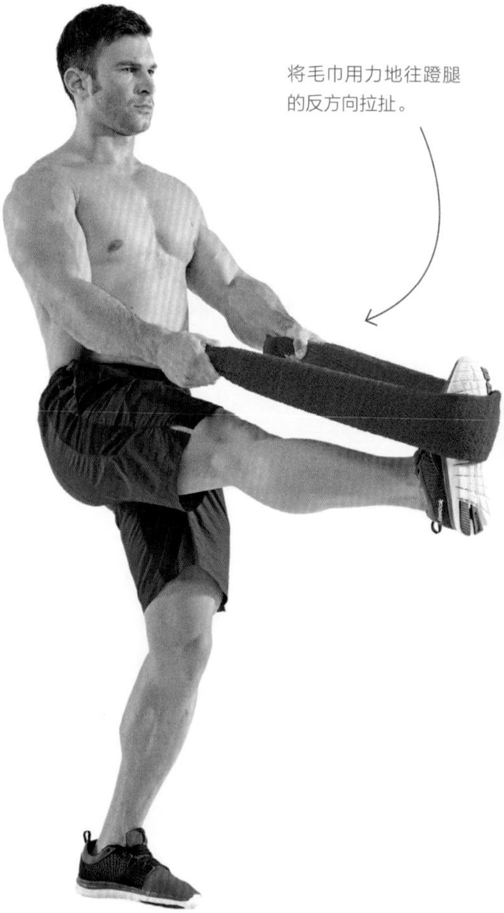

求助，我做不到！

也可以坐在椅子的边缘完成这套动作。

15 分钟训练——高台篇

一张床、一个箱子、一张桌子、一块石头、一把长椅、一堵墙：不管在室内还是室外，你总会找到可以用来支撑或者能踩在上面的物件。太好了！因为接下来的 15 分钟里你的身体就会利用它们来挥洒汗水了！

适合人群	超重量级	重量级	中量级
入门者			
进阶者			

完成方式		
难度	训练模式	实行
简单	站点训练	每种项目完成 3 组，每组 40 秒。3 组项目 1，3 组项目 2，以此类推。 每组项目之间的休息时间为 30 秒，每种项目之间的休息时间为 60 秒。 活动速度：有节奏地［根据自身的情况每 2~5 秒重复 1 次；项目 4（组合项目）除外：每 10 秒重复 1 次］
中等	循环训练	依次完成 4 种项目，每种 40 秒，中间不休息（这样为 1 个回合）。 休息 90 秒，然后做第 2 个回合，再休息 90 秒后做第 3 个回合。做完后休息 90 秒，再进行第 4 个回合。 活动速度：顺畅地或有节奏地（根据自身的情况每 1~5 秒重复 1 次；项目 4 除外：每 10 秒重复 1 次）
困难	HIIT	每种项目完成 7 组，每组 20 秒。7 组项目 1，7 组项目 2，以此类推。 每组项目之间的休息时间为 10 秒，每种项目之间的休息时间为 45 秒。 活动速度：快速地（在规定的时间内重复尽可能多的次数）

俯卧撑 + 跳跃组合

训练部位：全身

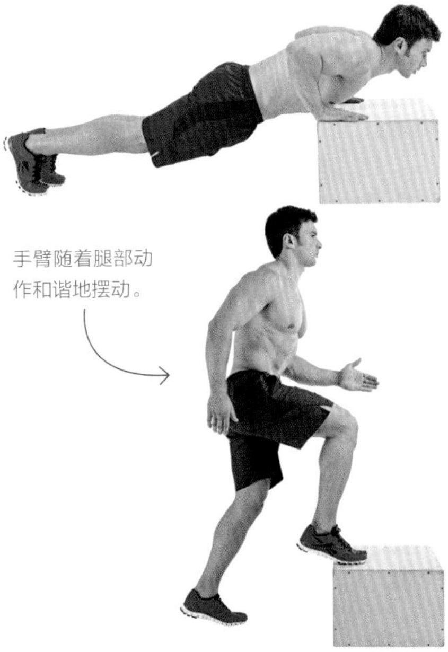

A

- 找一个稳定的高台（比如公园长椅、矮墙或者台阶），双手撑在上面，摆出一个标准的俯卧撑姿势。手臂在肩部正下方，整个身体呈一条直线。
- 手臂弯曲，直至胸部贴近台阶。

B

- 再次支撑起身体，骨盆不要下沉。然后双膝弯曲，向前跳一小步靠近台阶。手松开，身体挺直，然后左右脚交替踩两次台阶。
- 快速回到初始位置，然后重复动作，中间不休息。

求助，我做不到！

省去做俯卧撑的动作。

后撑式空中伸腿

训练部位：全身

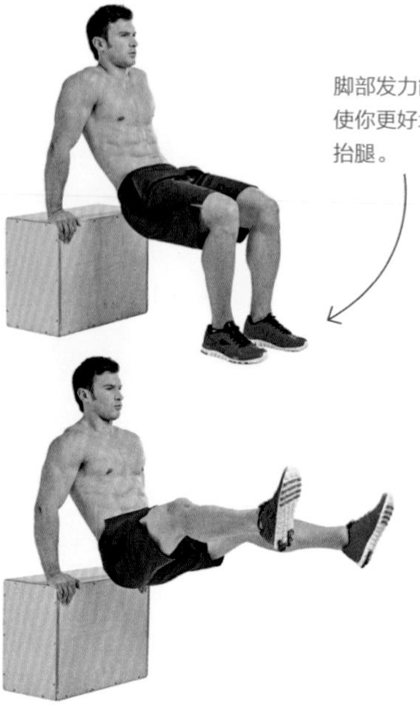

脚部发力能使你更好地抬腿。

A

- 双脚分开，与肩同宽。背对高物，双臂微微弯曲并支撑在高物上，膝关节弯成直角，大腿保持在水平位置。

B

- 双腿离开地面，快速地向空中抬至水平位置，然后迅速返回地面。抬腿时骨盆和上身稍稍往上移，其余时间保持不动。
- 不休息，直接进行下一次重复。

求助，我做不到！

将双腿分开并抬起（反向支撑快速踏步会在第 97 页进行详细解说）。更为简单的是只抬一条腿，而另一侧的脚保持与地面接触。

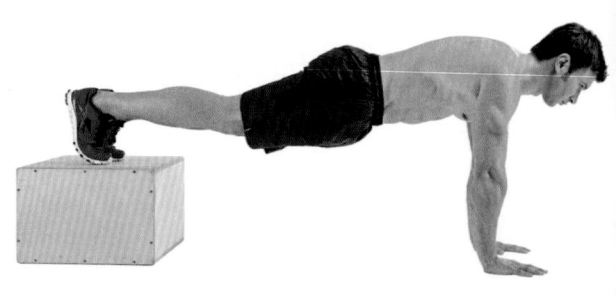

箱式俯卧撑转体

训练部位：全身

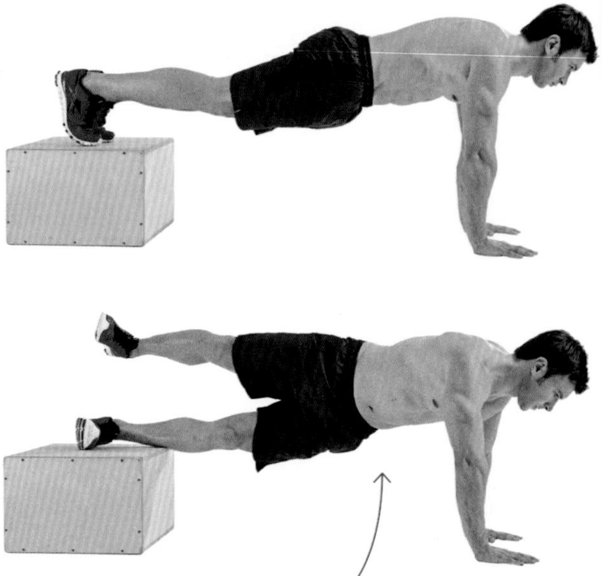

A

- 找一个矮的台阶（或者椅子、床），在台阶前摆出俯卧撑姿势，再将脚放到台阶上。手臂处在肩部正下方，整个身体呈一条直线。

B

- 右腿抬起，核心与臀部向左转，使右腿跨过左腿。左脚转向外侧，骨盆侧向左边。双手保持不动，稍作停顿，再次回到初始位置。然后身体转向另一边，重复这套动作。

转体时保持腰部不动。

求助，我做不到！

转体时不要将腿向另一侧跨过去太多，或者在地面上完成这套动作。

弓步 + 踏步 + 水平支撑组合

训练部位： 全身

A

- 站在一个大概同膝盖一般高的台阶（或者床、公园长椅、石头）前，左脚向后伸，形成弓步姿势。右侧大腿向下压，上身挺直，手臂绷紧并放在胸前。

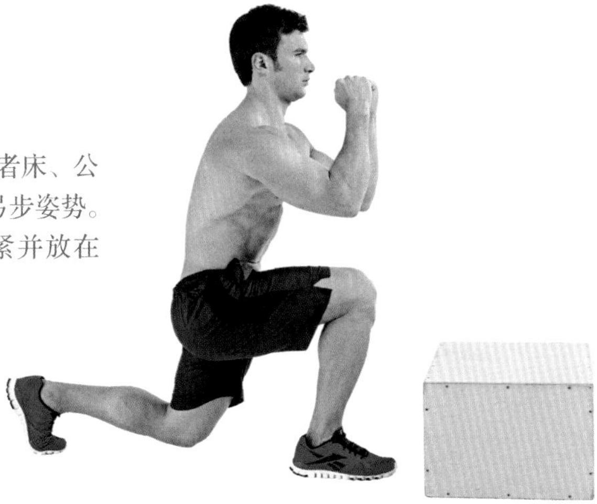

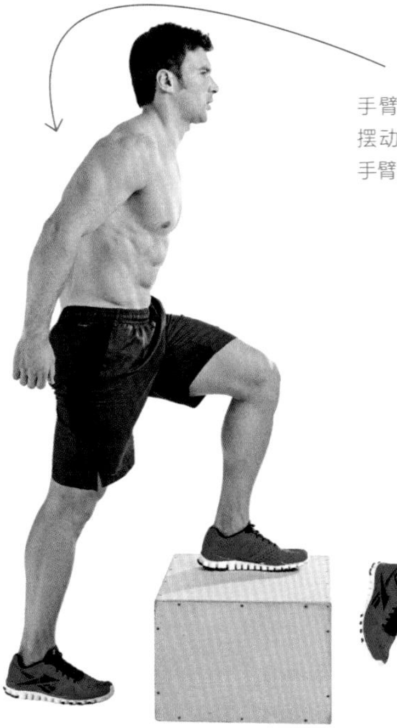

B

- 起身，左腿向前跨到台阶上。

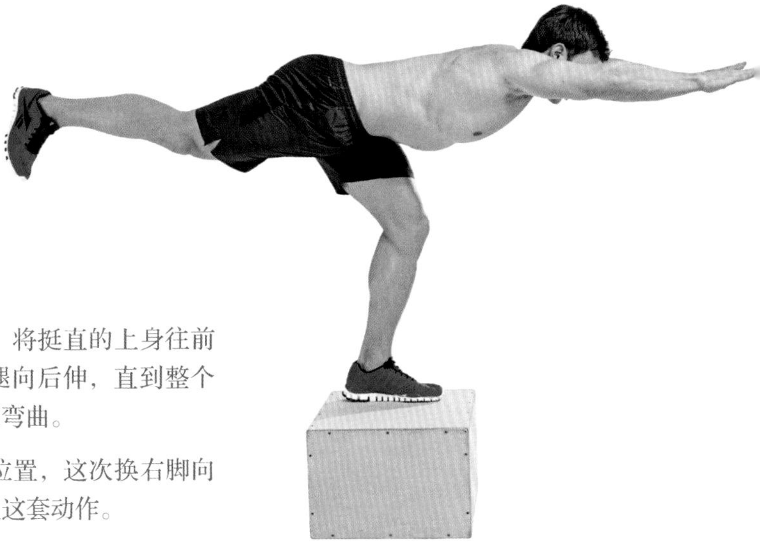

C

- 紧接着左脚站立到台阶上，将挺直的上身往前倾，同时手臂向前伸，右腿向后伸，直到整个身体呈一条直线。左腿稍稍弯曲。
- 稍作停顿，然后回到初始位置，这次换右脚向后伸。然后再次换边，重复这套动作。

求助，我做不到！

在单脚站立时，不需要将另一条腿伸得太直，但至少要将它保持在空中，或者将它尽可能地向后伸。

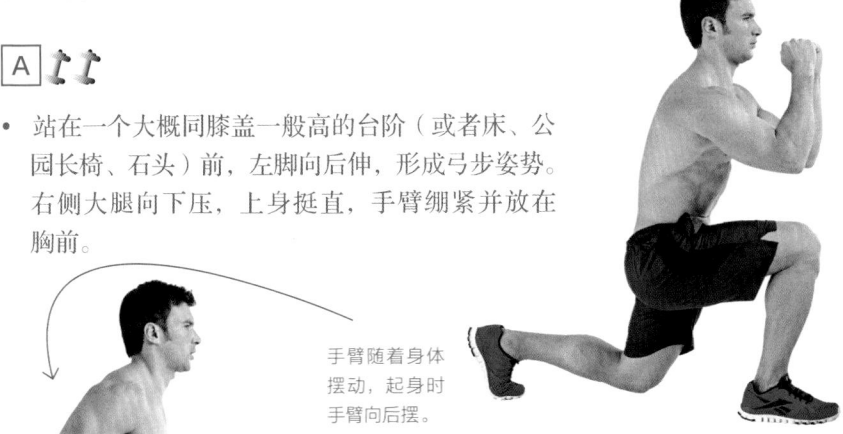

30 分钟训练

这套训练能够被安排在任意一张训练表中。这 30 分钟的训练能让你向自己的理想身材前进一大步。前 3 个训练项目适用于所有人，能让入门者保持对训练的新鲜感；后 3 个训练项目相对来说有些难，它们能让进阶者得到新的刺激。

关于刺激：在训练过程中你可以尝试利用 3 种不同的完成方式去做每一种训练项目，你会惊讶于不同的完成方式能让同一种训练项目变得多么不一样。

对所有没有按照第 4 章中的训练表进行训练的人来说，最好每两天完成一次这套 30 分钟的训练，这样能让身体有一天的休息时间来为下一次的 30 分钟训练做准备（或者中间进行一次小的训练，例如一次 15 分钟的训练）。如果你只能将两次训练安排在相邻两天，那请在第 3 天给自己一个休息时间。

下面的这张表格会告诉你，哪种训练适合哪种体重及体能等级。

30 分钟训练一览表

	超重量级		重量级		中量级	
	入门者	进阶者	入门者	进阶者	入门者	进阶者
训练 1，从第 91 页起						
训练 2，从第 96 页起						
训练 3，从第 101 页起						
训练 4，从第 106 页起						
训练 5，从第 112 页起						
训练 6，从第 117 页起						

30 分钟训练 1

欢迎来到 30 分钟训练团——入门者的体重管理营地！这里对出勤率有强制要求，偷懒是不允许的。另外，团费将在最后以流汗的方式退还给你。

适合人群	超重量级	重量级	中量级
入门者			
进阶者			

完成方式		
难度	训练模式	实行
简单	站点训练	每种项目完成 3 组，每组 60 秒。3 组项目 1，3 组项目 2，以此类推。 每组项目之间的休息时间为 40 秒，每种项目之间的休息时间为 50 秒。 活动速度：有节奏地（根据自身的情况每 2~5 秒重复 1 次，项目 1 每 1~3 秒快速进行 1 次重复）
中等	循环训练	依次完成 6 种项目，每种 45 秒，切换项目时中间不休息（这样为 1 个回合）。 休息 120 秒，然后做第 2 个回合，再休息 120 秒后做第 3 个回合，以此类推，总共 5 个回合。 活动速度：顺畅地或有节奏地（根据自身的情况每 1~5 秒重复 1 次）；项目 1 除外，快速地
困难	HIIT	把两种项目结合在一起，中间不休息，每种项目时长为 40 秒，总共 80 秒：项目 1+ 项目 2、项目 3+ 项目 4、项目 5+ 项目 6。做 5 组项目 1+ 项目 2，接着做 5 组项目 3+ 项目 4，然后做 5 组项目 5+ 项目 6。 每进行完 5 组组合项目之后休息 40 秒。 活动速度：快速地（在规定的时间内重复尽可能多的次数）

展臂开合跳（交叉腿）

训练部位： 全身

A

- 双脚分开得比肩稍宽些站立，手臂抬至肩部的高度并向前伸直，掌心相对并在一起。

B

- 跳起，落地时双脚一个在前，一个在后，双腿交叉站立。手臂张开。
- 跳回原来的姿势，下一回合反方向交叉双腿，然后反复做这个跳跃动作。

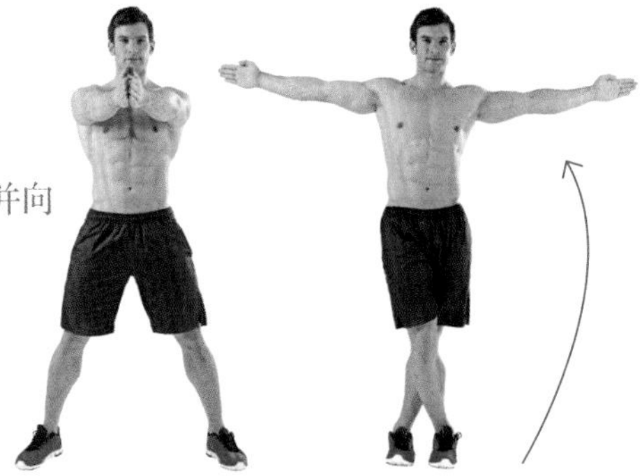

每次跳跃时都将手臂打开至肩部的高度。

求助，我做不到！

仅仅将双腿分开再合拢，不需要交叉。

我能做更多！

在完成这种（和其他所有）方式的开合跳时，将眼睛闭上，这对提升平衡感会起到帮助作用！

侧弓步

训练部位：腿部和臀部

A

- 双脚分开，与肩同宽，双手握拳持在胸前，绷紧躯干。

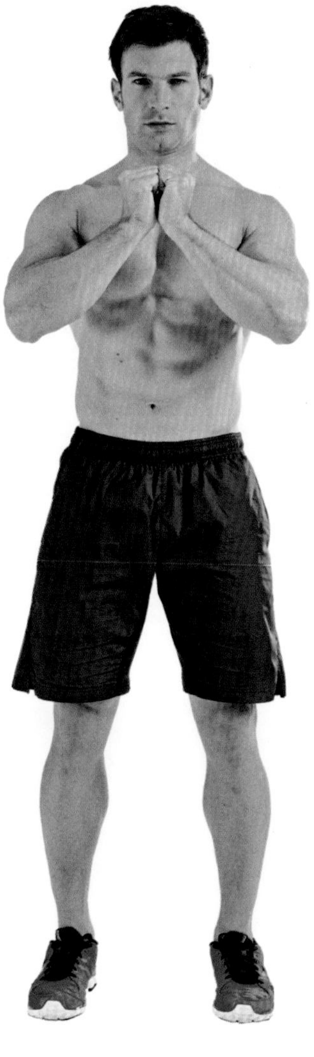

B

- 首先将重心放在右腿上，然后将左腿向旁边跨出一大步。左脚紧贴地面，左侧膝关节弯曲，臀部向后推，上身挺直并稍稍向前倾。右腿伸直。
- 稍作停顿，然后回到初始姿势。接着用右脚跨步，以同样的方式做下一套动作。中间不休息。

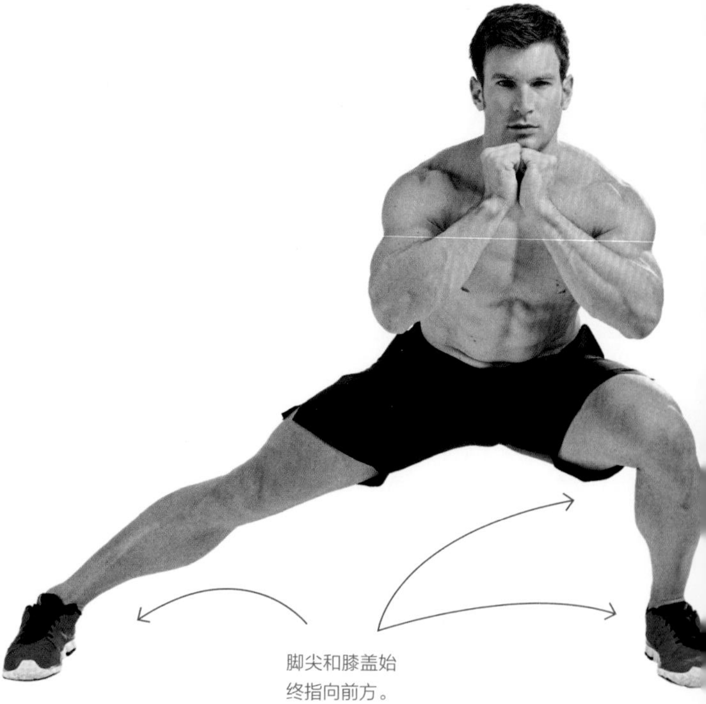

求助，我做不到！

别将脚迈得太远，或者 / 并且不要深蹲。

双手匍匐前进

训练部位：腹部、胸部、肩部和手臂

A

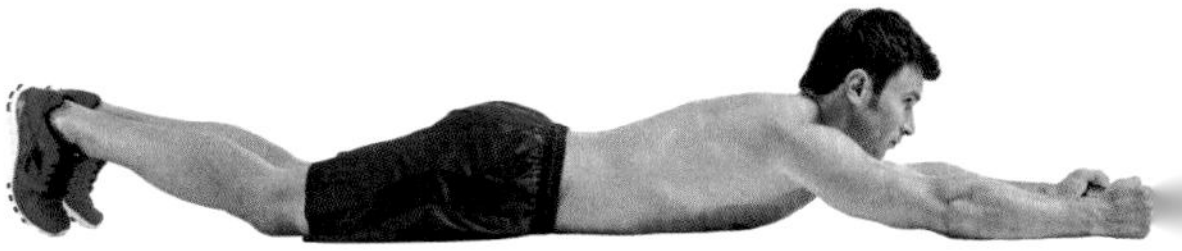

- 俯卧在地面上，双腿伸直，双臂平行举过头顶，双手握拳，同时绷紧核心。

B

将小臂和拳头紧紧贴住地面，使它们支撑身体前进。

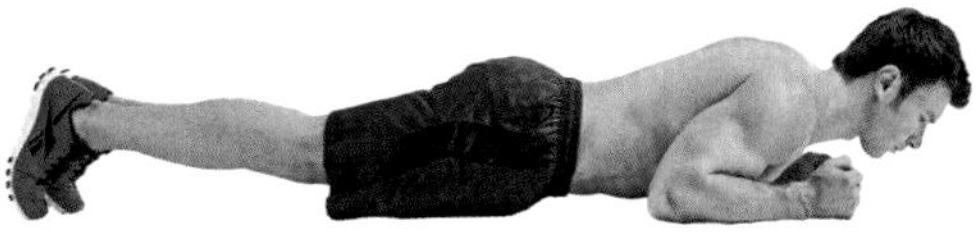

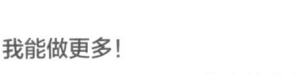

- 利用手臂的力量将身体向前拉，肘部始终靠近身体。
- 手臂伸直，然后再次向前拉身体，就这样在房间里来回前进。在较光滑的地面上时，手臂不要伸出太远。

求助，我做不到！

不要将手臂完全伸直，而是利用肘部来支撑身体，并且小步向前行进。另外，在地毯上做这套动作会比在地板上轻松得多。

我能做更多！

尝试每次只用一只手将身体往前拉。

仰卧弯膝提腰

训练部位：腹部

A

- 仰卧，双腿抬起，膝关节呈 90 度。双手放在身体两旁。

求助，我做不到！

将双腿向上伸直，并利用双腿的力量收腹，不过要放慢下落的速度。

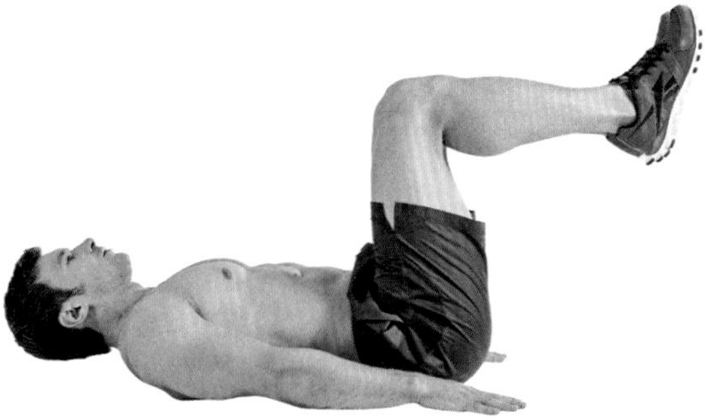

B

- 收腹时双手压向地面，双膝向上推，使腰部尽量离开地面。保持这个姿势几秒后，回到初始姿势，臀部不要全部紧贴地面，然后再次抬起腰部。

尝试放慢下落的速度。

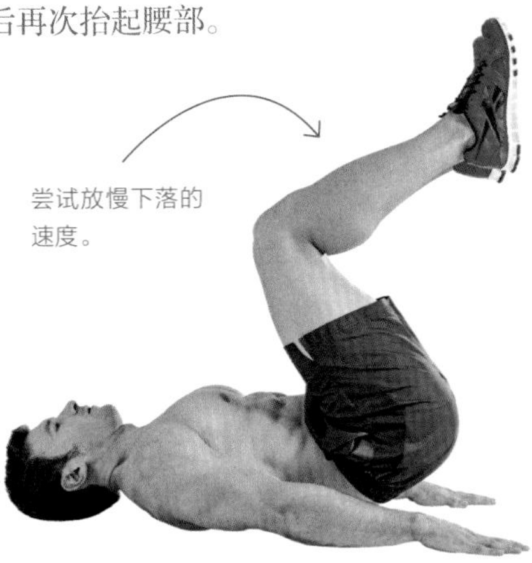

空中脚踏车

训练部位： 腹部

A

- 仰卧，双腿离地并伸直。双手放在头部两侧，绷紧腹部，然后收回右膝，同时将核心朝右侧旋转，使左侧肘关节靠近右膝。

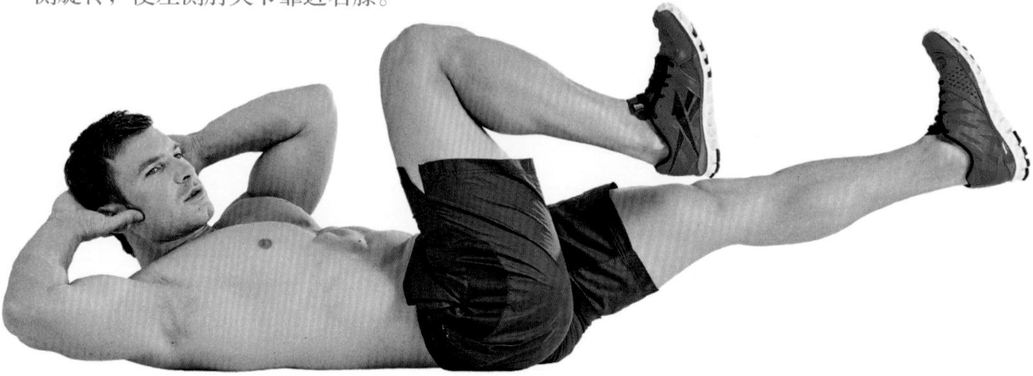

B

- 将右腿伸直，同时收回左膝，核心朝左转，然后马上向右侧转去，中间不休息。在做整套动作时，肩部和腿不要放下来。

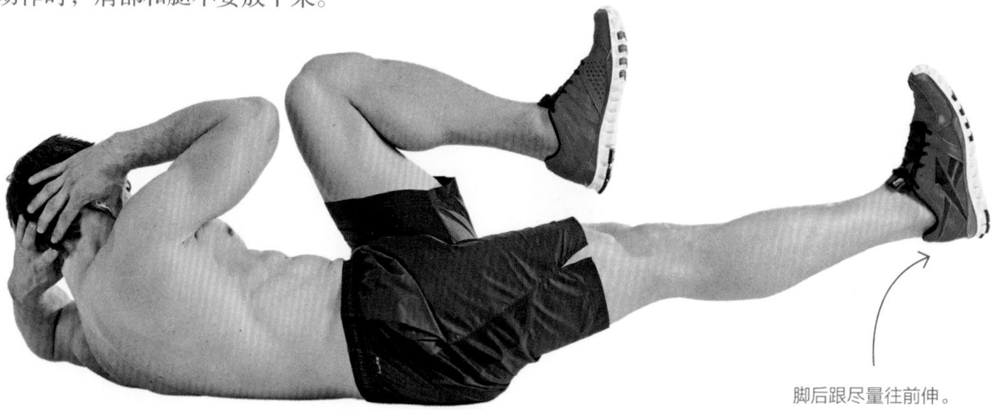

求助，我做不到！

将双手放在胸部上，或者中途将腿放下。

前倾展臂

训练部位：核心、背部与肩部

A

- 双脚分开，与肩同宽。臀部向后推，同时微微弯曲膝关节，上身向前倾斜 45 度。双手抱拳，手臂向前伸直。肩部下沉，绷紧核心、手臂和肩部。

B

- 将双臂向外侧展开至肩部高度，上身保持不动。当双臂展开成一条直线时，将肩部再次绷紧，然后将双臂放下至初始位置。

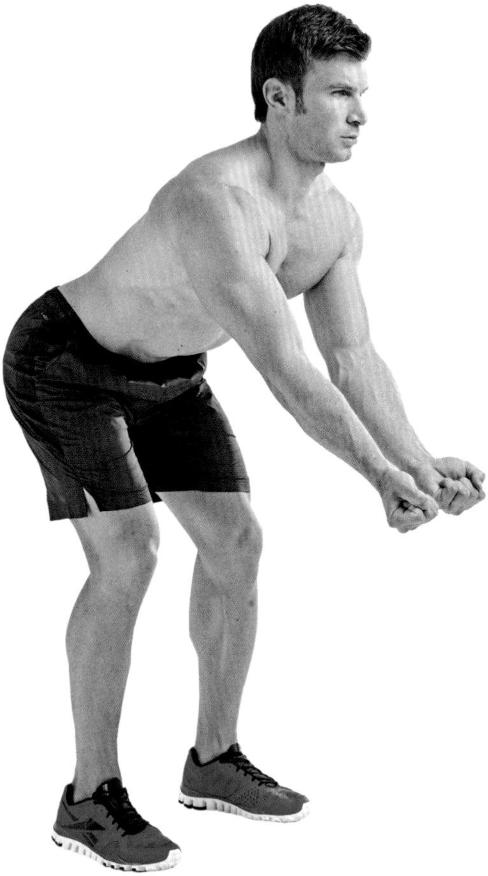

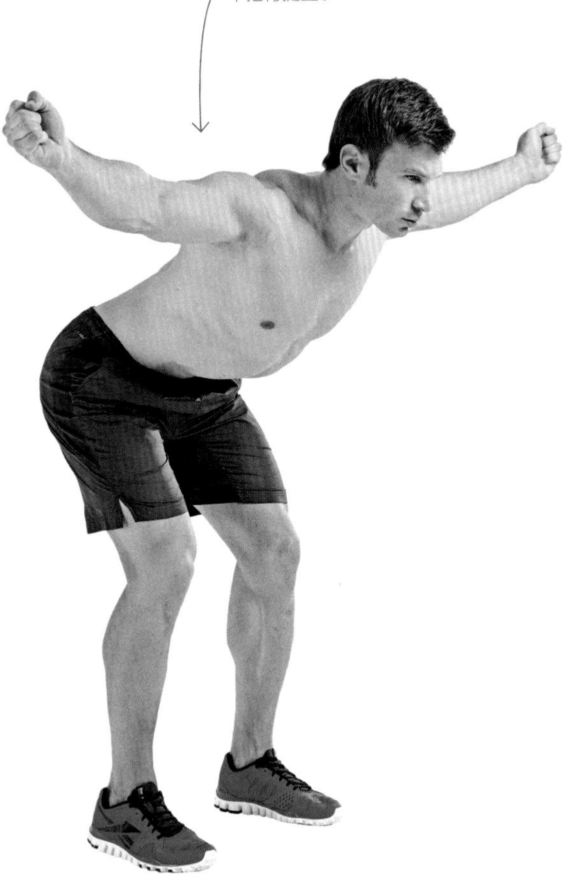

求助，我做不到！

身体不要过于前倾。

我能做更多！

利用一只脚来完成这套动作或者 / 并且负重，例如背两个灌满水的 0.5 升的饮料瓶。

30 分钟训练 2

这套 30 分钟的训练对于入门者来说也非常有价值，因为仅仅依靠大量的支撑训练，你就能有效地锻炼核心部位。啊！阿多尼斯（希腊神话中爱神阿弗洛狄忒爱恋的美少年）的身体！

适合人群	超重量级	重量级	中量级
入门者			
进阶者			

完成方式		
难度	训练模式	实行
简单	站点训练	每种项目完成 3 组，每组 50 秒。3 组项目 1，3 组项目 2，以此类推。 每组项目之间的休息时间为 40 秒，每种项目之间的休息时间为 40 秒。 活动速度：有节奏地（根据自身的情况每 2~5 秒重复 1 次，项目 3 每 1~2 秒重复 1 次）；项目 5 除外，缓慢地
中等	循环训练	依次完成 7 种项目，每种 40 秒，切换项目时中间不休息（这样为 1 个回合）。 休息 100 秒，然后做第 2 个回合，再休息 100 秒后做第 3 个回合，以此类推，总共 5 个回合。 活动速度：顺畅地或有节奏地（根据自身的情况每 1~5 秒重复 1 次，项目 3 每秒重复 1 次）；项目 5 除外，缓慢地
困难	HIIT	每种项目完成 7 组，每组 20 秒。7 组项目 1，7 组项目 2，以此类推。 每组项目之间的休息时间为 10 秒，每种项目之间的休息时间为 60 秒。 活动速度：快速地（在规定的时间内重复尽可能多的次数）；项目 5 除外，缓慢地

跳跃劈柴

训练部位：全身

A

- 双脚分开，以肩部两倍的宽度站立。脚尖略微偏向外侧，臀部向后推，膝关节弯曲至上身向前倾斜 45 度。在整个动作过程中，保持背部挺直。
- 十指交叉，双臂伸直并垂放在两腿之间，全身绷紧。

B

- 尽可能往上跳，同时将双臂向上甩。
- 落地时再次将手臂向双腿之间垂落，就好像你在用斧头劈柴一样。落地时背部不要拱起，而是利用后推臀部和弯曲膝关节的动作来缓冲。
- 不休息，直接进行下一次重复。

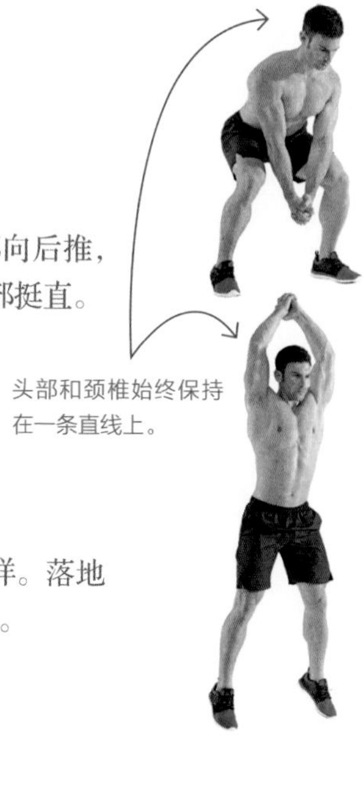

求助，我做不到！

不要跳得太高。

反向支撑快速踏步

训练部位：全身

A 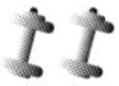

- 坐在地上，双手支撑在身体两侧，然后将腰部挺起，左腿抬起并伸直。

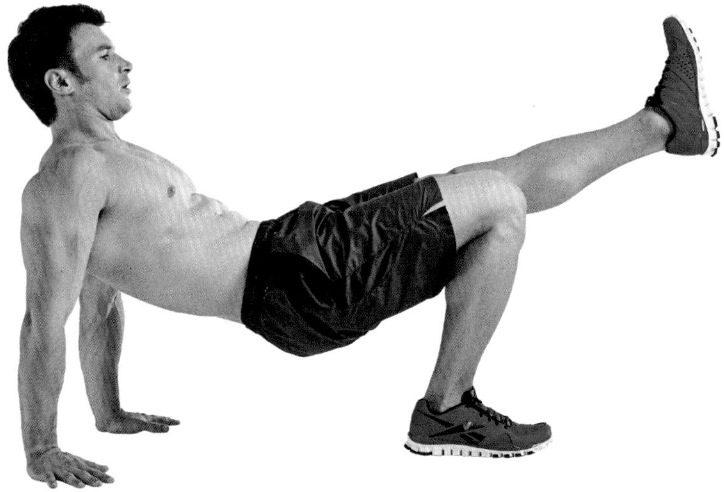

B

- 现在将右腿抬离地面并快速伸直，同时弯曲左腿，左脚着地。换腿时有 1~2 秒的时间双腿都在空中。
- 用力且无间歇地重复这套动作。

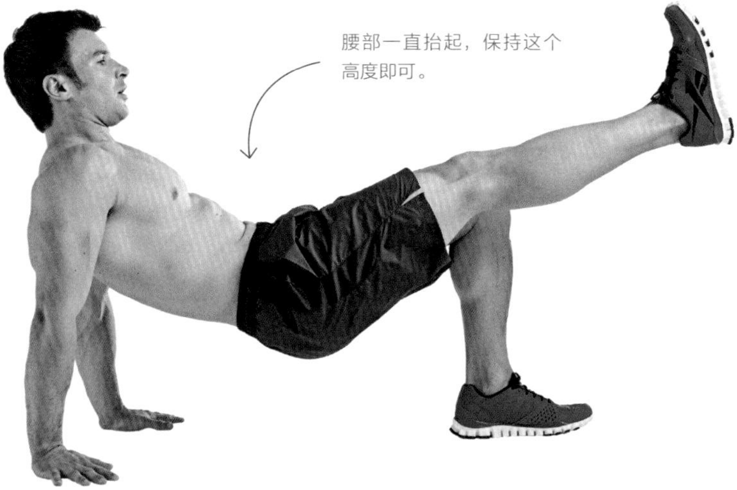

求助，我做不到！

放慢抬腿的速度，延长另一只脚放在地面上的时间。

爬行前进

训练部位：全身

A

- 跪在地上，上身前倾，双手支撑在地上，将臀部抬起，使膝盖离开地面。
- 想象自己四肢着地在房间里活动：左手和右脚同时向前迈步……

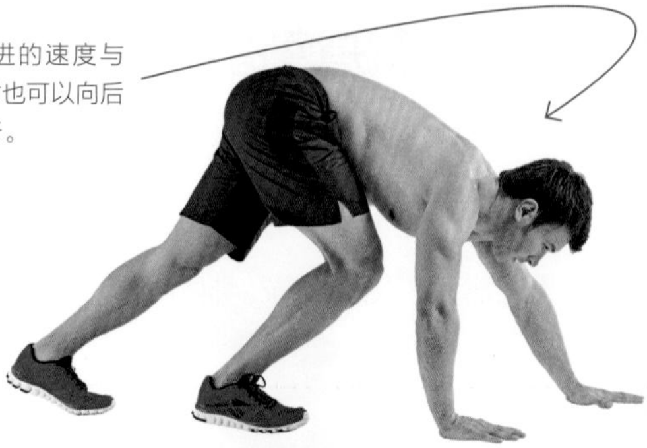
自己调整前进的速度与幅度，时不时也可以向后或向两旁爬行。

B

- ……然后再将右手和左脚一起向前迈，以这种方式前进，膝盖不要着地。

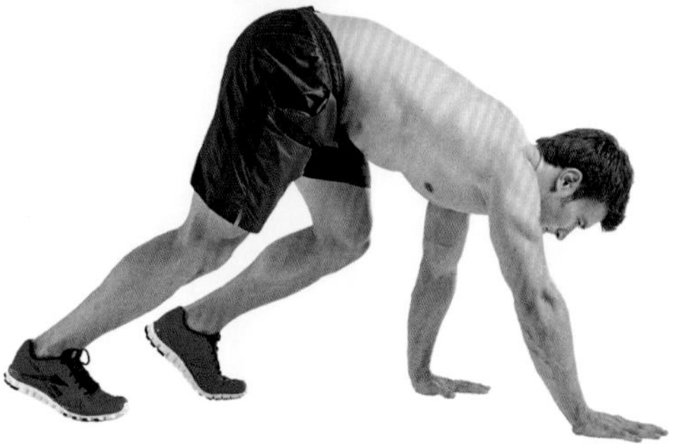

求助，我做不到！

时不时屈膝。

我能做更多！

只用一只脚来爬行，另一只脚悬在空中。

弓步高踢腿

训练部位：腿部、臀部与核心

A

- 右脚向后跨一大步做弓步，使左侧大腿呈一水平线，右膝靠近地面，但不接触。上身挺直，双手握拳置于身体前方。

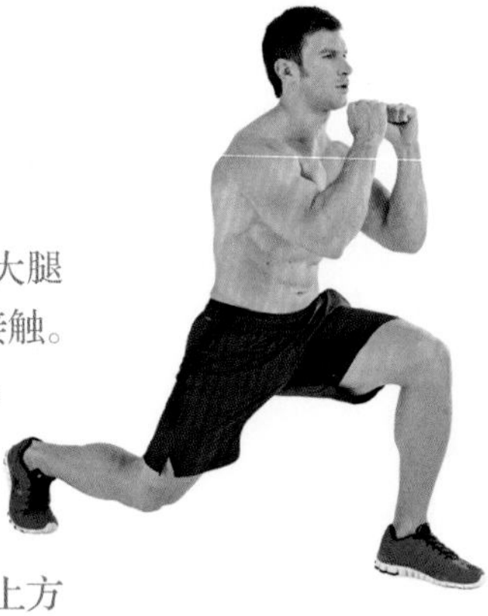

B

- 起身，收回右脚并将其用力地向前上方踢。上身尽量保持不动，背部挺直。然后快速地将腿收回至原来的位置。
- 下一回合换边做。若训练数量为奇数，在训练过半后换边。

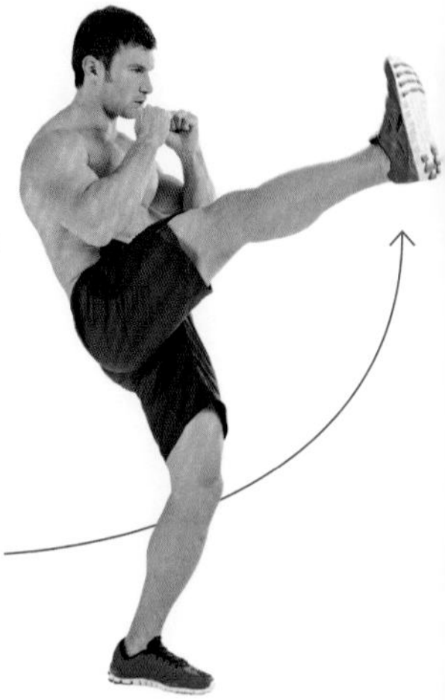
腿至少抬至胸部高度。

求助，我做不到！

只将膝盖抬起，不要踢腿，或者仅仅将腿伸直。

相扑深蹲提臀

训练部位： 腿部、臀部与核心

A

- 双脚分开，比肩稍宽。脚尖略微偏向外侧，臀部向后推，接着保持背部挺直，膝关节弯曲至蹲姿。膝盖与脚尖指向相同的方向，手臂在膝盖内侧伸直，手放在脚背上，眼睛看向前方。

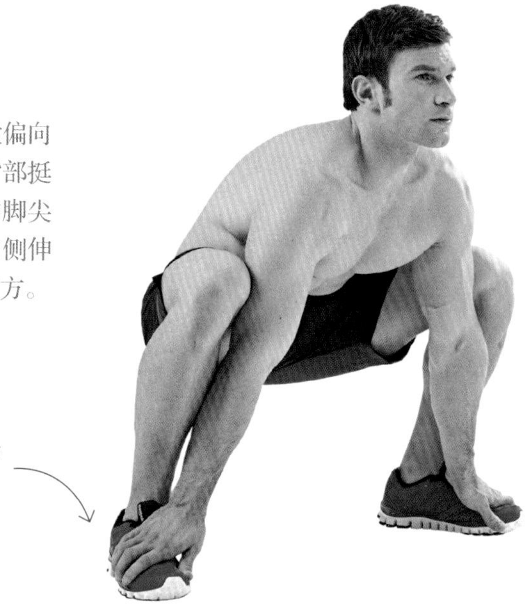

B

- 双腿慢慢伸直，双手放在脚背上。上身向前下方弯曲，目光转向地面。当感受到腿部被拉伸时，再次回到初始姿势。
- 对活动速度的建议：进行这个训练项目时，每组的时长为 5 秒（2 秒起身，1 秒拉伸，2 秒蹲下）。

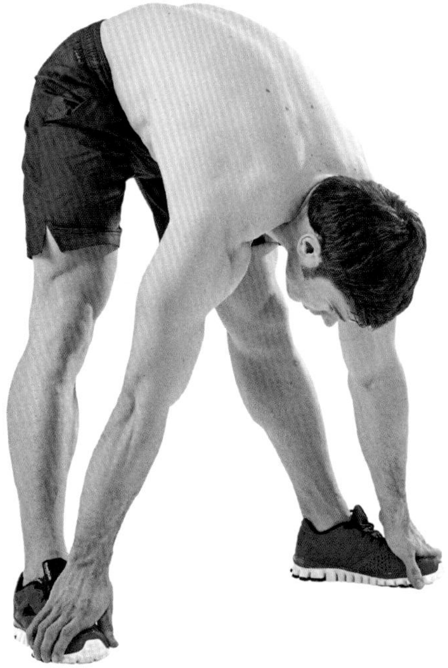

求助，我做不到！

在开始的时候稍稍屈膝。

平板支撑对角碰膝

训练部位：全身

A

- 摆出一个标准的平板支撑姿势，肘部位于肩部正下方，全身呈一条直线。

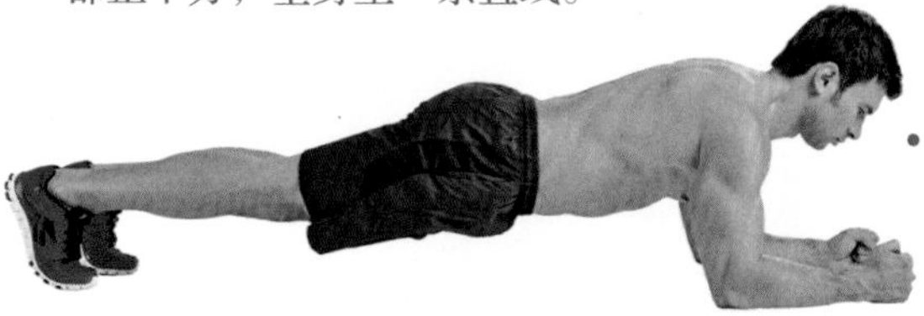

B

- 抬起左腿和右臂，且与地面平行。将核心弯曲，然后用右肘去触碰左膝。稍作停顿，然后再次回到初始姿势，换边做下一组动作。
- 然后再换边重复做。

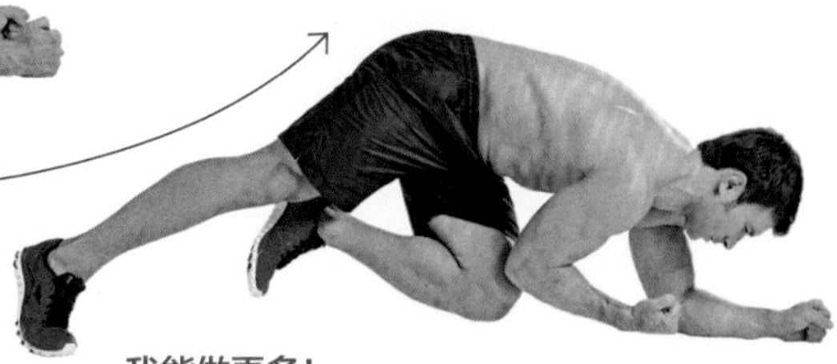
为了做碰膝动作，
可将臀部稍微向上
抬起一点儿。

求助，我做不到！

只将膝盖抬至胸前位置，手臂保持不动。

我能做更多！

换成俯卧撑姿势完成这套动作。

跪姿转体

训练部位：全身

A

- 跪在地上，双手支撑在肩部下方，大腿与腰部以直角姿态摆放。
- 左膝离开地面。

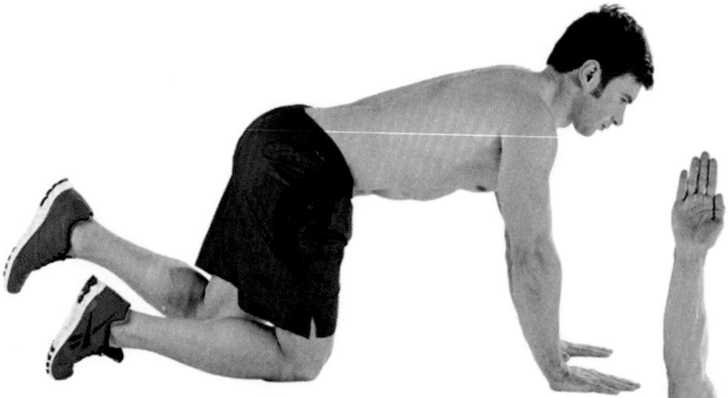

B

- 上身转向右侧，右臂向上伸直，同时也将左腿伸直，将脚掌尽量向后伸。保持这个姿势一段时间，膝盖不要放下。
- 下一回合换边做。若训练数量为奇数，在时间过半后换边做。

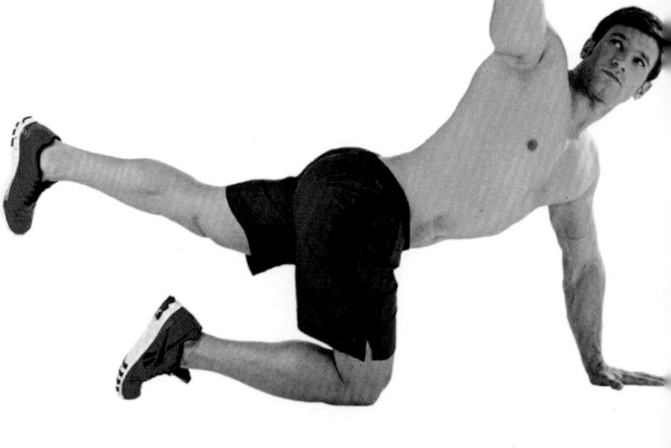
眼睛跟随
手的运动
方向。

求助，我做不到！

省去腿向后伸的动作，只将腿停留在空中。

30 分钟训练 3

这一套训练动作比前两套要求更高，但依旧适合入门者。接下来的 30 分钟你将会受益良多。深度瘦身计划，开始吧！

适合人群	超重量级	重量级	中量级
入门者			
进阶者			

完成方式		
难度	训练模式	实行
简单	站点训练	每种项目完成 4 组，每组 45 秒。4 组项目 1，4 组项目 2，以此类推。 每组项目之间的休息时间为 20 秒，每种项目之间的休息时间为 60 秒。 活动速度：有节奏地（根据自身的情况每 2~5 秒重复 1 次，项目 3 每 1~2 秒重复 1 次）；项目 6 除外，快速地
中等	循环训练	依次完成 6 种项目，每种 50 秒，切换项目时中间休息 10 秒（这样为 1 个回合）。 休息 100 秒，然后做第 2 个回合，再休息 100 秒后做第 3 个回合，以此类推，总共 5 个回合。 活动速度：顺畅地或有节奏地（根据自身的情况每 1~5 秒重复 1 次，项目 3 每秒重复 1 次）；项目 5 除外，缓慢地
困难	HIIT	把两种项目结合在一起，中间不休息，每种项目时长为 35 秒，总共 70 秒：项目 1+ 项目 2、项目 3+ 项目 4、项目 5+ 项目 6。做 5 组项目 1+ 项目 2，接着做 5 组项目 3+ 项目 4，然后做 5 组项目 5+ 项目 6。 每进行完 5 组组合项目之后休息 30 秒。 活动速度：快速地（在规定的时间内重复尽可能多的次数）

弓步深蹲

训练部位：腿部和臀部

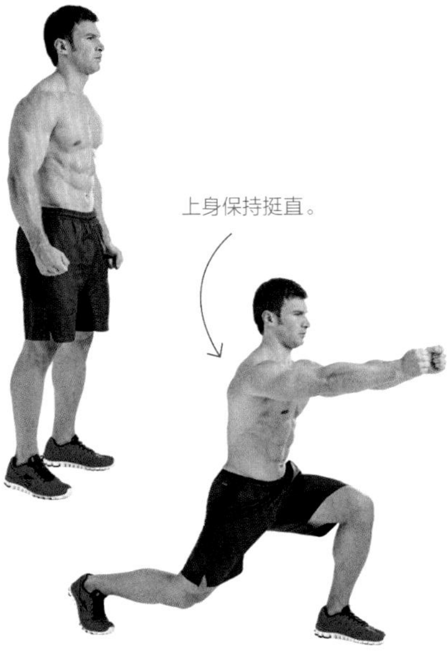

A

- 双脚分开，与肩同宽。膝关节微微弯曲，躯干绷紧。

B

- 右腿向后退一大步，脚尖朝前，双腿间距保持与肩同宽，抬起右脚后跟。左膝弯曲，直至左侧大腿呈一水平线，右膝紧靠地面。
- 同时将手臂向前伸直，保持这个姿势，然后原路返回到原来的姿势。这一次换左脚向后退，然后反复换边进行训练。

求助，我做不到！

不要向后跨太大的步子。

侧向摆臂

训练部位：全身

A

- 双脚分开，以肩宽两倍的距离站立。膝关节微微弯曲，手举过头顶。
- 将重心放在右腿上，右膝弯曲，同时将绷紧的核心与手臂稍微向左侧倾斜。左腿伸直。

B

- 右腿慢慢伸直，同时在身体前方用手臂按顺时针方向画一个圈。右脚向左脚迈近，手臂继续画圈。画完后将左脚向左侧跨一步，使双脚再次以肩宽两倍的距离站立。

C

- 这次将重心放在略微弯曲的左膝上，同时用手臂画两个完整的圈并停在身体的右上方，使整个姿势与初始姿势正好相反。
- 马上原路返回到初始姿势，不休息，继续做下一回合。

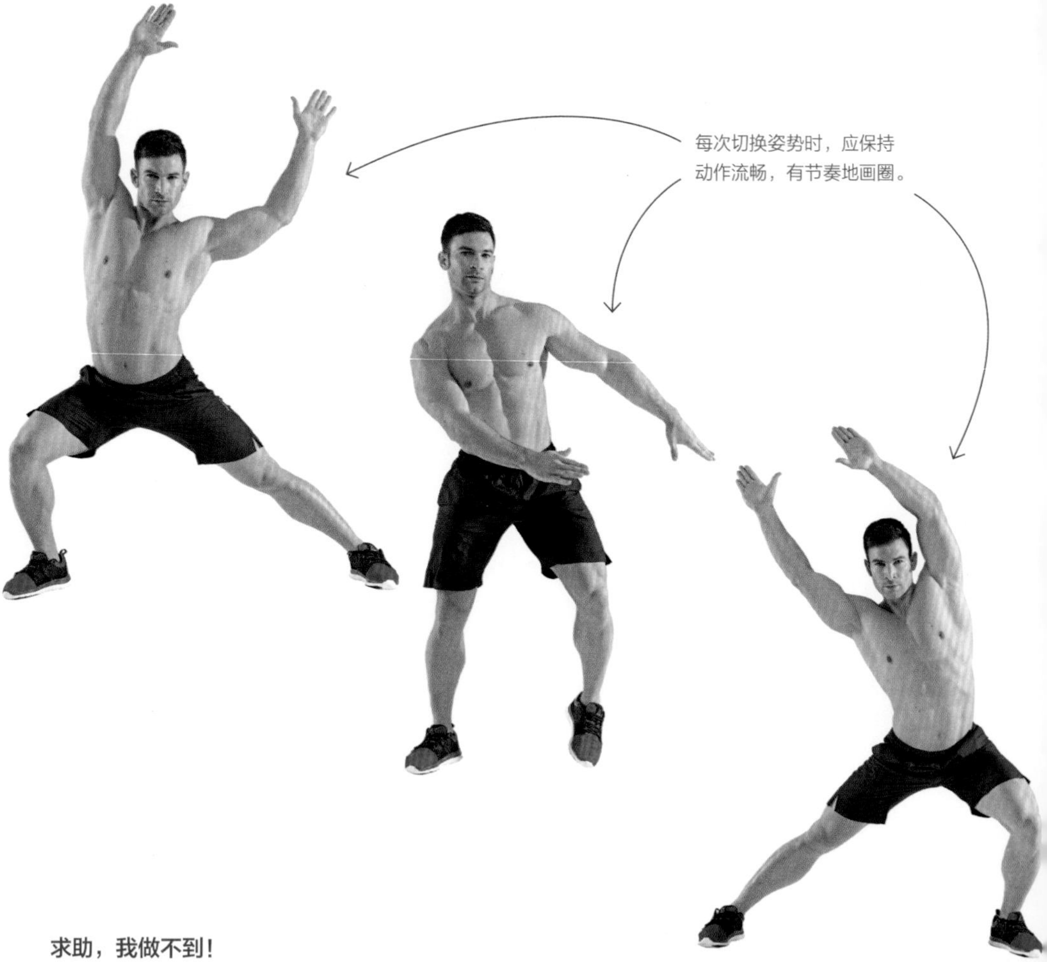
每次切换姿势时，应保持动作流畅，有节奏地画圈。

求助，我做不到！

缩小跨步的幅度或者 / 并且不要过度屈膝。如果手臂动作部分对你来说太有挑战性，就将手臂始终举在头顶上方。

跳跃式俯卧撑

训练部位：全身

A

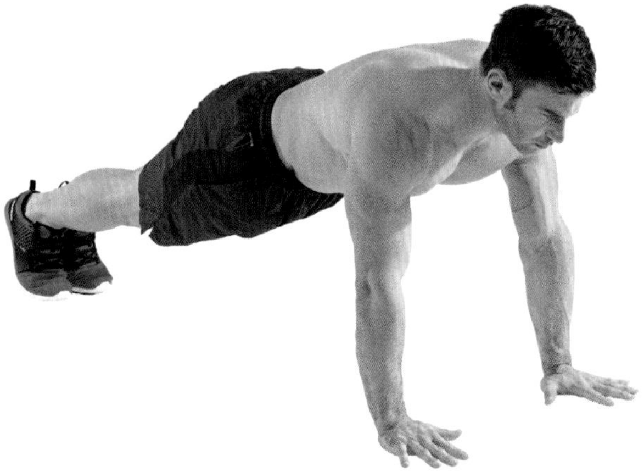

- 摆出一个标准的俯卧撑姿势，整个身体呈一条直线，手臂支撑在肩部下方，躯干绷紧。

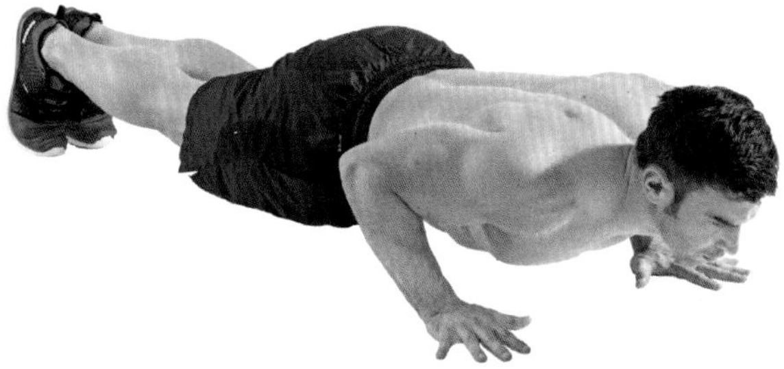

B

- 手臂弯曲，做一个俯卧撑，不要将身体放下。
- 重新回到初始姿势。

用脚尖跳起，用脚尖落地，这样会使腿一直保持绷直状态。

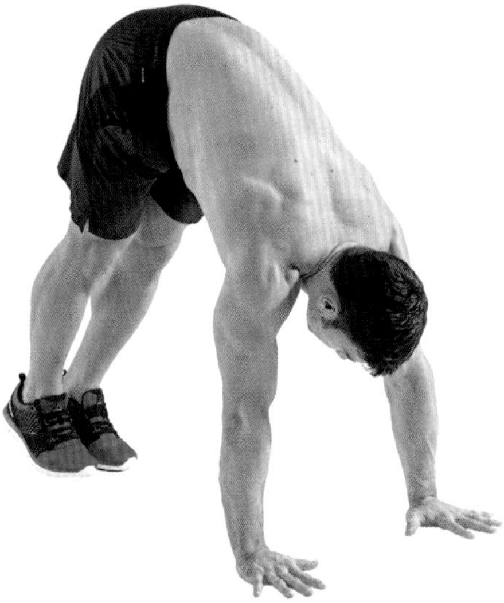

C

- 现在将腿绷直，双脚向手的方向跳一小步。
- 停在脚落地的位置，保持这个姿势一会儿，然后回到初始姿势，不要弯腰。
- 反复做这个动作。

求助，我做不到！

每做完这样的两个动作就省去一次俯卧撑动作，或者 / 而且只向前跳一小步。

反向俯卧撑

训练部位： 肱三头肌、肩部与核心

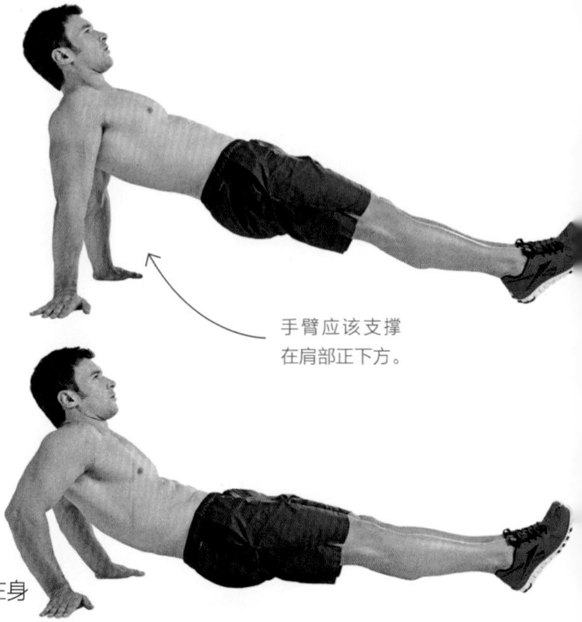
手臂应该支撑
在肩部正下方。

A

- 坐在地上，双腿伸直，身体稍微向后靠，然后将手臂支撑在地上，双手的距离与肩同宽。放松核心，将腰部抬起，直至整个身体呈一条直线。

B

- 手臂弯曲，整个身体下沉，同时绷紧核心，使骨盆保持悬空。然后再次将身体抬起到初始姿势，快速检查动作的标准性后重复之前的动作。

求助，我做不到！

在感到累的时候坐下来，但手臂始终支撑在身体后方。身体先向后靠，再弯曲手臂。

侧平板支撑转体

训练部位： 核心与肩部

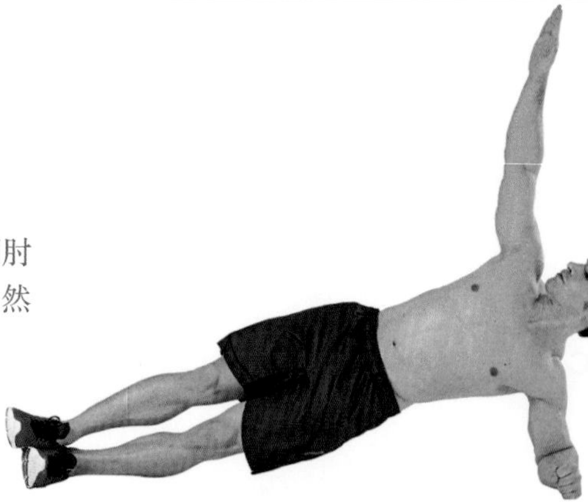

A

- 身体左侧朝下躺在地上，双腿伸直，左侧肘部支撑在肩部下方的地面上。绷紧核心，然后将骨盆抬起至身体呈一条直线。
- 右臂向上展开伸直，眼睛追随着右手移动。

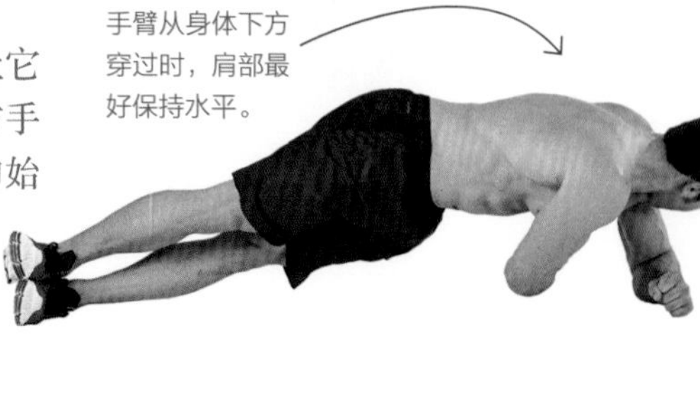
手臂从身体下方
穿过时，肩部最
好保持水平。

B

- 将核心转向前方，先将右臂转到胸前，让它尽可能地从身体下方穿过。眼睛追随着右手移动，腿保持不动。稍作停顿后，回到初始位置。
- 下一组换边做。

求助，我做不到！

转体时不要越过轴线，或者 / 并且在感到累的时候将腰部放下。

快速抖腿

训练部位：核心

A

- 坐在地上，绷紧核心，上身向后靠，双腿伸直并离开地面。双手握拳并置于胸前。
- 腹部绷紧，双腿交替快速地上下摆动：先抬左腿，然后……

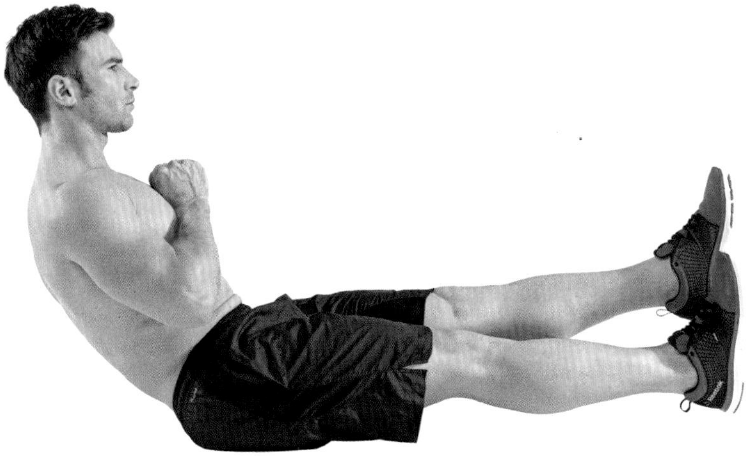

B

- ……抬右腿，放下左腿。整个过程进行得非常快，中间不休息。双腿始终伸直并保持在空中，同时注意背部挺直。

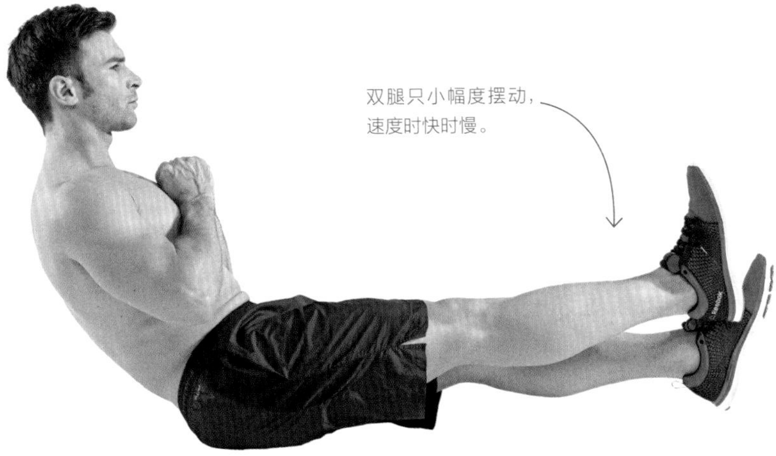

求助，我做不到！

将双手支撑在背后。

30 分钟训练 4

对完成了之前介绍的所有训练的人而言，这套训练里有很多特别有效的单向负重项目。在这里，“单向”指的是能带来很多效益！简单来说，这 30 分钟是有价值的！

适合人群	超重量级	重量级	中量级
入门者			
进阶者			

完成方式		
难度	训练模式	实行
简单	站点训练	每种项目完成 4 组，每组 40 秒。4 组项目 1，4 组项目 2，以此类推。 每组项目之间的休息时间为 30 秒，每种项目之间的休息时间为 40 秒。 活动速度：有节奏地（根据自身的情况每 2~5 秒重复 1 次，项目 6 每 10 秒重复 1 次）
中等	循环训练	依次完成 7 种项目，每种 45 秒，切换项目时中间休息 10 秒（这样为 1 个回合）。 休息 100 秒，然后做第 2 个回合，再休息 100 秒后做第 3 个回合，以此类推，总共 4 个回合。 活动速度：顺畅地或有节奏地（根据自身的情况每 1~5 秒重复 1 次，项目 6 每 8 秒重复 1 次）
困难	HIIT	每种项目完成 6 组，每组 25 秒。6 组项目 1，6 组项目 2，以此类推。 每组项目之间的休息时间为 10 秒，每种项目之间的休息时间为 60 秒。 活动速度：快速地（在规定的时间内重复尽可能多的次数）

弓步 + 预备跑组合

训练部位：全身

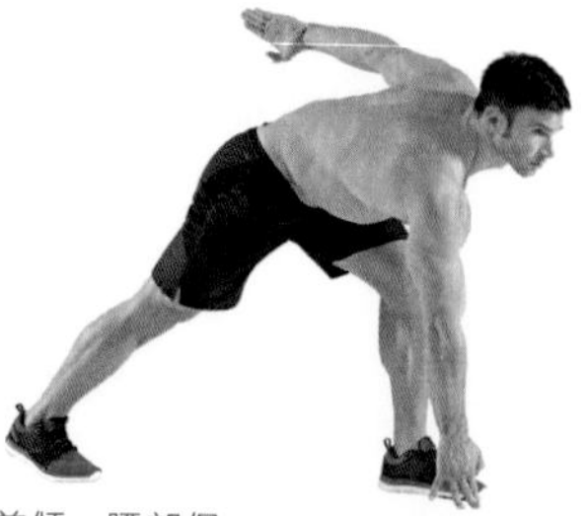

A

- 左弓步，核心绷紧，上身前倾，右手触碰左脚，左臂向后伸，右脚的脚后跟离地。

B

身体保持前倾，腰部保持在初始位置时的高度。

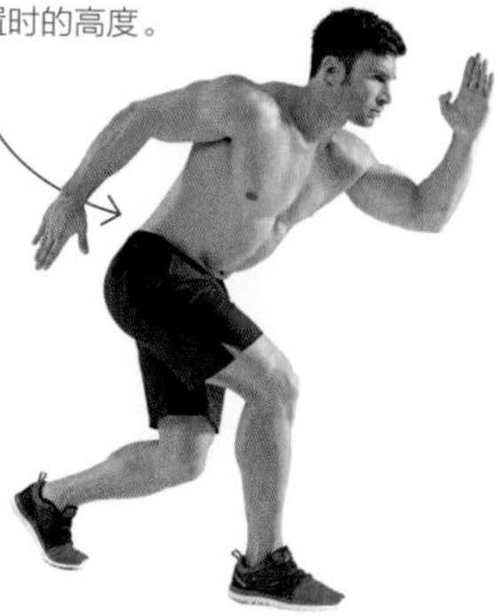

- 快速起身，右脚向前迈一步，手臂跟着摆动，左臂在前，右臂在后。稍作停顿。
- 保持身体绷紧，然后缓慢地回到初始姿势。尝试在训练过程中提高运动速度。
- 换另一侧进行训练。

求助，我做不到！

腰部不要过于下弯，只弯到一半的位置即可，就好像起跑动作。

侧平板支撑踢腿

训练部位：核心、肩部与腿部

A

- 左手肘支撑在地面上，双腿伸直，双脚叠在一起，抬起腰部，让整个身体呈一条直线。右手叉腰。

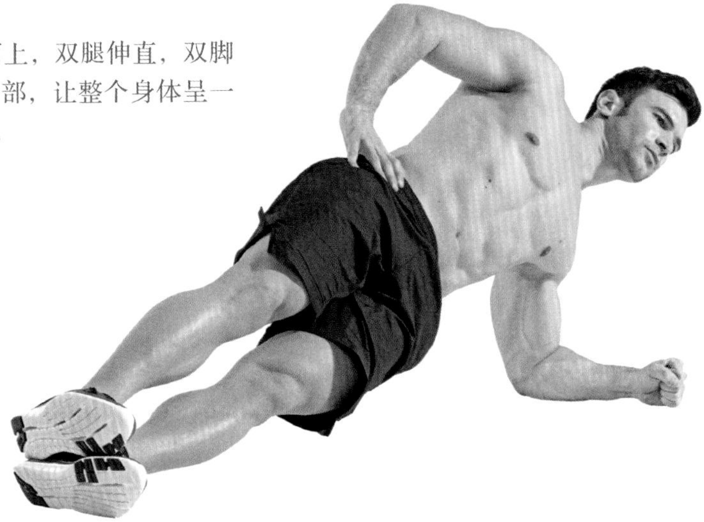

B

- 有控制地将伸直的右腿向前踢。稍作停顿，然后回到初始姿势。
- 下一组换边做。

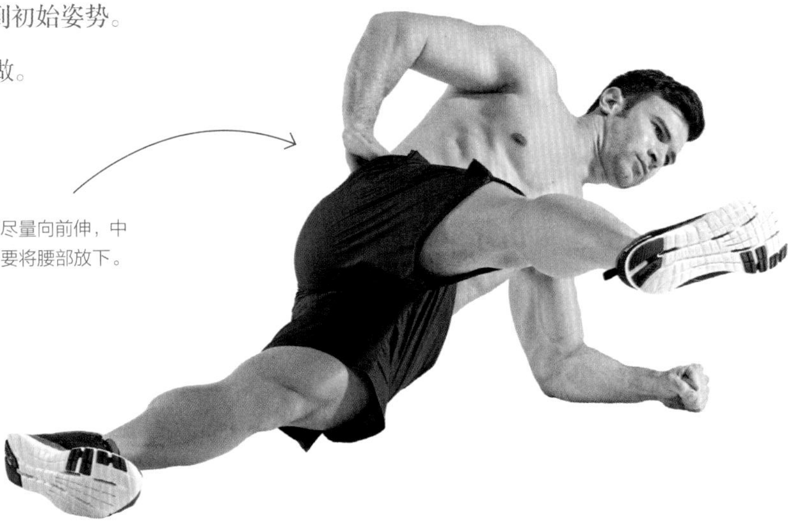

将腿尽量向前伸，中间不要将腰部放下。

求助，我做不到！

每做两个踢腿动作就将腰部暂时放下，或者 / 并且只将膝关节向前抬起，而不是整条腿。

单手换脚俯卧撑

训练部位：全身

A

- 摆出一个标准的俯卧撑姿势，手臂支撑在肩部下方，全身呈一条直线。
- 提起右膝，右脚落在腰部下方。
- 右手离开地面，放在背后。

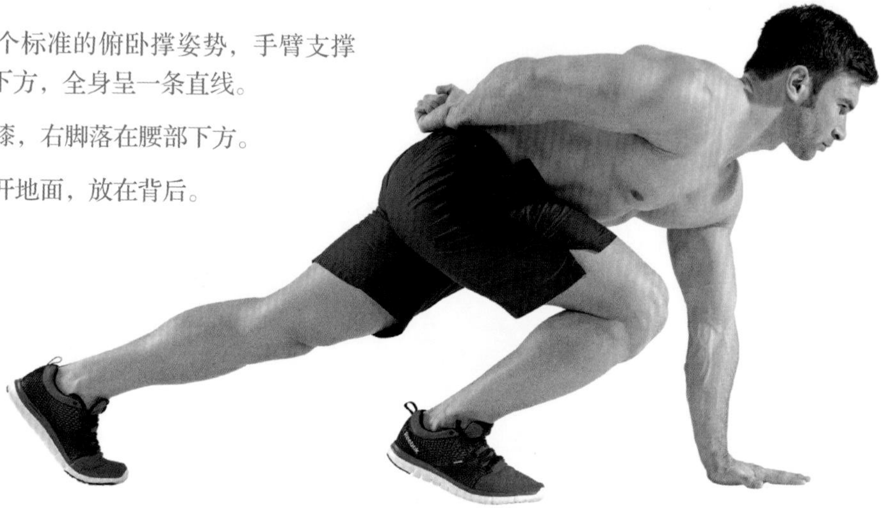

B

- 现在利用一只手撑地，交替跳跃：双脚有规律地交替向前跳，左膝提起，右腿伸直，与初始姿势刚好相反。后方的腿尽量伸直。
- 无间歇地交替跳跃。
- 做下一组动作时换右手支撑。

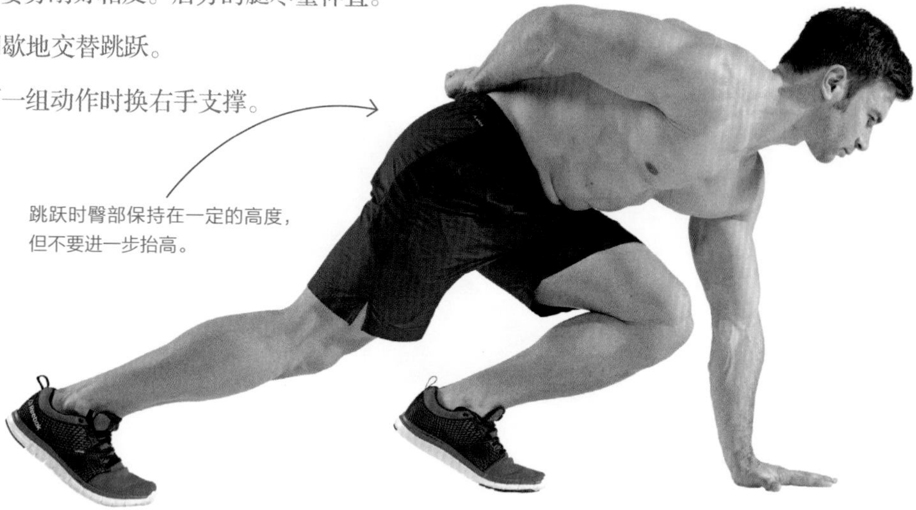

跳跃时臀部保持在一定的高度，但不要进一步抬高。

求助，我做不到！

在需要的时候将双手支撑在地面上，或者 / 并且时不时地跪在地上休息一下。

单腿提臀

训练部位：腿部、臀部与核心

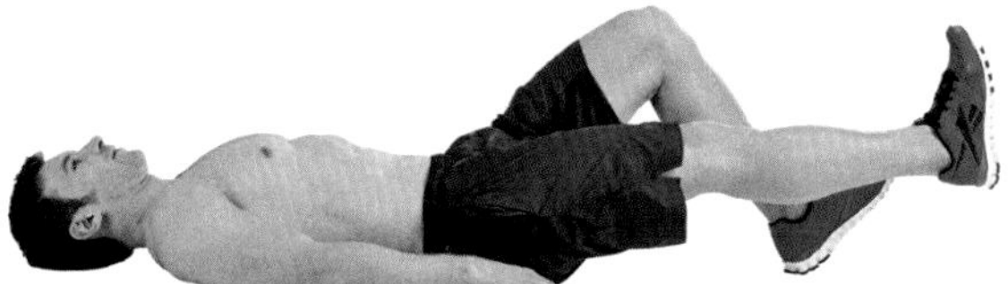

A

- 仰卧，双腿伸直，双臂放在身体两侧，左腿弓起，左脚的脚后跟着地，右腿伸直并抬离地面。

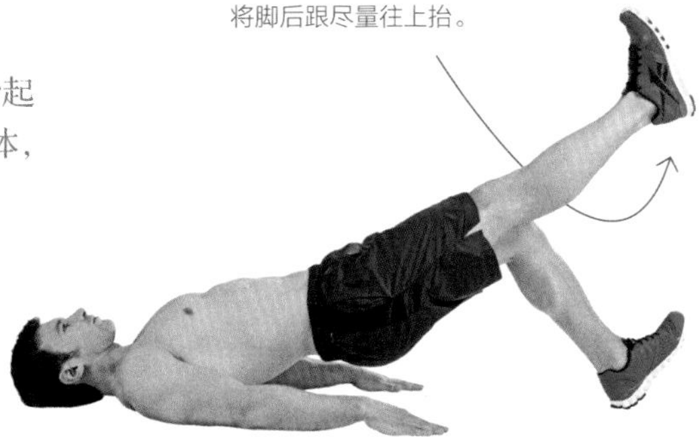

B

- 绷紧核心，骨盆尽可能向上提，让上身与抬起的右腿在一条直线上。稍作停顿后放下身体，但不要将臀部贴在地面上。然后再次提胯。
- 下一组换边做。

求助，我做不到！

在感到累的时候 / 在一开始的时候，双脚踩在地面上。

仰卧挺胸

训练部位：上背部、肩部和肱三头肌

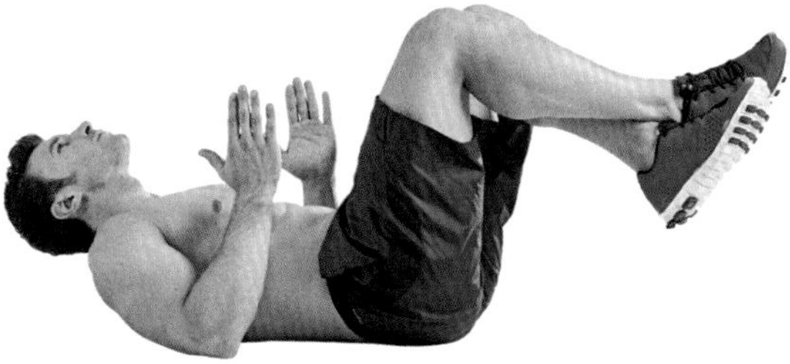

A

- 仰卧，提膝，使大腿与地面垂直，两条小腿交叉，肘部支撑在身体两旁的地面上，小臂竖起。
- 绷紧核心，肩部和头部稍稍抬起。

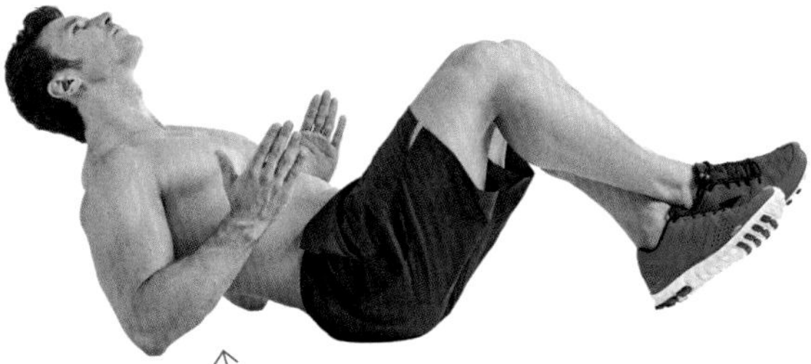

B

- 肘部紧压地面，让上身挺起，肩部用力绷紧。稍作停顿后，慢慢回到初始位置，中途肩部不要放松。

求助，我做不到！

不要躺下，而是背部靠墙，但仍旧用肘部支撑上身。将双脚尽量往前伸，要有吃力感。

三步仰卧起坐

训练部位：全身

A

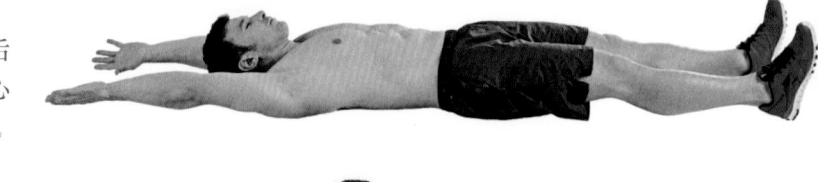

- 仰卧，双臂向后伸直，绷紧核心并拉长腹部肌肉。

B

- 挺直上身坐起，同时将右膝抬至胸前，双手交叉放在胸前。

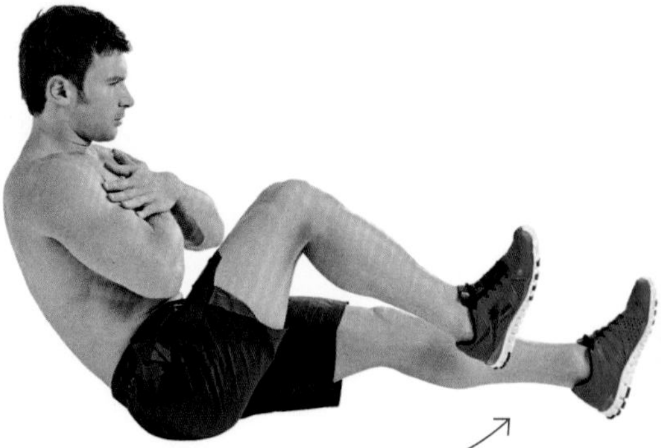

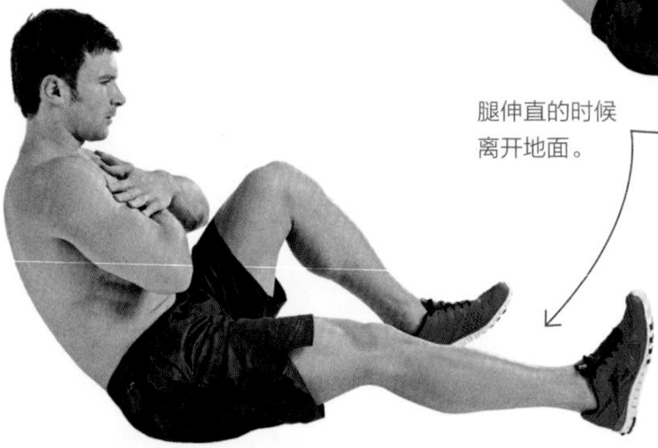

C

- 左膝抬向胸前，右腿伸直，上身保持不动。

D

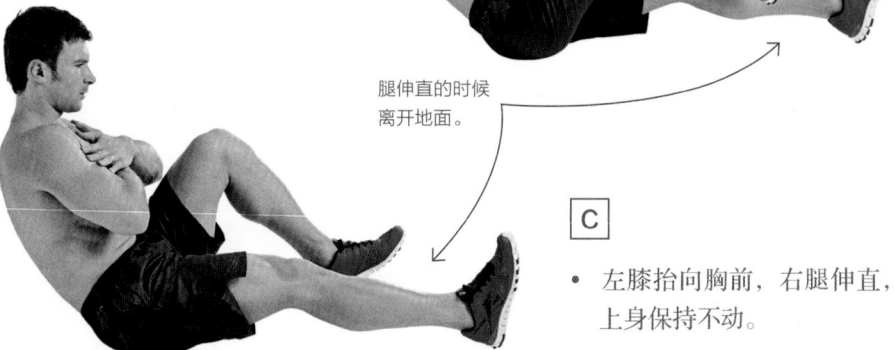

- 左腿再次伸直，双膝并拢并抬至胸前。稍作停顿，然后回到初始位置。
- 在训练过程中，肩部不要贴在地面上。

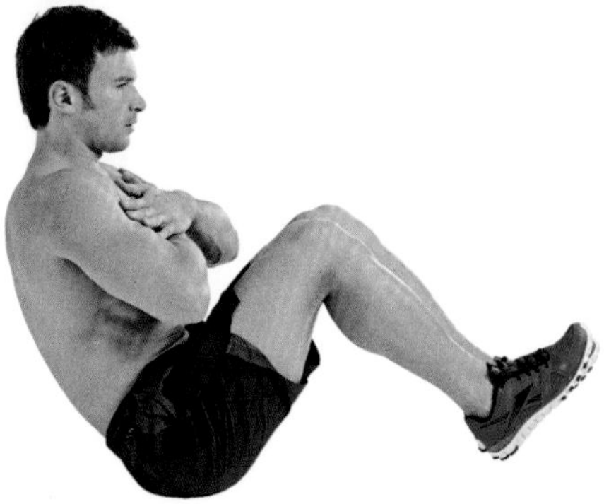

求助，我做不到！

在一开始或者感到累了的时候平躺一会儿，又或者 / 并且省去交替伸腿的部分。

俯卧伸展

训练部位：背部、核心与肩部

A

- 俯卧，双腿伸直，手臂越过头部向前伸直。

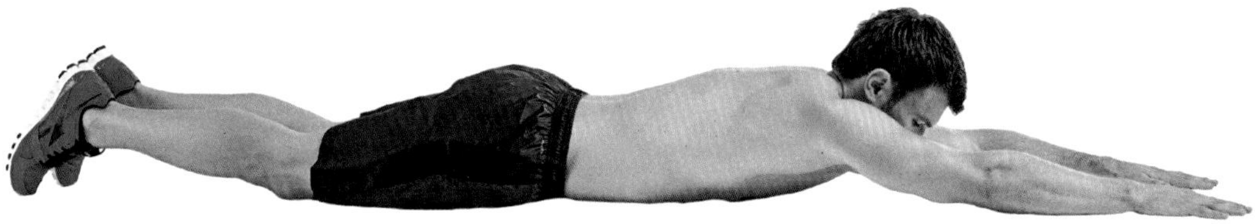

B

- 骨盆贴紧地面，将伸直的双腿和双臂向上抬至最高点，稍作停顿后放下，但不要将它们完全放回到地面上。

上身跟着抬起，头与脊椎在一条直线上。

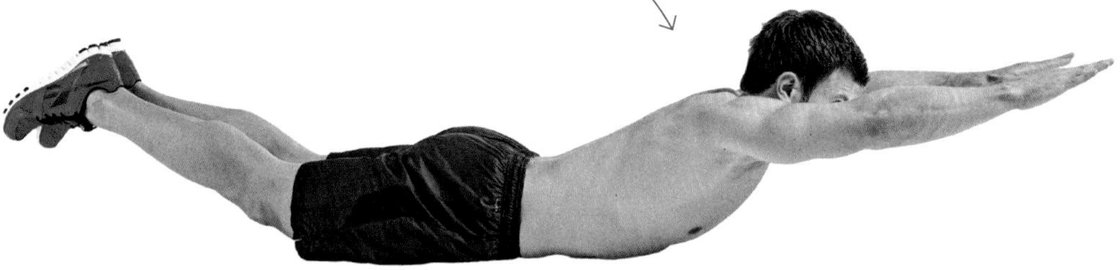

求助，我做不到！

3 种简化方式：第一，不要将双腿和双臂抬得太高；第二，只抬腿或者只抬手臂；第三，不要将手臂伸直，而是将它们弯曲至与身体呈 W 形。

30 分钟训练 5

大量节奏感强的动作使这套富有爆发力的组合训练对你身上的每一处脂肪都会起作用。但是很遗憾，这套训练不适用于超重量级瘦身者。

适合人群	超重量级	重量级	中量级
入门者			
进阶者			

完成方式		
难度	训练模式	实行
简单	站点训练	每种项目做 4 组，每组 40 秒。4 组项目 1，4 组项目 2，以此类推。 每组项目之间的休息时间为 20 秒，每种项目之间的休息时间为 60 秒。 活动速度：有节奏地（根据自身的情况每 2~5 秒重复 1 次）；项目 5 除外，缓慢地
中等	循环训练	依次完成 6 种项目，每种 60 秒，切换项目时中间不休息（这样为 1 个回合）。 休息 120 秒，然后做第 2 个回合，再休息 120 秒后做第 3 个回合，以此类推，总共 4 个回合。 活动速度：顺畅地或有节奏地（根据自身的情况每 1~5 秒重复 1 次）；项目 5 除外，缓慢地
困难	HIIT	把两种项目结合在一起，中间不休息，每种项目时长为 40 秒，总共 80 秒：项目 1+ 项目 2、项目 3+ 项目 4、项目 5+ 项目 6。每种组合做 6 组，即 6 组项目 1+ 项目 2、6 组项目 3+ 项目 4、6 组项目 5+ 项目 6。 每做完 6 组组合项目之后休息 30 秒。 活动速度：快速地（在规定的时间内重复尽可能多的次数）；项目 5 除外，缓慢地

俯卧撑开合跳

训练部位：全身，尤其是上身

A

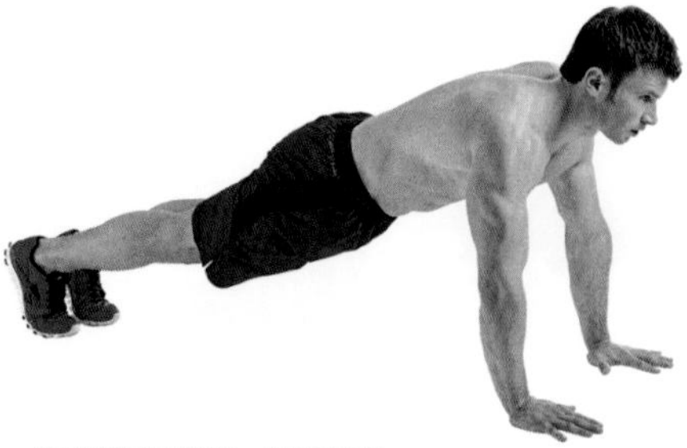

- 摆出一个标准的俯卧撑姿势，全身呈一条直线，手臂支撑在肩部正下方，双脚并拢。

B

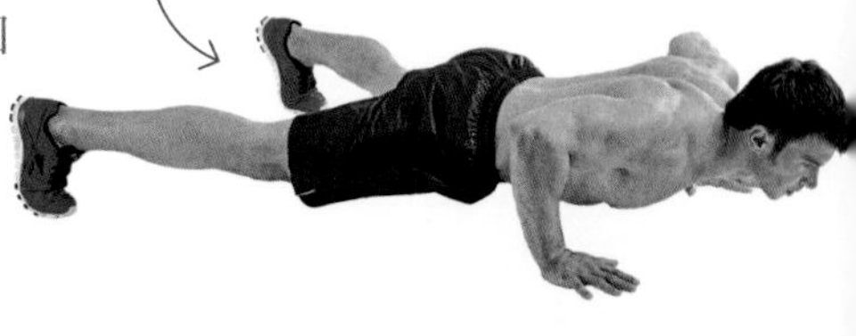

将双腿尽量分开，双手打开至最多比初始位置多两倍的宽度。

- 跳起时，双手和双脚同时向外打开，身体呈“大”字。在这个姿势的基础上做一个俯卧撑，腰部不要下沉。
- 有节奏地再次撑起身体，利用手和脚的力量跳回初始位置，然后重复动作。

求助，我做不到！

只有双腿分合跳，或者以跪姿完成这个训练，双手不停地打开和收拢。

脚尖反向支撑

训练部位：全身

A

- 坐在地上，上身稍微向后靠，双手支撑在臀部后方。双腿弓起，整个脚掌贴地，绷紧核心并将臀部稍微抬起。

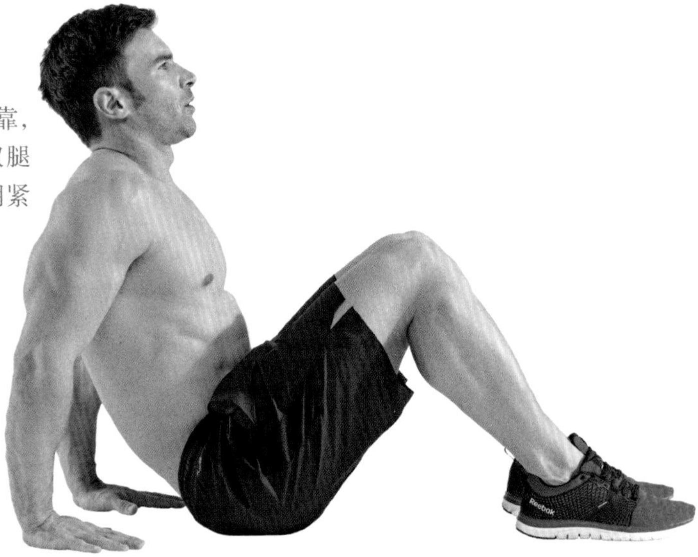

B

- 顺势将腰部向上抬，直至上身和大腿与地面平行，同时抬起脚后跟。
- 有控制地回到初始位置，不要坐下，马上开始下一次重复动作。

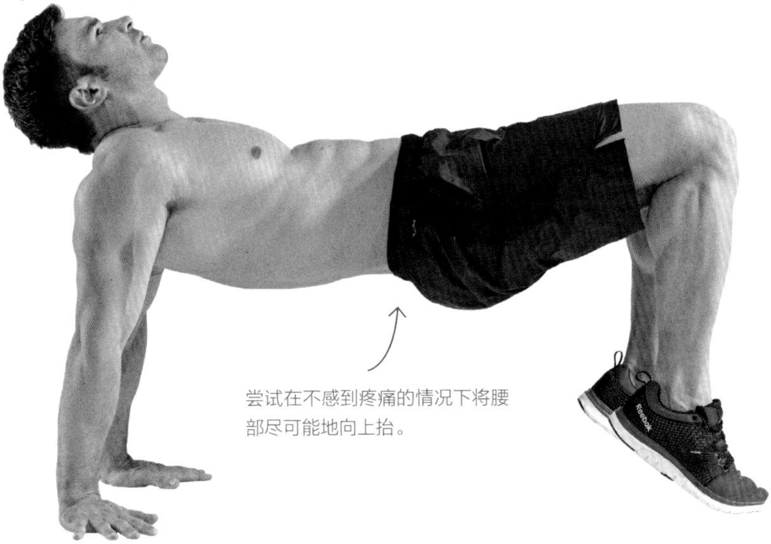

尝试在不感到疼痛的情况下将腰部尽可能地向上抬。

求助，我做不到！

仰卧，只将骨盆抬起，然后踮起脚尖。想要再简化些的话，就在第二次重复后坐着休息一会儿。

单手波比跳

训练部位：全身

A

- 身体挺直，双脚分开，与肩同宽。膝关节微微弯曲，核心绷紧。

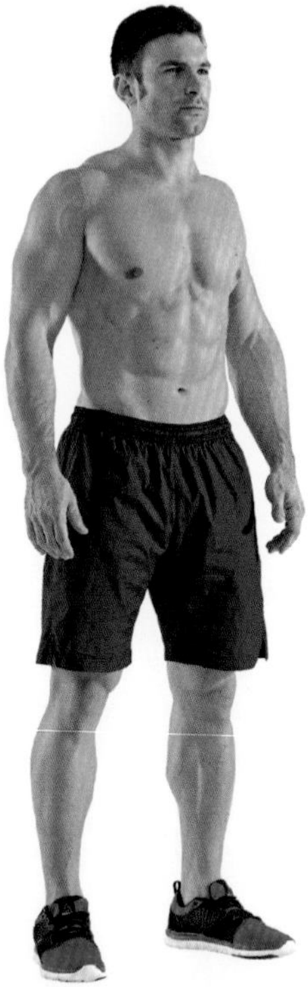

B

- 臀部向后推，膝关节弯曲，上身挺直并向前倾，直至左手完全支撑在地面上。右臂向后伸。

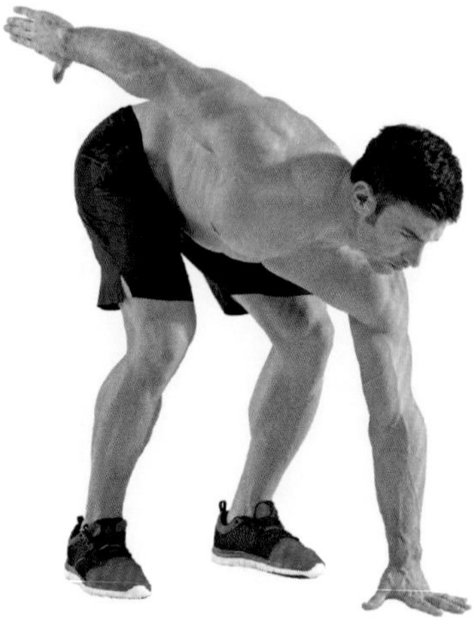

C

- 双脚向后跳，落地时身体呈（单手）俯卧撑姿势。保持腰部稳定，并且身体不要向右侧倾斜。
- 双脚跳回到位置 B，背部挺直，回到初始位置。中间不休息，直接进行下一次重复动作。
- 下一组换边做。

手臂支撑在肩部下方。

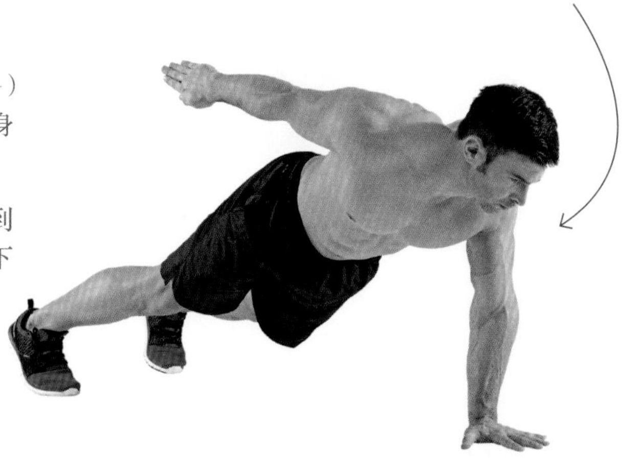

求助，我做不到！

每一次重复时都交换支撑的手臂，或者 / 并且只向后跳一小步。

起身式卷腹

训练部位：全身

A

- 双脚分开，与肩同宽。双手轻轻地放在脑后，肩部收紧，手肘朝外。

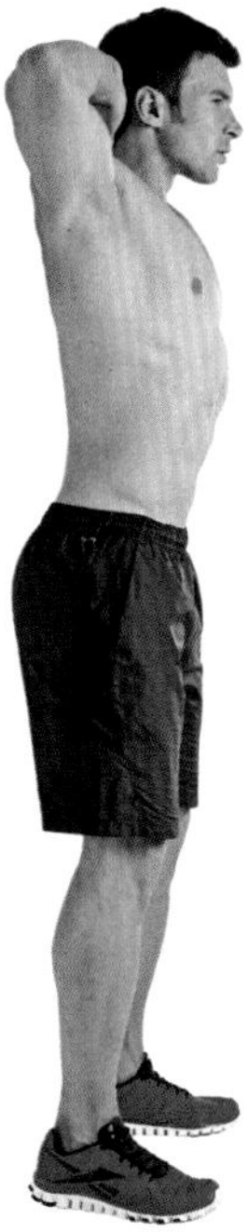

B

- 左脚向后跨一小步，左膝跪地，左侧小腿向外侧旋转。

肘部始终向外伸展，上身不要往前倾。

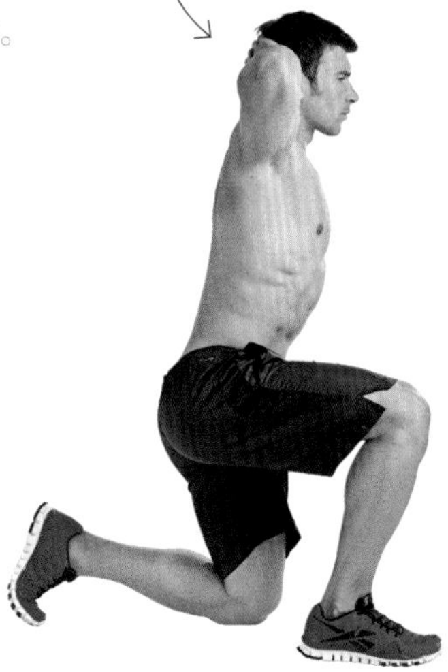

C

- 重心向后移，坐在地上。

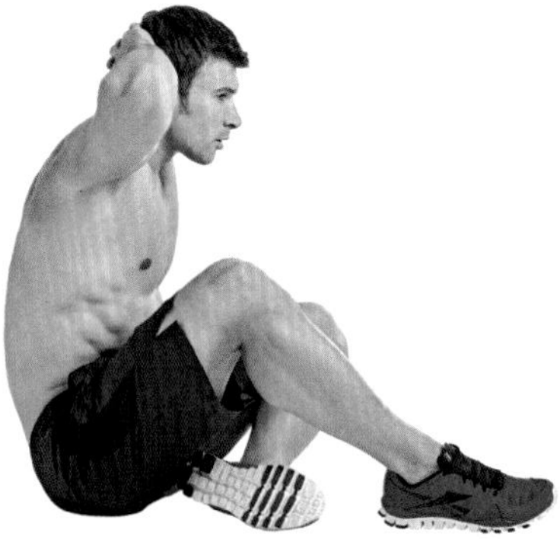

D

- 背部贴紧地面，双腿和双脚都离开地面。
- 再次坐起，原路返回至初始位置。
- 无间歇地重复这个动作，这一次换右膝跪在地上，然后再次换边做。

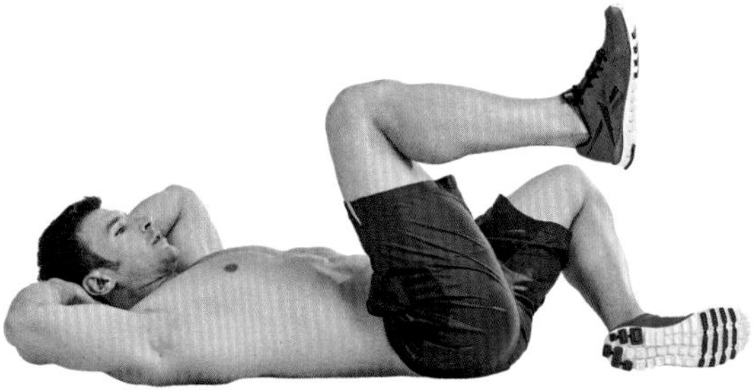

求助，我做不到！

尝试以跪姿来做这套动作：双膝跪地，上身只向后靠一点点，利用身体摆动的惯性再次坐直，然后起身。

对角平板支撑

训练部位： 核心与肩部

A

- 摆好平板支撑姿势，肘部支撑在肩部正下方，整个身体呈一条直线。

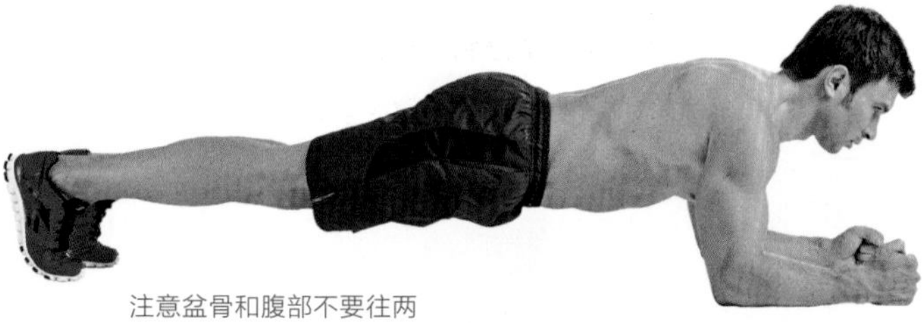

注意盆骨和腹部不要往两侧倾斜，而是呈一条直线。

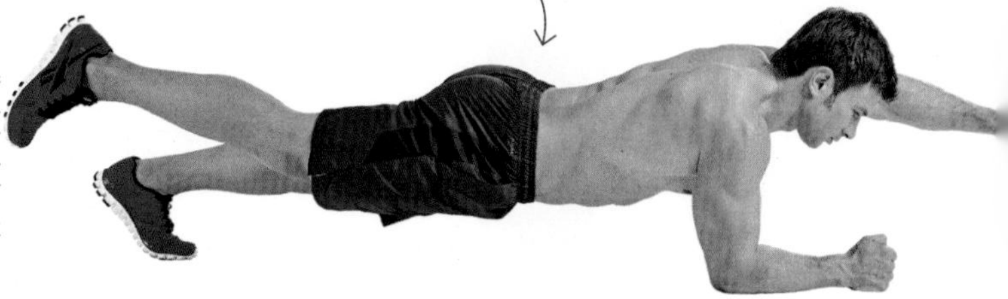

B

- 将右腿和左臂同时抬起并伸直。提示：保持这个姿势3~5秒，然后放下右腿和左臂，换左腿和右臂进行练习。
- 无间歇地重复这个动作。

求助，我做不到！
跪在地上伸腿。

我能做更多！
双臂伸直支撑在地面上，或者/并且在做动作时手臂和腿一直悬空（然后在重复时换边）。

坐姿展臂

训练部位： 全身，尤其是核心

A

- 坐在地上，将膝盖拉至胸前，双臂环抱双腿，双脚离开地面，核心绷紧。

求助，我做不到！
挺直上身，或者/并且将双腿在空中稍稍伸直。

B

- 四肢同时向外侧伸展，脚尖尽量向前绷直，肩部收紧。手臂往后上方展开，背部一定要保持挺直，双腿不要放下来。
- 稍作停顿，然后慢慢地回到初始位置，双脚仍旧离地。

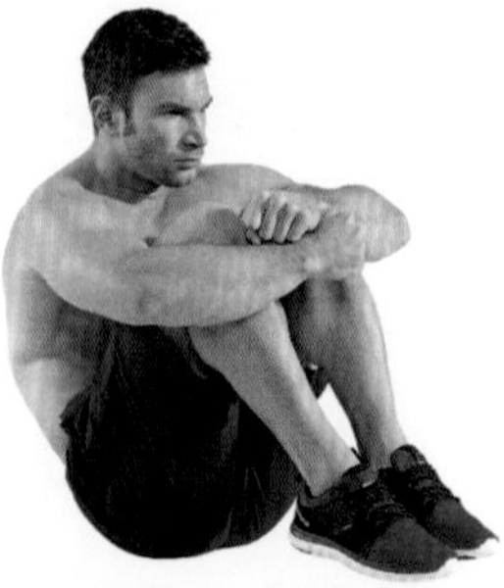

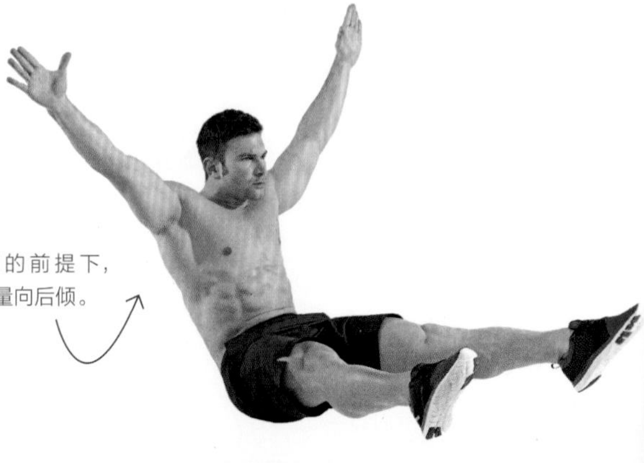

在不倒的前提下，身体尽量向后倾。

30 分钟训练 6

这是针对核心的 30 分钟训练，是本书中最难的一套训练，只适用于快要瘦身成功的人们，其中的一些有挑战性的动作专门用来在最后“打磨”你的梦想身材！

适合人群	超重量级	重量级	中量级
入门者			
进阶者			

完成方式		
难度	训练模式	实行
简单	站点训练	每种项目做 4 组，每组 40 秒。4 组项目 1，4 组项目 2，以此类推。 每组项目之间的休息时间为 30 秒，每种项目之间的休息时间为 40 秒。 活动速度：有节奏地（根据自身的情况每 2~5 秒重复 1 次）
中等	循环训练	依次完成 7 种项目，每种 50 秒，切换项目时中间不休息（这样为 1 个回合）。 休息 120 秒，然后做第 2 个回合，再休息 120 秒后做第 3 个回合，以此类推，总共 4 个回合。 活动速度：顺畅地或有节奏地（根据自身的情况每 1~5 秒重复 1 次）
困难	HIIT	每种项目做 8 组，每组 20 秒。8 组项目 1，8 组项目 2，以此类推。 每组项目之间的休息时间为 10 秒，每种项目之间的休息时间为 45 秒。 活动速度：快速地（在规定的时间内重复尽可能多的次数）

弹跳

训练部位：全身

A

- 双脚分开，与肩同宽。核心绷紧，臀部向后推，双腿弯曲，上身挺直并向前倾。双手触碰双脚，眼睛看向前方。

B

- 向上跳，同时展开双臂。双脚跳离地面之后在空中分开。
- 快速将双脚再次靠拢，落地时双脚之间的距离与肩同宽，然后回到初始位置。手臂也一样收回。
- 调整姿势，然后重复这套动作。

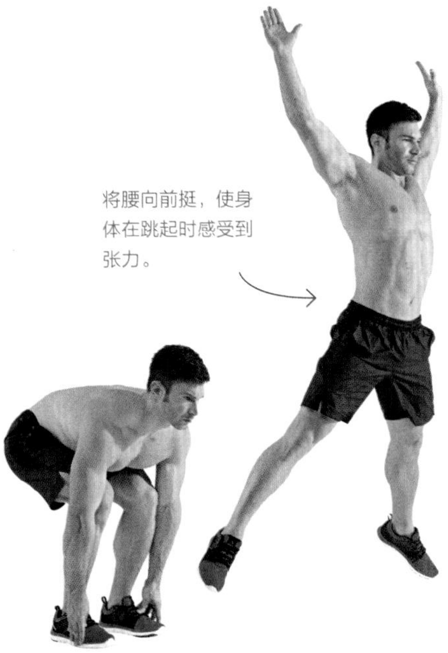

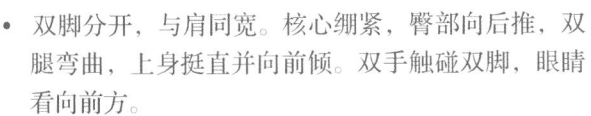

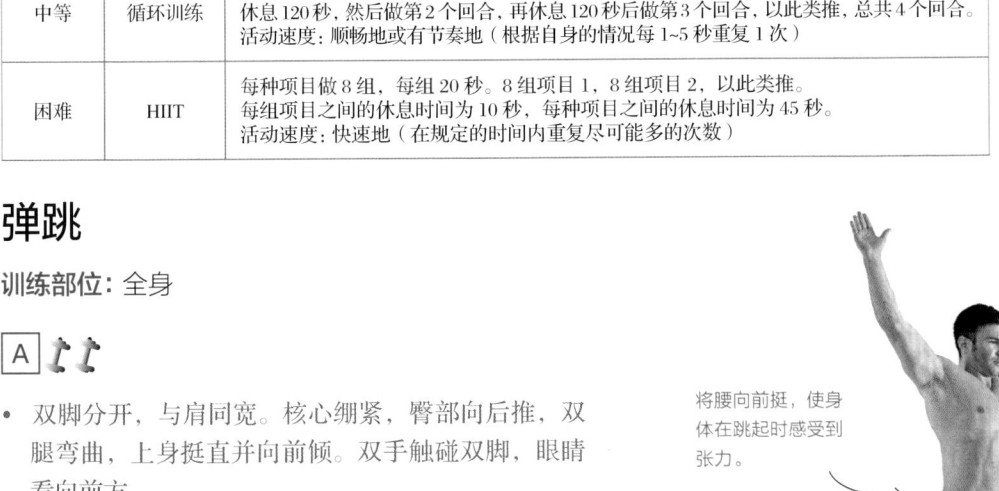

将腰向前挺，使身体在跳起时感受到张力。

求助，我做不到！

省去在空中展开双脚的部分，在需要的情况下可以减小弹跳的力度。

单腿支撑摆腿

训练部位： 腿部、臀部与核心

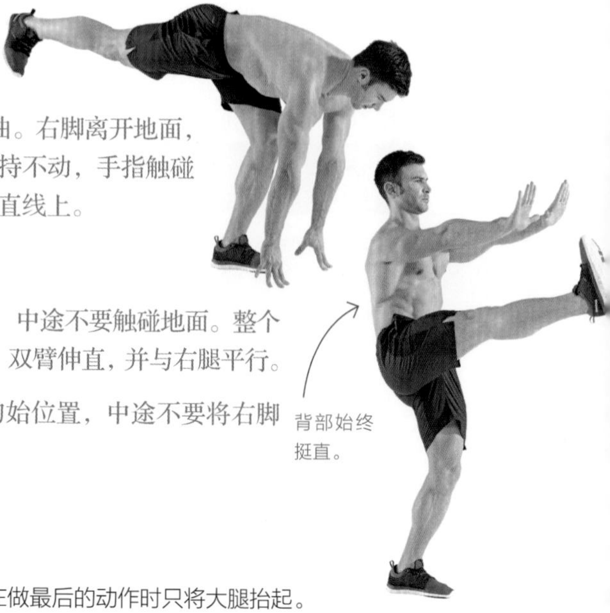
背部始终
挺直。

A

- 双脚分开，与肩同宽，膝关节微微弯曲。右脚离开地面，核心绷紧，然后上身向前倾，膝盖保持不动，手指触碰地面。右腿向后伸直，与上身在一条直线上。

B

- 起身，手指离开地面。右腿向前摆动，中途不要触碰地面。整个身体挺直，右腿向前伸直至水平位置。双臂伸直，并与右腿平行。
- 稍作停顿，然后以流畅的动作回到初始位置，中途不要将右脚放下来。
- 下一组换边做。

求助，我做不到！

中途时不时地将脚放下来，或者 / 并且在做最后的动作时只将大腿抬起。

滑雪跳

训练部位： 腿部、臀部与核心

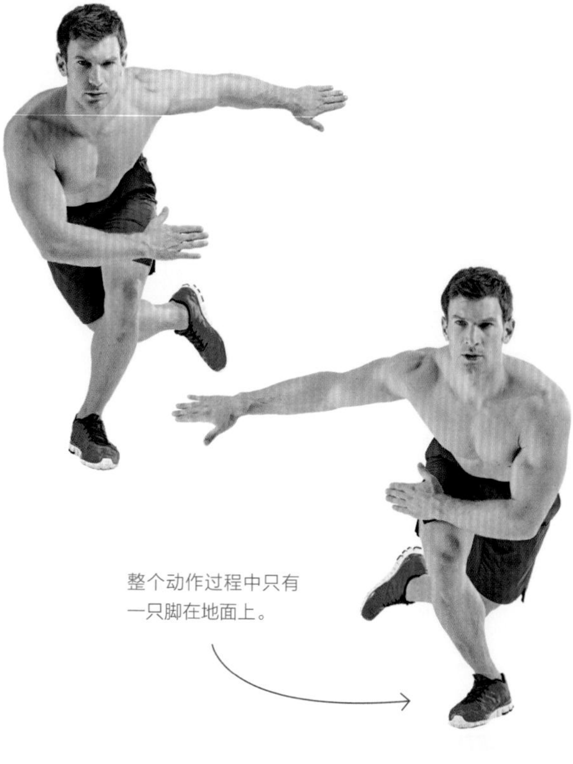
整个动作过程中只有
一只脚在地面上。

A

- 站直，然后向左后迈右脚并保持在空中。左侧膝关节弯曲，以这个姿势为出发点将上身向前倾。核心绷紧，手臂平行向左摆动，做好向右跳的准备。

B

- 左腿发力，尽量往右跳。右侧膝关节弯曲，右脚落地。手臂和左腿向右摆动。
- 迅速跳向左边，然后再次换边做。

求助，我做不到！

跳的距离不要太远，或者 / 并且落地时悬在空中的脚尖轻轻触地。

三点式俯卧撑

训练部位：胸部、肩部、三角肌与核心

A

- 摆出一个标准的俯卧撑姿势，整个身体呈一条直线。双手分开至肩宽两倍的距离并支撑在肩部下方。

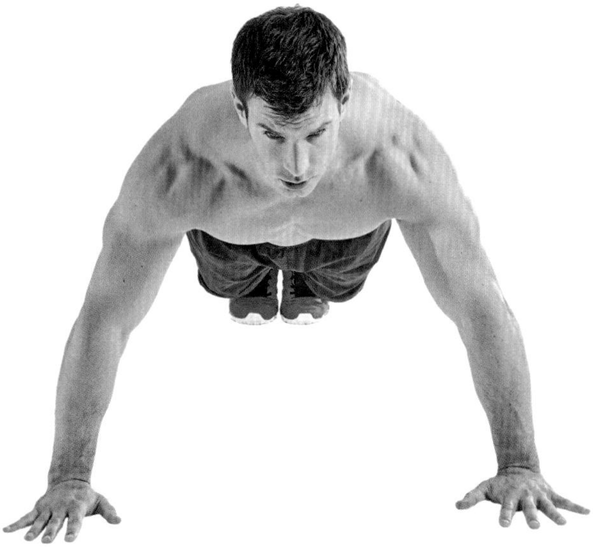

上身呈一直线，肩部始终在同一个高度上。

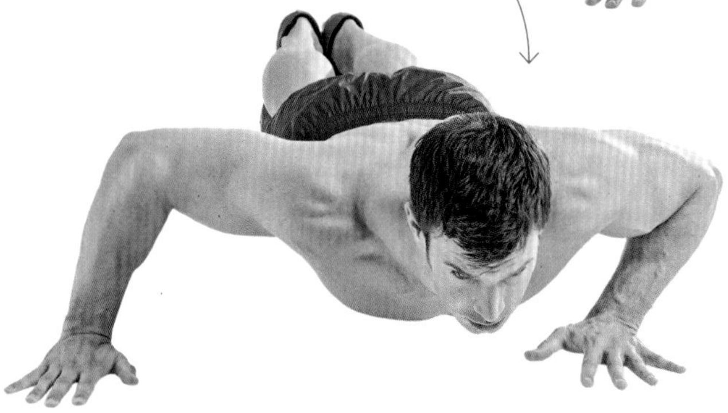

B

- 手臂弯曲，身体下沉。首先将上身往左手方向移动，尽量让胸部靠近左手，稍作停顿后……

C

- ……上身在保持下沉的同时快速移向右手，再从那里回到初始位置。
- 下一次重复时从反方向开始，然后两侧交替，反复练习。

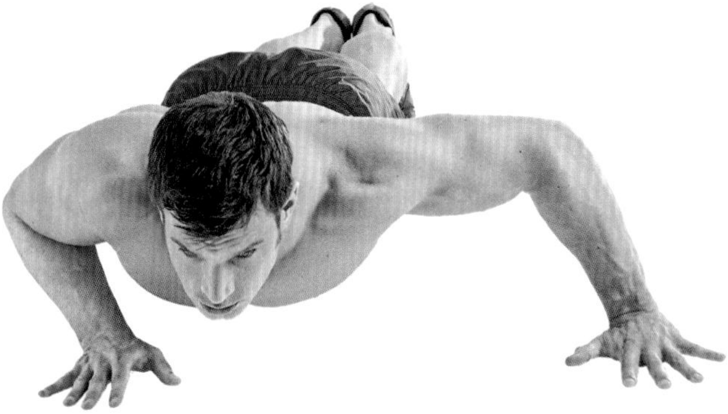

求助，我做不到！

两种简化方式：第一，将双手支撑在墙上或者桌子边上；第二，在一开始或者觉得累的时候跪在地上做。

单脚深蹲

训练部位：腿部和臀部

A

- 双脚分开，与肩同宽。右腿伸直，离开地面。双臂向前举至肩部高度，核心绷紧。

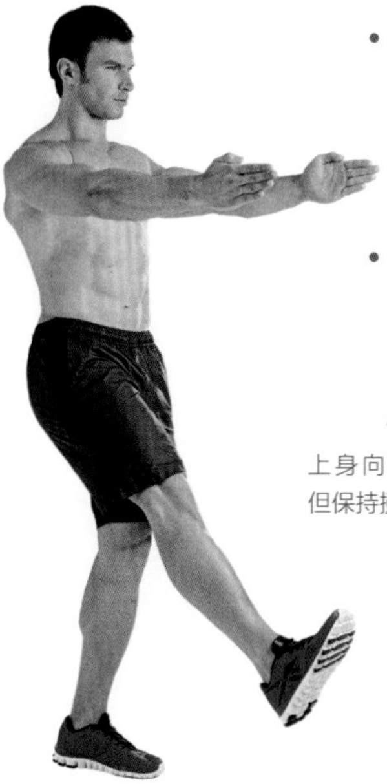

B

- 臀部向后推，左侧膝关节弯曲，直至臀部在膝盖下方。右腿向前伸直，腰部保持挺直。稍作停顿，然后有控制地回到初始位置。
- 下一回合换边做。

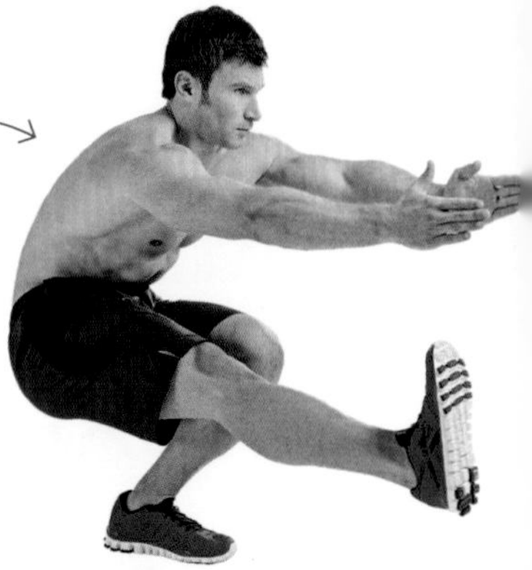

但保持挺直。

求助，我做不到！

每一次重复时都换边或者在身后放一把小椅子，让你在做完深蹲姿势后能够短暂地放下重心，但不要完全坐下。

仰卧对角卷腹

训练部位：核心，尤其是腹部

A

- 仰卧，左腿立起，右腿伸直并抬离地面。左臂越过头部举向后方，右臂与身体平行放在一侧。双臂离开地面，掌心朝上。
- 收拢腹肌，肩部和头稍稍离开地面。

B

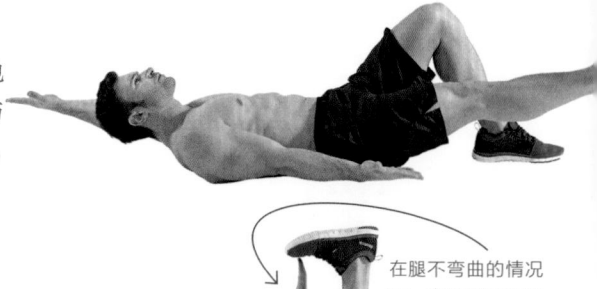

- 卷腹，同时让伸直的左臂和右腿在身体上方会合。
- 稍作停顿，然后慢慢地回到初始位置，不要将肩部、手臂和腿放在地上，然后迅速进行下一次重复。
- 下一回合换边做。

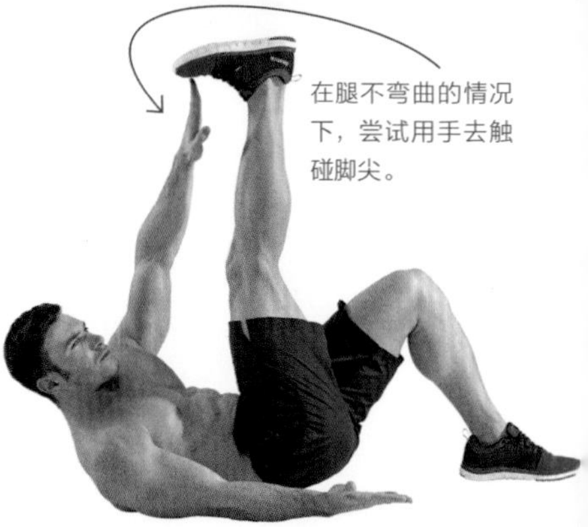

在腿不弯曲的情况下，尝试用手去触碰脚尖。

求助，我做不到！

每一次重复时都换边，或者在累的时候完全放下身体稍作休息。

俯卧撑对角提膝

训练部位：全身，尤其是腹部

A

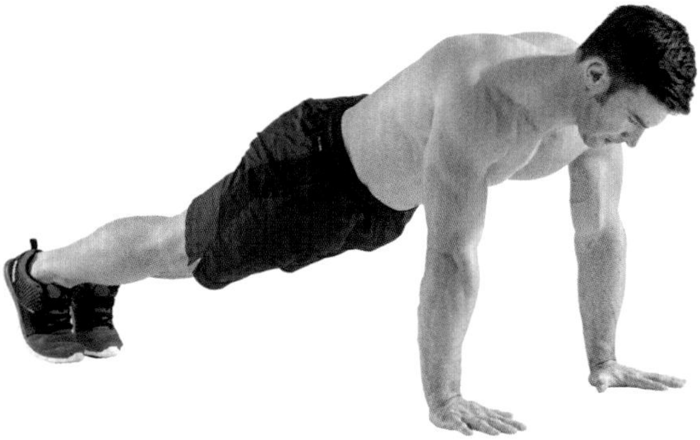

- 摆出俯卧撑姿势，双手支撑在肩部正下方，全身呈一条直线。

B

- 右膝向前提，有控制地靠近右侧肘关节。身体的其余部分保持不动。
- 稍作停顿，然后……

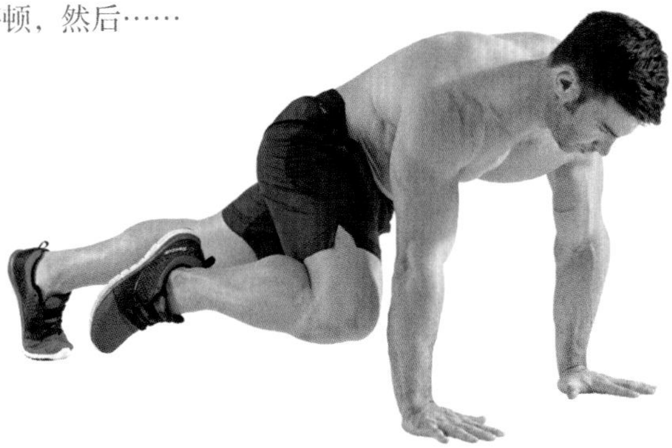

C

- ……将右膝向左侧肘关节移动，再次停顿，接着将右膝慢慢移回右侧肘关节，并保持这一姿势。然后将右腿伸直，右脚支撑在地面上。
- 马上进行下一次重复，这次换左腿，然后交替换边做。背部始终挺直，腰部保持在同一高度。

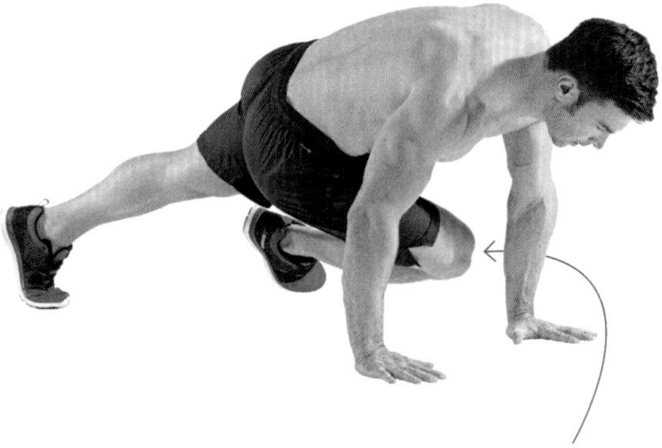

膝盖抬至肘部高度时，尽全力绷紧腹肌。

求助，我做不到！

在累了的时候，时不时地将膝盖放下来。

45 分钟训练

这套密集的、堪比电视剧时长的训练是大肚子“杀手”。因为出汗和急促的呼吸带来的回报至少是每 15 分钟 1260 千焦能量的消耗，这相当于一餐的热量摄入。请享用！

这套 45 分钟训练中的 8 种，也可以说是 7 种，不仅能消耗脂肪，而且还能提高你的负重能力。你会从瘦身者变成健身人士。

下面的表格显示了 45 分钟训练对于每种体重等级的瘦身者的适合程度。没有训练经验的超重量级瘦身者可能经受不住这套训练的强度，所以这些人在经过几个星期的基础训练后才能看见第 4 章的训练表的身影。如果你是纯粹的新手并且拥有自己的训练表，在从这套训练中抽取训练项目的时候请谨慎而行。请在训练过程中时不时地额外进行一次休息或者放慢速度，练一段时间后再慢慢提速。

对于所有利用一个星期完成这套训练的人，请记住：做完一套 45 分钟的训练之后请休息一天或者只进行一套短时训练。

45 分钟训练一览表

	超重量级		重量级		中量级	
	入门者	进阶者	入门者	进阶者	入门者	进阶者
训练 1，从第 123 页起						
训练 2，从第 129 页起						
训练 3，从第 135 页起						
辅助器械篇，从第 142 页起						
毛巾篇，从第 147 页起						
高台篇，从第 152 页起						

45 分钟训练 1

你准备好一次性完成 45 分钟训练了吗？如果答案是肯定的，那很好，因为这已经是个了不起的成就了！下面将要介绍的是 8 种充满趣味性、可令你大汗淋漓、让你有甩掉了肥肉的感觉的顶尖训练项目！这份“套餐”是自费的哦！

适合人群	超重量级	重量级	中量级
入门者			
进阶者			

完成方式		
难度	训练模式	实行
简单	站点训练	每种项目做 4 组，每组 45 秒。4 组项目 1，4 组项目 2，以此类推。 每组项目之间的休息时间为 40 秒，每种项目之间的休息时间为 50 秒。 活动速度：有节奏地（根据自身的情况每 2~5 秒重复 1 次）；项目 1 快速地；项目 2 每 8 秒重复 1 次，项目 7 每 15 秒重复 1 次
中等	循环训练	依次完成 8 种项目，每种 45 秒，切换项目时中间休息 15 秒（这样为 1 个回合）。 休息 90 秒，然后做第 2 个回合，再休息 90 秒后做第 3 个回合，以此类推，总共 4 个回合。 活动速度：顺畅地或有节奏地（根据自身的情况每 1~5 秒重复 1 次）；项目 1 有爆发力地，项目 7 每 10 秒重复 1 次
困难	HIIT	把两种项目结合在一起，中间不休息，每种项目时长为 40 秒，总共 80 秒：项目 1+ 项目 2、项目 3+ 项目 4、项目 5+ 项目 6、项目 7+ 项目 8。每个组合做 5 组，即 5 组项目 1+ 项目 2、5 组项目 3+ 项目 4、5 组项目 5+ 项目 6、5 组项目 7+ 项目 8。 每做完 5 组组合项目之后休息 40 秒。 活动速度：快速地（在规定的时间内重复尽可能多的次数）

原地快跑

训练部位：腿部、臀部与核心

A

- 双脚分开，与肩同宽。核心绷紧，手臂弯曲，然后原地快跑。右脚先离开地面，左臂随着摆动，然后……

B

- ……快速换边，右脚落地，左脚离地。以最快的速度原地跑步，减少双脚触地的时间。

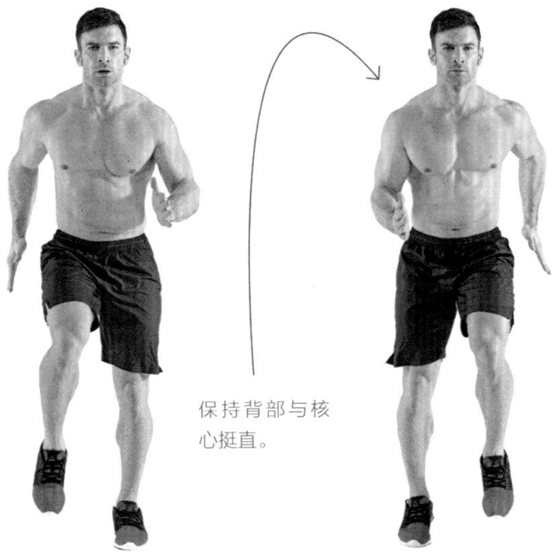

直腿爬行

训练部位：全身

A

双手在触碰到双脚前方的地面时，双腿尽量伸直。

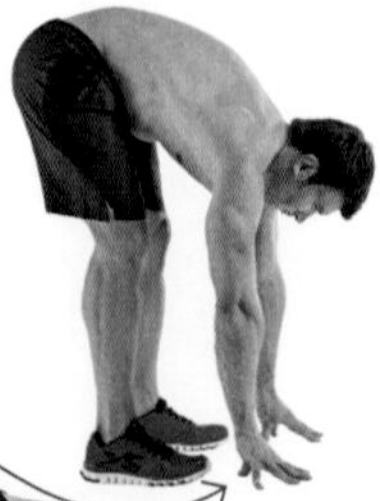

- 双脚分开，与肩同宽。臀部向后推，双膝关节微微弯曲，让挺直的上身尽量向前倾，直至双手触摸到双脚前方的地面。

B

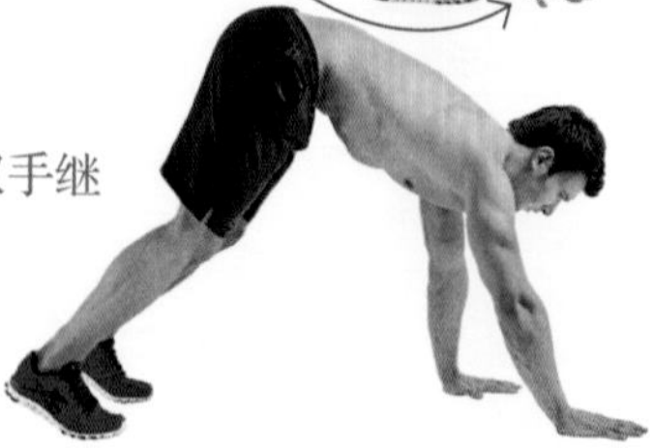

- 用双手向前爬行，双脚保持不动，只有脚后跟离开地面。双手继续向前爬行，直到……

C

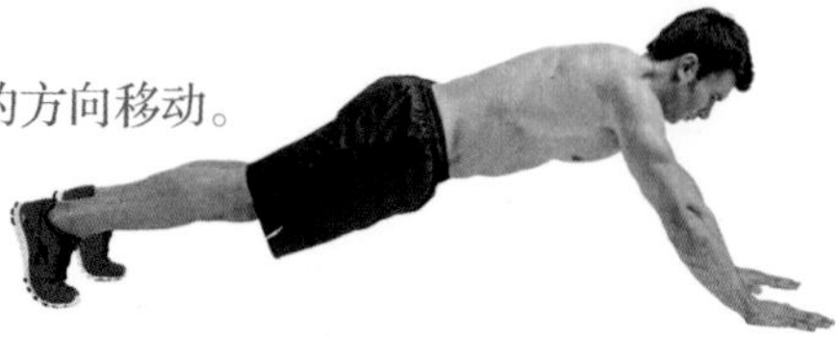

- ……全身呈一条直线且你快坚持不住了。
- 稍作停顿，然后在不屈膝的前提下，将双脚向双手的方向移动。臀部再次向上推，回到位置 A，然后重复动作。

求助，我做不到！

利用手爬到最远处时，将膝盖放下，然后起身做下一个动作。

上下蹲

训练部位：腿部、臀部和下背部

A

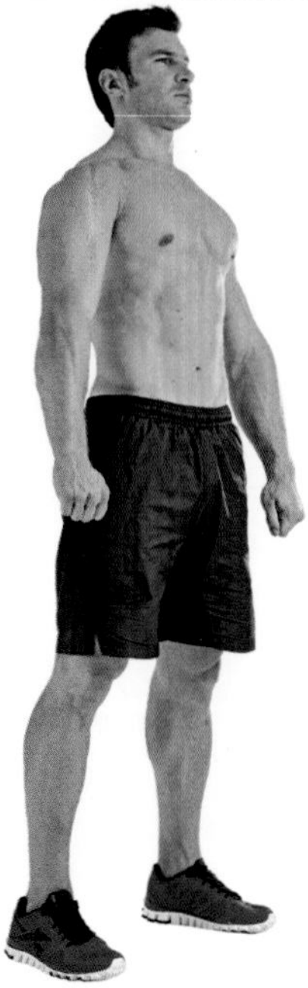

- 双脚分开，与肩同宽。绷紧核心，臀部向后推，双膝关节弯曲蹲下。背部保持挺直，双脚紧贴地面。双臂绷紧且放在膝关节两侧，想象自己正在提重物。

臀部在最低处时应位于膝盖下方。

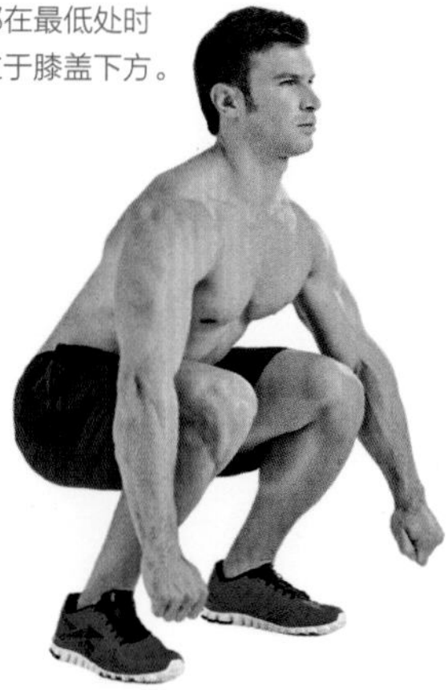

B

- 用力起身，上身挺直，肩部绷紧，双臂用力，然后马上重复动作。

求助，我做不到！

不要蹲得太低。

我能做更多！

每只手中拿一件物品（例如一本书、一个包或者一瓶水）。

抱头深蹲

训练部位：腿部和臀部

A

- 双脚分开，与肩同宽。双手放在头部后面，挺胸，绷紧肩部，肘关节朝外。

B

- 臀部向后推，屈膝，直至大腿与地面平行。膝盖朝外展，防止其自动内旋。双脚紧贴地面，上身尽可能保持挺直，同时扩胸。

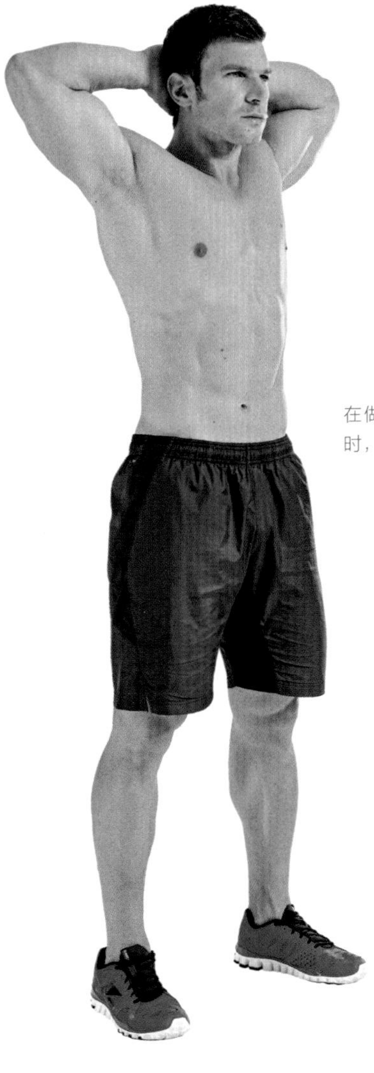

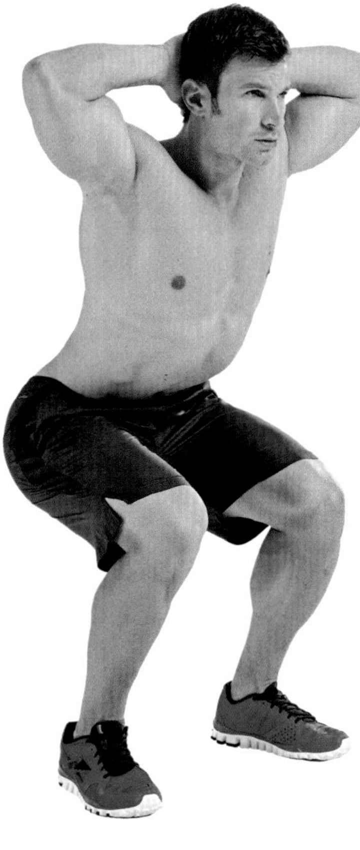

在做这样的屈膝动作时，将臀部向后推。

求助，我做不到！

将双手放在胸前。

平板支撑后踢腿

训练部位：核心、臀部和腿部

A

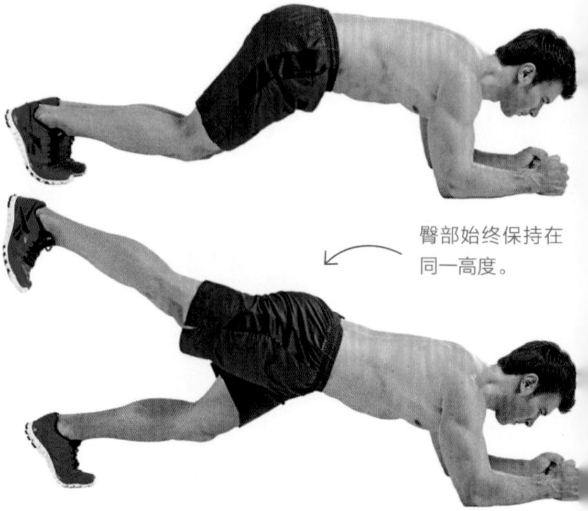
臀部始终保持在
同一高度。

- 摆出平板支撑姿势，用肘部在肩部下方支撑住上身，全身呈一条直线。
- 将双脚向前移动一定距离，膝关节稍稍弯曲并悬空。

B

- 右腿有节奏地向后上方抬，同时将脚后跟尽可能地向后拉伸。稍作停顿，然后收膝，放下脚，但不要触碰地面。
- 马上再次伸直右腿，下一回合换腿做。若训练数量为奇数，时间过半后换腿。

求助，我做不到！

每一次重复时换腿，或者 / 并且跪在地上完成这套动作。

弓步转体

训练部位：腿部、臀部与核心

A

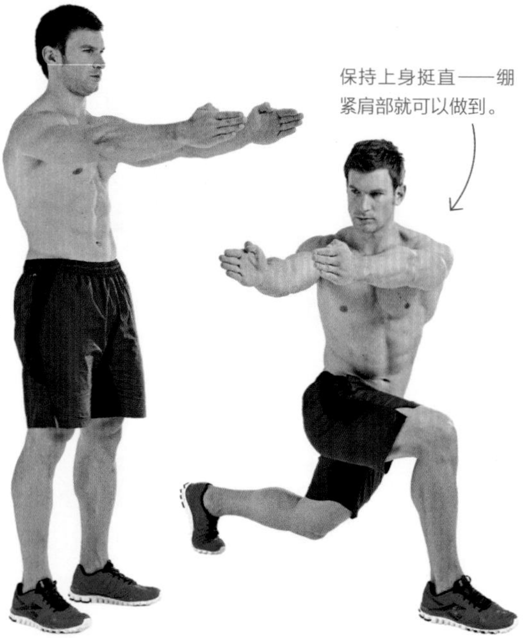
保持上身挺直——绷
紧肩部就可以做到。

- 双脚分开，与肩同宽。双臂抬至肩部的高度并向前伸直，核心绷紧。

B

- 右腿向前跨一步，呈弓步姿势，右侧大腿与地面平行。右侧膝盖与脚尖指向同一方向，同时将核心向右转，手臂跟着转。稍作停顿，然后转回来，起身回到初始位置。
- 下一次重复时，换左脚向前跨一步，然后再次换脚。

求助，我做不到！

一开始只略微转体，随着时间的推移，慢慢扩大活动范围。

我能做更多！

在最终位置时，将上身向侧面倾斜。

俯卧撑 + 卷腹 + 翻身组合

训练部位：全身

A

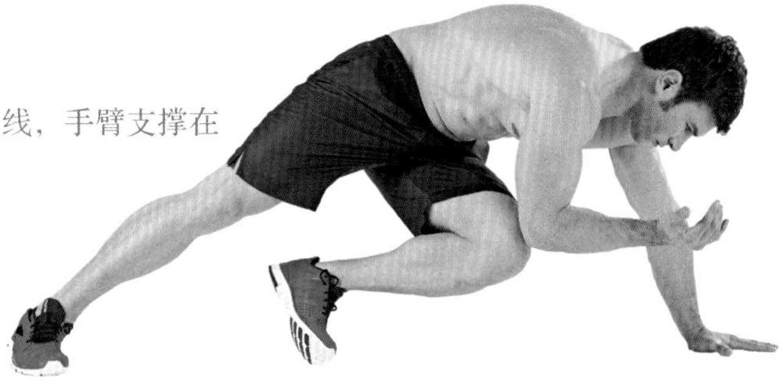

- 摆出俯卧撑姿势，身体呈一条直线，手臂支撑在肩部下方，然后做一个俯卧撑。
- 用左膝触碰右肘，绷紧腹肌。
- 身体回到起始的支撑姿势，这次换右膝在身体下方触碰左肘。

B

- 手臂弯曲，有控制地将身体放下，双臂和双腿分别平行地保持在空中。

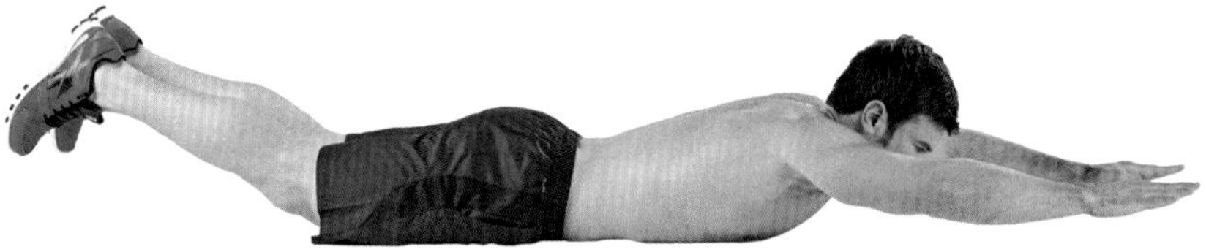

C

- 将挺直的身体翻过来，呈仰卧姿势。

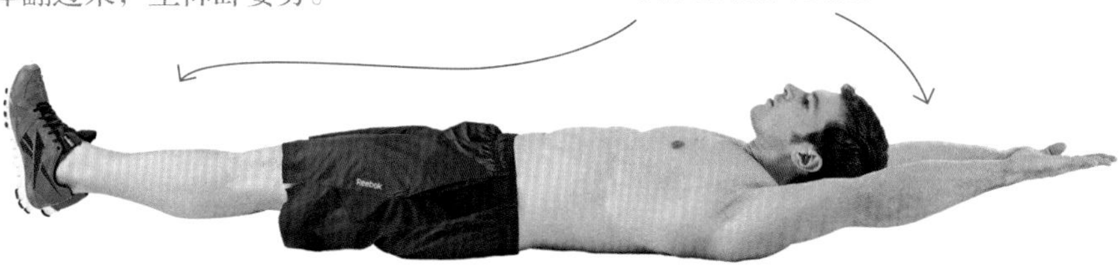

D

- 卷腹，同时将双臂往前上方伸，双腿伸直并抬起。稍作停顿，回到位置 C。
- 原路返回到俯卧撑姿势，结束这个回合。下一回合换翻身的方向，然后交替做。

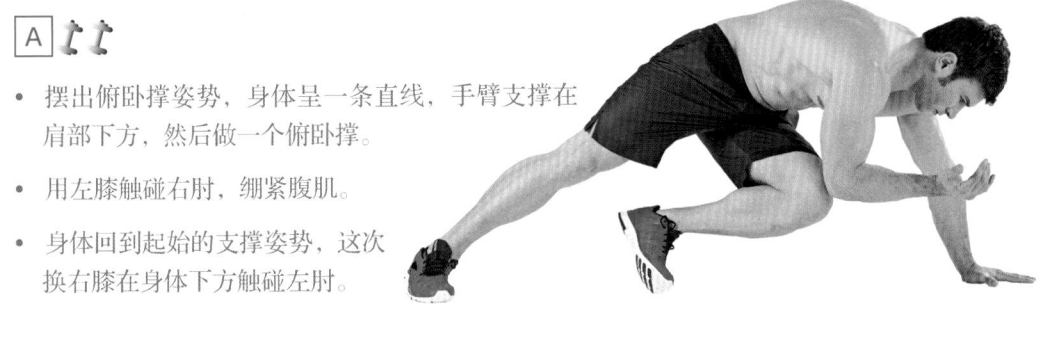

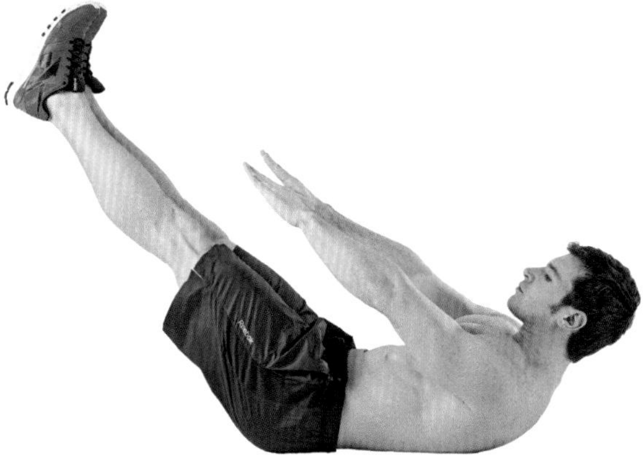

求助，我做不到！

用手和脚帮助翻身，或者 / 并且在该做俯卧撑的时候只做一个对角卷腹动作（下一回合再换边），也可以省去整个俯卧撑动作。

反向支撑展臂

训练部位：全身

A

- 坐在地上，身体稍稍向后靠，双手以与肩部相当的距离支撑在臀部后方。双腿微微弯曲，脚后跟着地，臀部抬起。

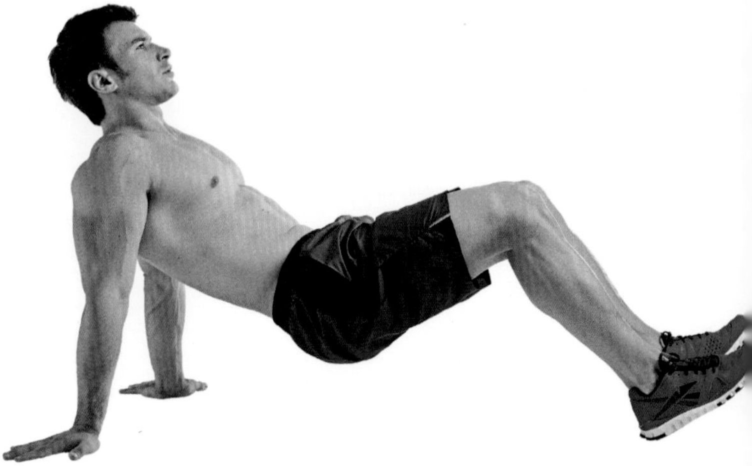

B

- 臀部继续向上抬，同时左手离开地面，尽全力向上伸。
- 收回左手，再次支撑地面。马上进行下一次重复，这次换右手离开地面，然后交替换边做。

臀部应该与核心以及大腿在一条直线上。

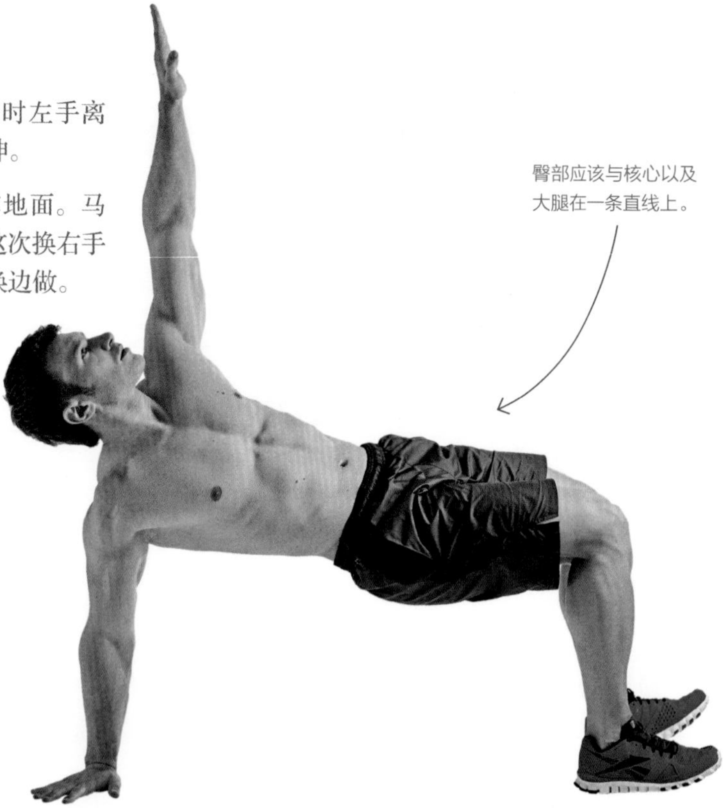

求助，我做不到！

中途不时地坐下。

45 分钟训练 2

这 8 套动作由静态与动态动作组合而成，如果中量级瘦身者有一定的训练经验，那再好不过了。对于重量级和超重量级瘦身者来说，有经验是必要前提。

适合人群	超重量级	重量级	中量级
入门者			
进阶者			

完成方式		
难度	训练模式	实行
简单	站点训练	每种项目做 4 组，每组 50 秒。4 组项目 1，4 组项目 2，以此类推。 每组项目之间的休息时间为 35 秒，每种项目之间的休息时间为 45 秒。 活动速度：有节奏地（根据自身的情况每 2~5 秒重复 1 次），项目 6 除外
中等	循环训练	依次完成 8 种项目，每种 60 秒，切换项目时中间休息 15 秒（这样为 1 个回合）。 休息 120 秒，然后做第 2 个回合，再休息 120 秒后做第 3 个回合，以此类推，总共 4 个回合。 活动速度：顺畅地或有节奏地（根据自身的情况每 1~5 秒重复 1 次），项目 6 除外
困难	HIIT	把两种项目结合在一起，中间不休息，每种项目时长为 35 秒，总共 70 秒：项目 1+ 项目 2、项目 3+ 项目 4、项目 5+ 项目 6、项目 7+ 项目 8。每个组合做 4 组，即 4 组项目 1+ 项目 2、4 组项目 3+ 项目 4、4 组项目 5+ 项目 6、4 组项目 7+ 项目 8。 每做完 4 组组合项目之后休息 30 秒，切换组合项目时休息 120 秒。 活动速度：快速地（在规定的时间内重复尽可能多的次数），项目 6 除外

前倾展臂开合跳

训练部位： 全身

A

- 双脚分开，与肩同宽。核心绷紧，臀部向后推，膝关节弯曲。上身挺直并向前倾，直到腹部快要触碰到大腿。

B

- 跳起时，双脚向两侧打开，双臂画一个半圆并向上摆动。
- 稍作停顿，然后跳回初始位置，背部始终保持挺直。

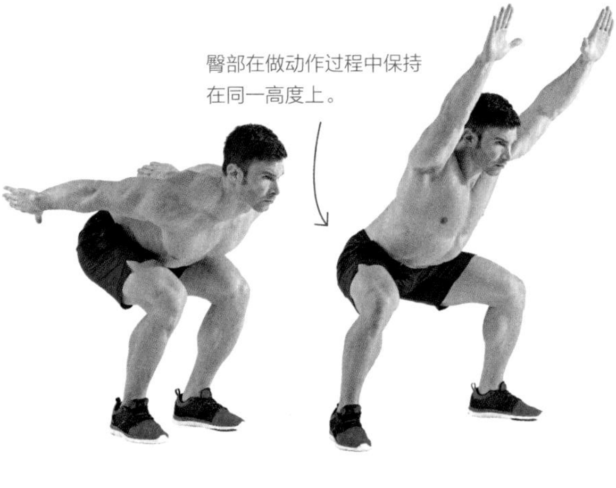

求助，我做不到！

上身不要过于向前倾，或者 / 并且在跳跃时只将双臂摆至肩部高度。

俯卧撑 + 平板支撑组合

训练部位：核心、肩部和手臂

A

- 摆出标准的平板支撑姿势，双肘支撑在肩部下方的地面上，整个身体呈一条直线。

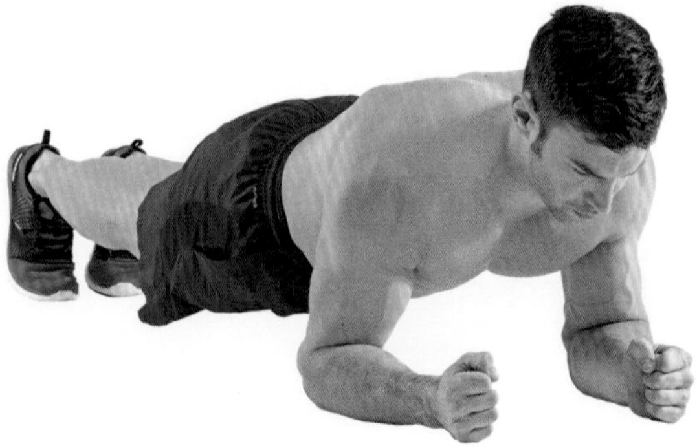

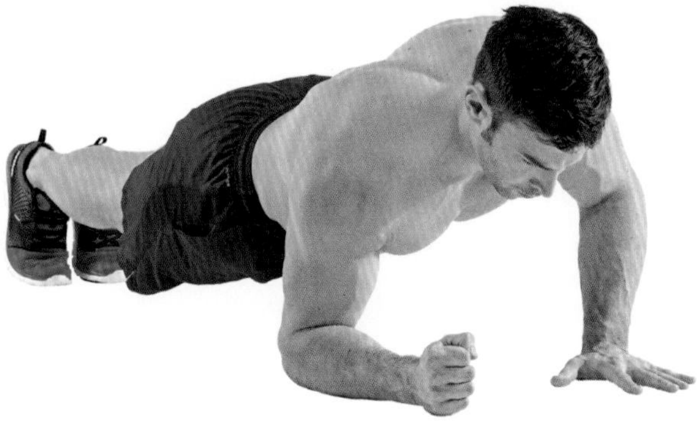

B

- 左肘离开地面，换左手支撑在肩部下方。

C

- 将重心移向左手，然后右肘离开地面，换右手支撑在肩部下方，这时身体呈俯卧撑姿势。
- 不休息，右肘再次支撑地面，左肘随后，回到初始位置。下一次重复时，右肘先着地，然后反复交替做。

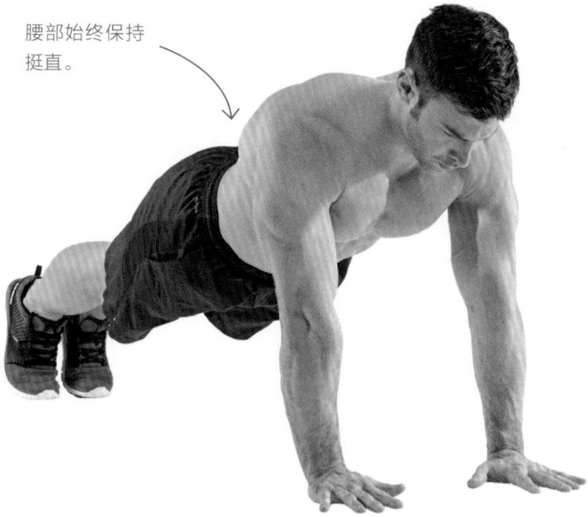

求助，我做不到！

中途时不时将膝盖放下。

驴踢腿

跳回地面时，注意背部依旧挺直。

训练部位：全身

A

- 四肢着地，膝盖位于腰部下方，双手支撑在肩部下方。膝盖离开地面。

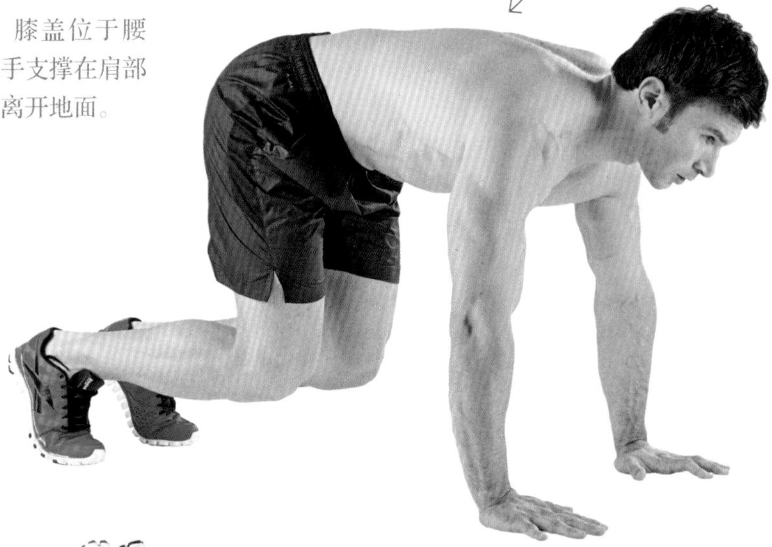

B

- 双脚发力起跳，双腿向后上方伸直，然后快速收膝回到初始位置。不休息，直接开始下一次重复。

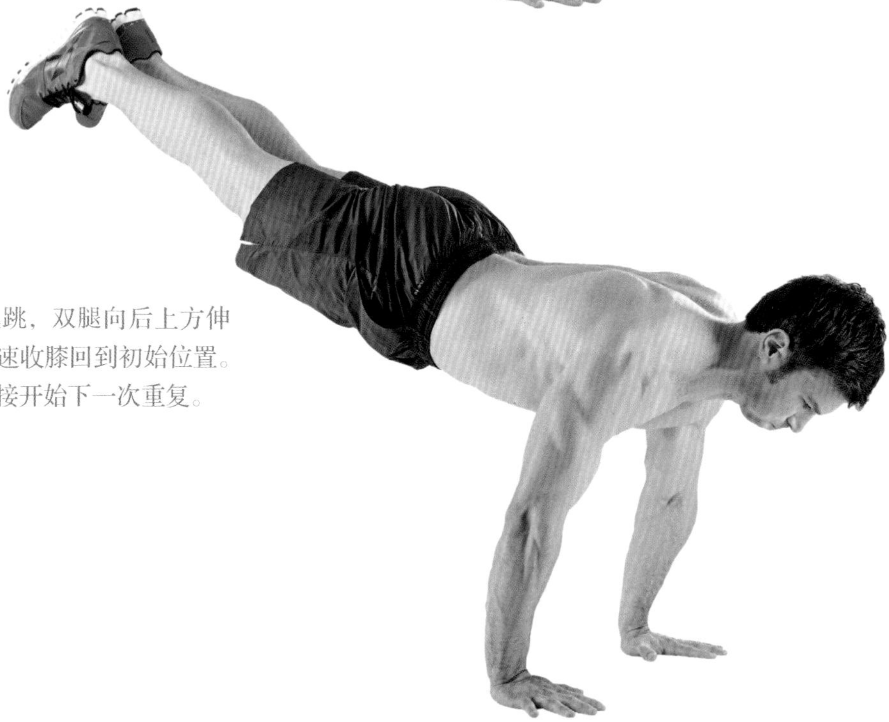

求助，我做不到！

同样，如果做这套动作时感到累了的话，可以将膝盖放下，并且省去伸腿的部分，只让膝盖离开地面。

交替伸腿卷腹

训练部位：腹部和腿部

A

- 仰卧，双腿稍微离开地面，双脚脚尖始终绷直。手臂位于身体两侧，与地面平行并悬在空中。核心绷紧，头和肩部稍稍向上抬，将伸直的左腿抬至与地面垂直。

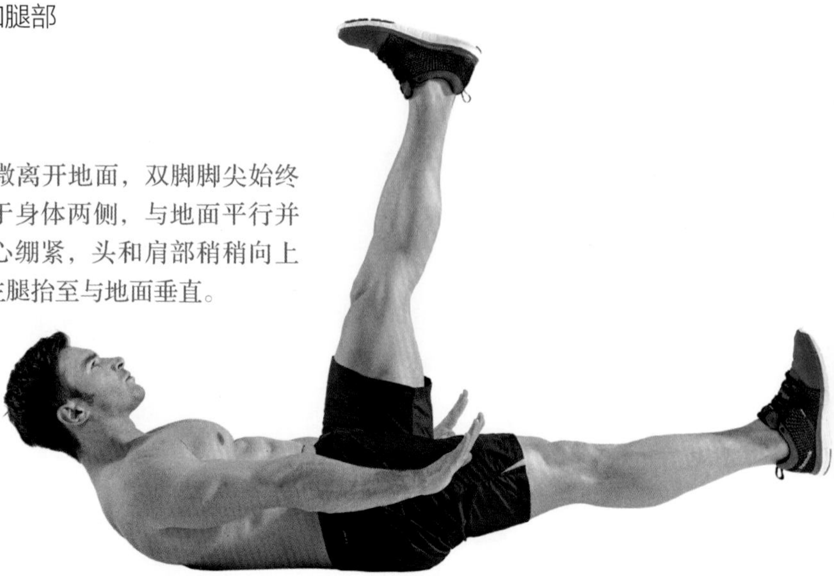

B

- 腹肌绷紧，核心弯曲，肩部尽量离开地面。稍作停顿，然后放松核心，但不要将肩部也放下。
- 现在换腿，右腿伸直并与地面垂直。再次卷腹，然后换边重复做。肩部和抬起的腿不要完全放下。

为了能更好地卷腹，将双手伸向靠近地面的脚的方向。

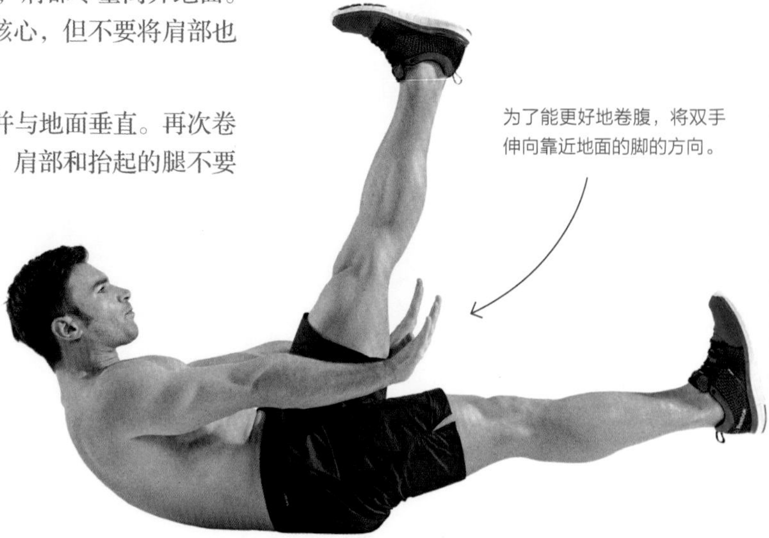

求助，我做不到！

稍稍弯曲双腿，或者 / 并且在需要的时候将双腿短暂地放下。

脚尖深蹲

训练部位： 腿部和臀部

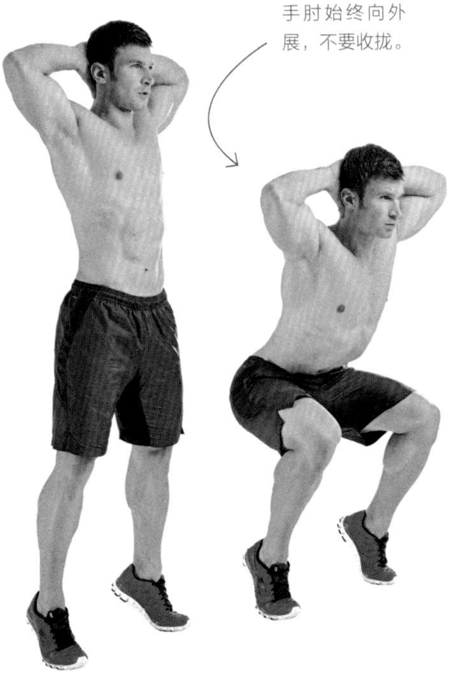
手肘始终向外展，不要收拢。

A

- 双脚分开，与肩同宽。双手放松地放在脑后，肘关节朝外。肩部收拢，以使胸部扩展开来。脚后跟抬起。

B

- 臀部向后推，膝关节弯曲，直至大腿与地面平行。同时尽全力将脚后跟抬高，上身挺直。
- 再次站直，不要将脚后跟放下，然后迅速重复动作。

求助，我做不到！

中途时不时将脚后跟放下来。

伸展支撑

训练部位： 全身

完成方式

- 摆出俯卧撑姿势，然后“变形”：首先将双腿最大限度地向后移动，双手伸向身前 45 度方向，使全身伸展开来，直至快支撑不住。

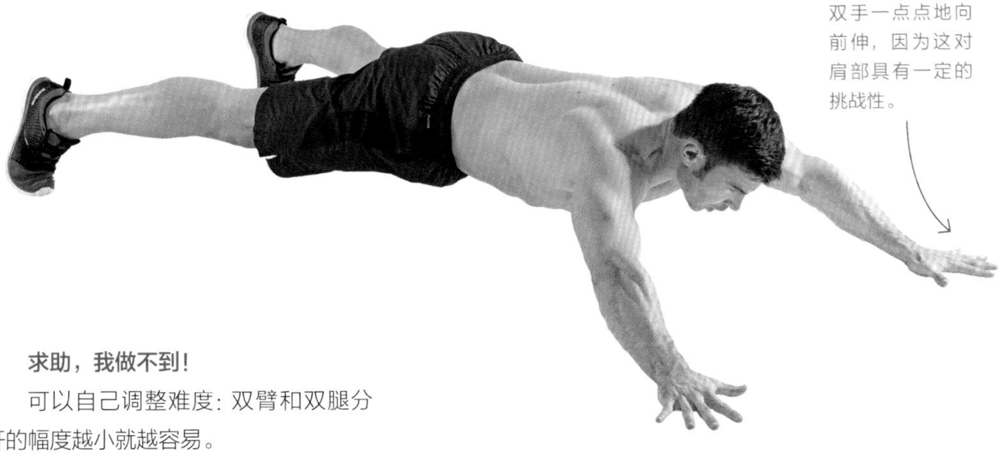
在做伸展姿势时，双手一点点地向前伸，因为这对肩部具有一定的挑战性。

求助，我做不到！

可以自己调整难度：双臂和双腿分开的幅度越小就越容易。

低俯身爬行

训练部位： 全身

A

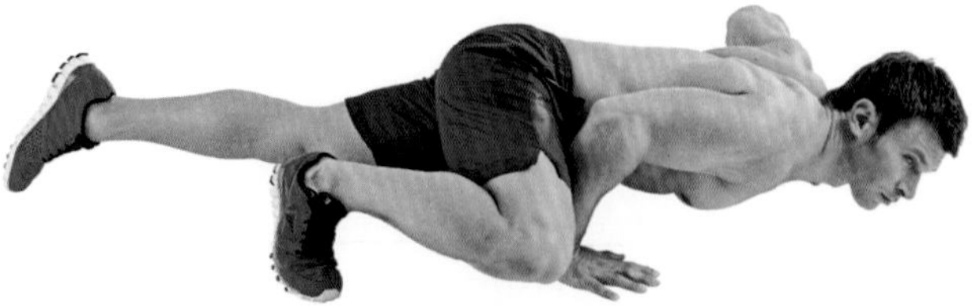

- 摆出标准的俯卧撑姿势，然后双腿弯曲，身体下沉，靠近地面。左手向前伸并放在地上，同时右膝抬起并触碰右肘，脚跟着向前。

B

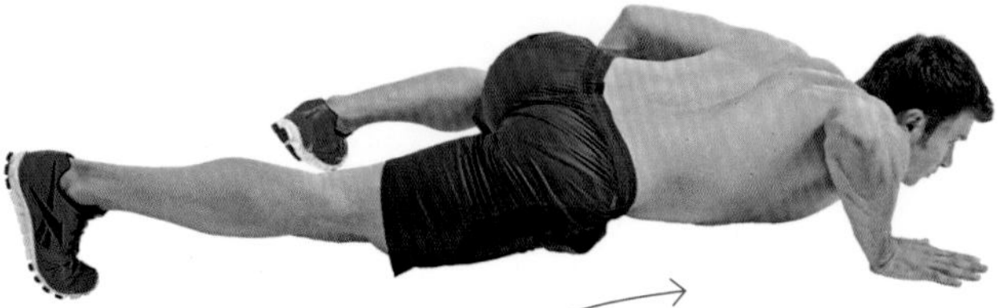

在地面上尽量自由地活动，就像一只猫一样。

- 现在右手向前伸，左膝抬起并触碰左肘。向前移动的时候，身体尽量贴近地面，但不要将它放下。

求助，我做不到！

中途时不时趴下或者将身体撑起来做这套动作。

单腿反向支撑

训练部位： 全身

A

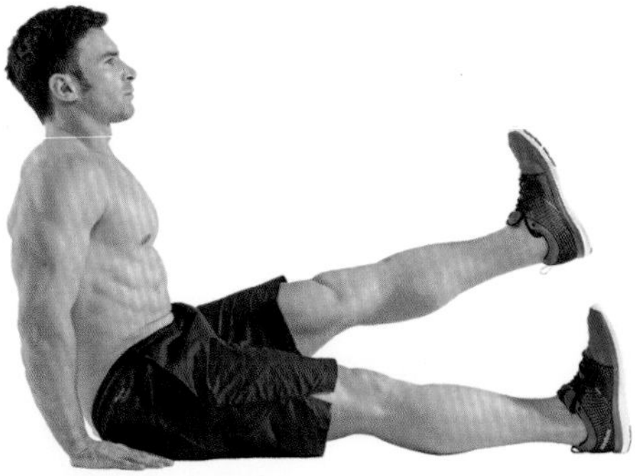

- 坐在地上，上身稍微向后靠，双手支撑在臀部后方。左腿伸直并向上抬，双脚向上绷直。身体绷紧，然后臀部离开地面。

B

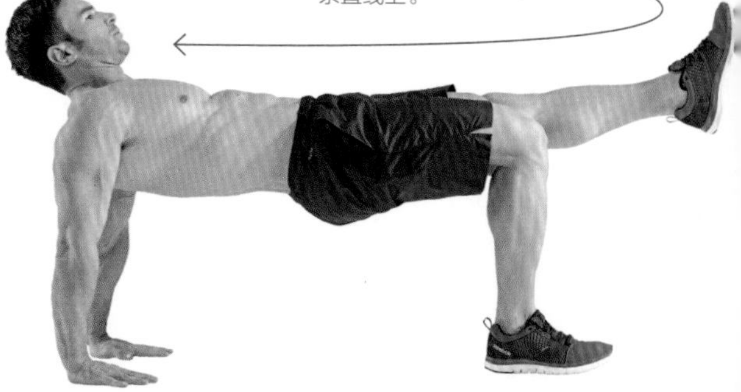

在最终位置时，大腿和上身在一条直线上。

- 腰部向上抬，右脚踩实地面，手臂支撑在肩部下方。稍作停顿，然后有控制地返回初始位置，中途不要将臀部完全放下来。
- 做下一组时换腿。

求助，我做不到！

省去抬腿的部分或者每一次重复时换腿。如果你还不能将腰部抬得太高，没关系，慢慢来。

45 分钟训练 3

注意：这 8 个训练项目是来自“脂肪消耗厨房”的慰问，不适合入门者，但保证能让你出汗。

适合人群	超重量级	重量级	中量级
入门者			
进阶者			

完成方式		
难度	训练模式	实行
简单	站点训练	每种项目做 4 组，每组 60 秒。4 组项目 1，4 组项目 2，以此类推。 每组项目之间的休息时间为 25 秒，每种项目之间的休息时间为 40 秒。 活动速度：有节奏地（根据自身的情况每 2~5 秒重复 1 次）
中等	循环训练	依次完成 8 种项目，每种 60 秒，切换项目时中间休息 15 秒（这样为 1 个回合）。 休息 120 秒，然后做第 2 个回合，再休息 120 秒后做第 3 个回合，以此类推，总共 4 个回合。 活动速度：顺畅地或有节奏地（根据自身的情况每 1~5 秒重复 1 次）
困难	HIIT	把两种项目结合在一起，中间不休息，每种项目时长为 20 秒，总共 40 秒：项目 1+ 项目 2、项目 3+ 项目 4、项目 5+ 项目 6、项目 7+ 项目 8。每个组合做 6 组，即 6 组项目 1+ 项目 2、6 组项目 3+ 项目 4、6 组项目 5+ 项目 6、6 组项目 7+ 项目 8。 每做完 6 组组合项目之后休息 15 秒。 活动速度：快速地（在规定的时间内重复尽可能多的次数）

弓步转体跳跃

训练部位：全身

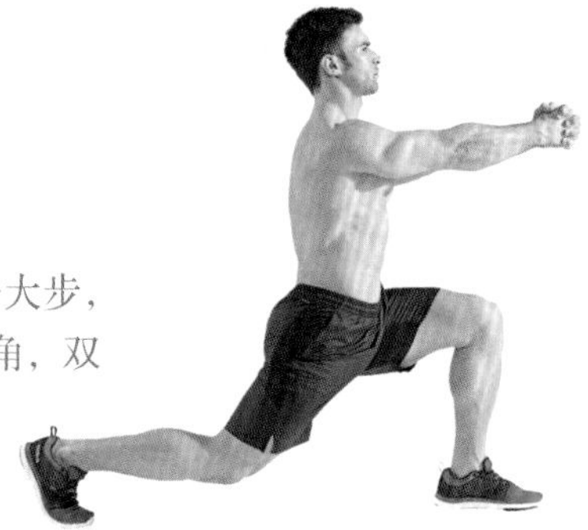

A

- 双脚分开，与肩同宽。右脚向后跨一大步，形成弓步姿势。左侧膝关节弯曲成直角，双手十指交叉，双臂向前伸直。

B

- 双脚用力跳起，快速转体 180 度，此时的姿势与初始姿势相反：右侧膝关节朝前弯曲成直角，左腿向后伸直。
- 不休息，跳回初始位置，然后马上重复做。

保持上身挺直。

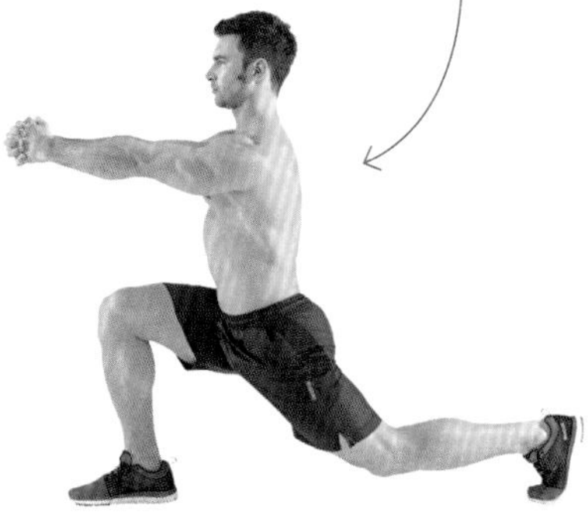

求助，我做不到！

缩小弓步的幅度，或者 / 并且膝关节不要过度弯曲。

蜘蛛侠式俯卧撑

训练部位：全身

A

- 摆出俯卧撑姿势，全身呈一条直线，双手支撑在肩部下方。

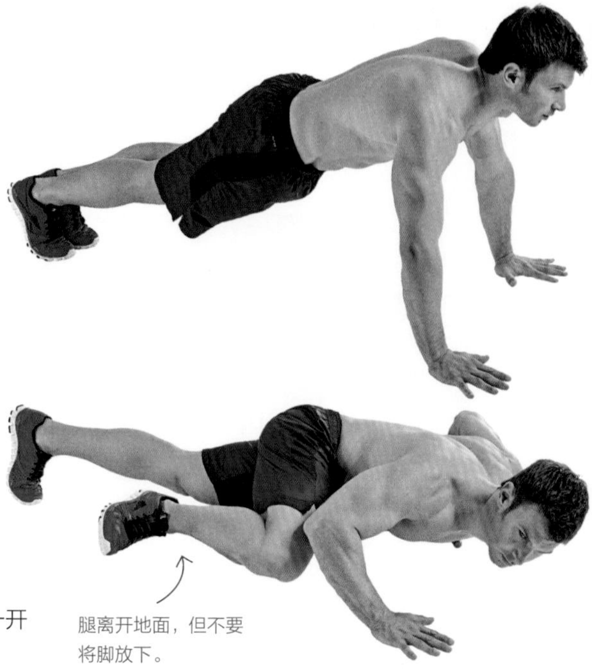
腿离开地面，但不要将脚放下。

B

- 手臂弯曲，身体下沉。同时抬右腿，并且有控制地将右膝移向右肘。回到支撑姿势时，将右腿再次伸直。
- 重复一次，这次换左腿，然后交换两腿继续做。

求助，我做不到！

每两次重复之后，将膝盖放下，或者在一开始时用小臂支撑身体，只进行交替抬膝动作。

滑雪者深蹲

训练部位：腿部、臀部与核心

A

- 双脚分开，以肩宽两倍的距离站立。左侧膝关节稍稍弯曲，脚尖朝前。绷紧身体，然后将臀部向后推。上身往左脚方向弯曲，直到你能用右手碰到左脚。左臂向后伸直。
- 回到直立姿势，然后迅速……

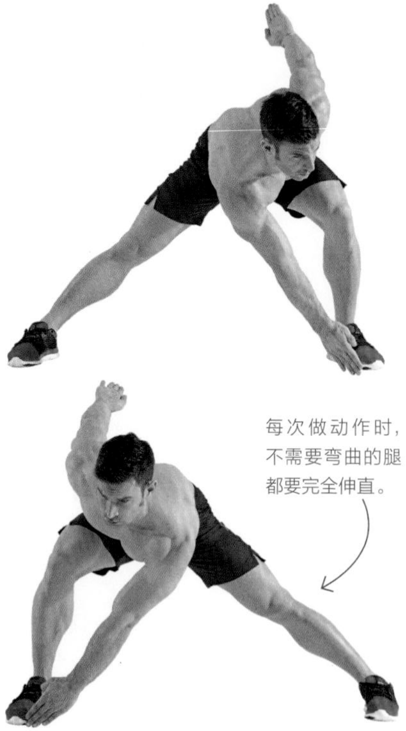
每次做动作时，不需要弯曲的腿都要完全伸直。

B

- ……转向另一边，右侧膝关节弯曲，上身向右脚方向弯曲，用左手去触碰右脚，同时右臂向后伸直。然后马上再次站直，不休息，换边继续做。在动作过程中，背部始终挺直。

求助，我做不到！

缩短两脚间的距离，或者 / 并且只将手往下伸到自己够得着的位置，触碰不到脚也没有关系。

反手支撑抬膝

训练部位：全身

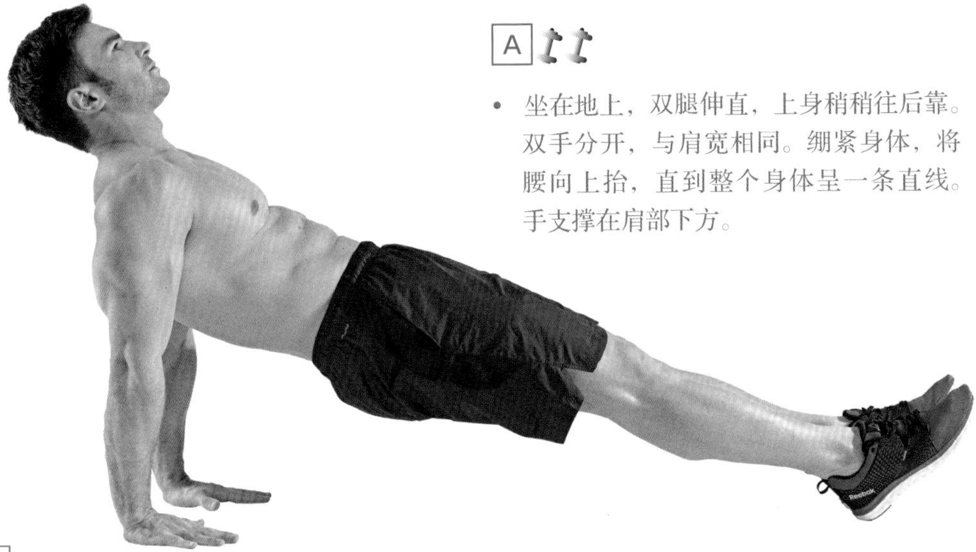

A

- 坐在地上，双腿伸直，上身稍稍往后靠。双手分开，与肩宽相同。绷紧身体，将腰向上抬，直到整个身体呈一条直线。手支撑在肩部下方。

B

- 右膝抬起并弯曲至 90 度。稍作停顿，然后再次伸直右腿。
- 不要伸腰，身体再次呈一条直线，这次抬左膝并弯曲至 90 度。保持几秒，再次伸直左腿，不休息，继续换腿做。

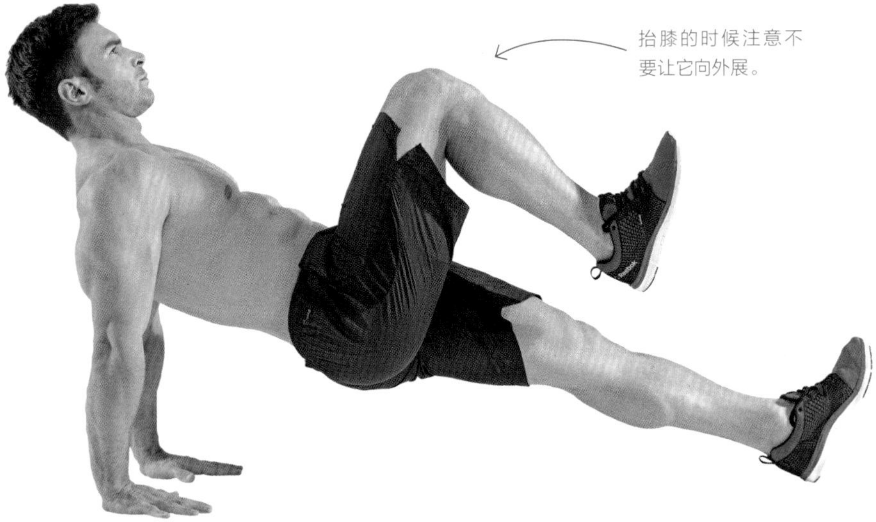

抬膝的时候注意不要让它向外展。

求助，我做不到！

中途可以坐下或者在一开始的时候就将脚放在离臀部稍近的位置，使腿保持弯曲姿势。

深蹲扩腿

训练部位：腿部和臀部

A

- 双脚分开，与肩同宽。身体绷紧，臀部向后推，膝关节弯曲至大腿呈水平状态。背部挺直，上身向前倾。双臂弯曲，双手握拳并置于身体前方。

B

- 双腿用力向外展开，停留在双腿分开至两倍肩宽的姿势。双脚脚尖指向外侧，臀部保持在此前的高度，上身不动。
- 稍作停顿，快速跳回初始位置，不休息，继续做。

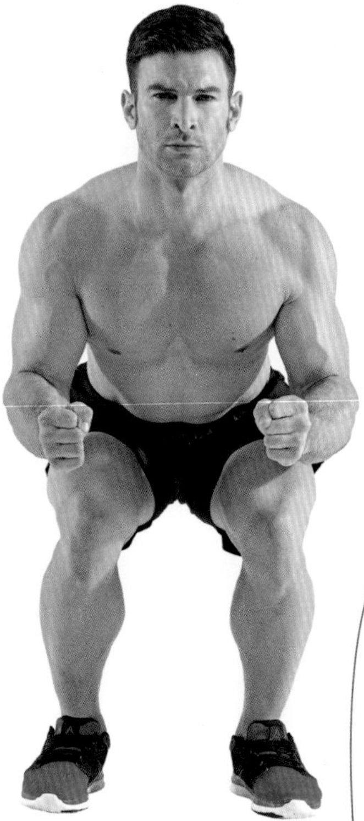
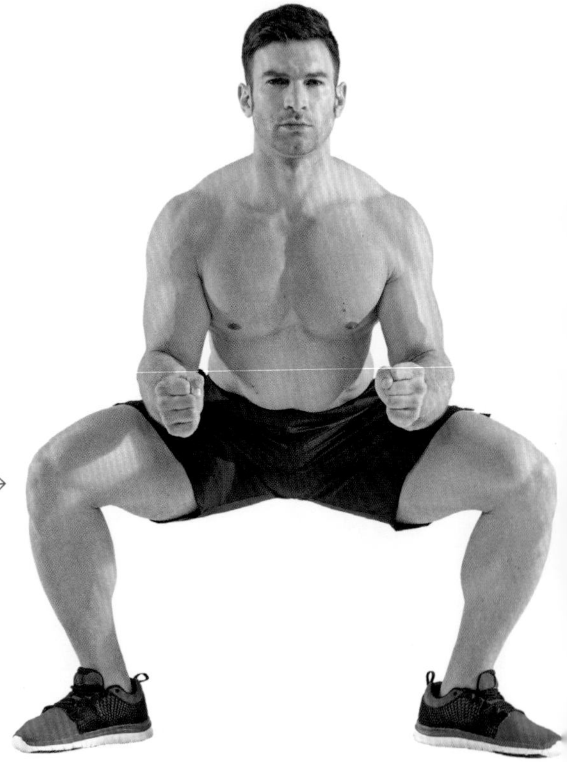

膝盖与脚始终指向同一个方向，不能朝内。

求助，我做不到！

不要蹲得太低，或者 / 并且两腿分开的幅度不要太大。

提臀对角展臂

训练部位：全身

A

- 躺在地上，双腿弓起，双臂放在身体两侧。

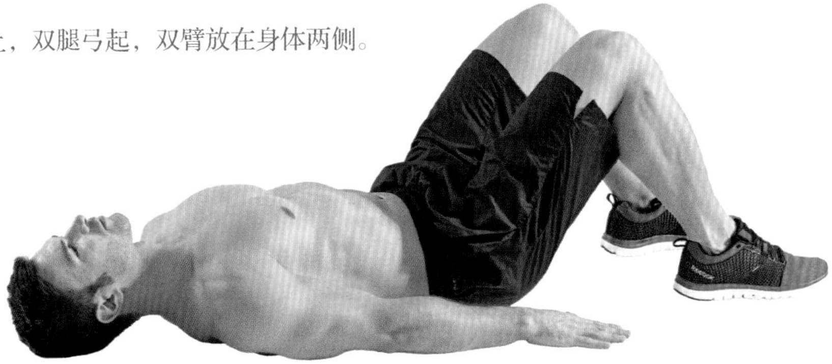

B

- 绷紧身体，然后提腰，直到上身和大腿在一条直线上。同时将核心向右转，左臂越过头部往右上方伸直，用左手触碰一下地面。双脚保持不动。稍作停顿，然后有控制地返回初始位置：先转回来，再放下腰，但不要完全躺下。
- 下一次重复时转向另一边，然后换方向做。

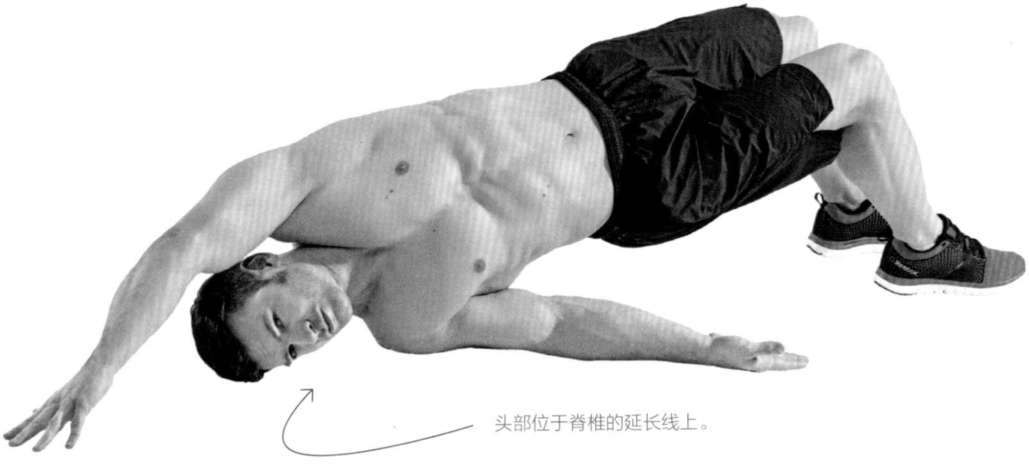

求助，我做不到！

缩小转体的幅度，不能用手触碰到地面也没有关系，重要的是你能感受到身体的伸展。

侧身卷腹

训练部位：核心

A

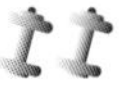

- 身体左侧朝下躺在地上，手臂越过头部伸直，双手交叠。将同样伸直的双腿抬起来，绷紧核心，然后肩膀也离开地面。

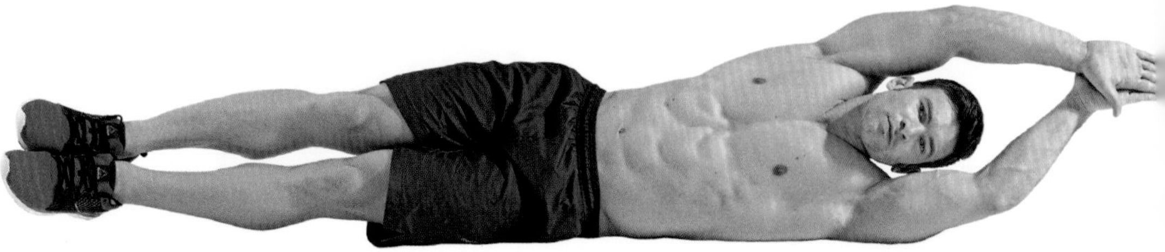

B

- 利用核心的力量将手臂和腿同时向上抬，在上方稍作停顿后慢慢返回，但不要将手臂和腿完全放下。不休息，继续做下一个卷腹动作。
- 下一个回合换右侧做。

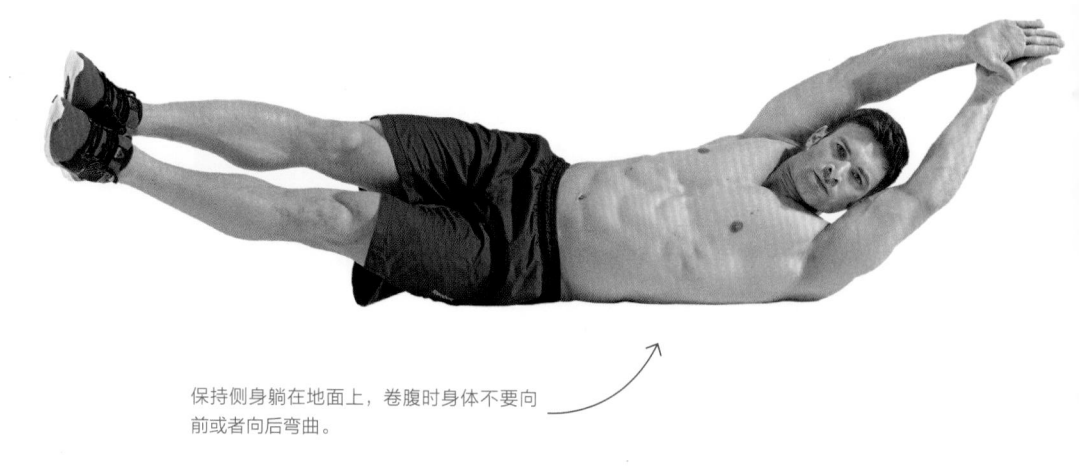

保持侧身躺在地面上，卷腹时身体不要向前或者向后弯曲。

求助，我做不到！

第一次重复时只抬腿，第二次再将手臂和上身抬起来。

海豚游

训练部位：背部和肩部

A

- 俯卧，伸直双腿和双臂并将其抬离地面。胸部同样稍稍离开地面，保持在空中。

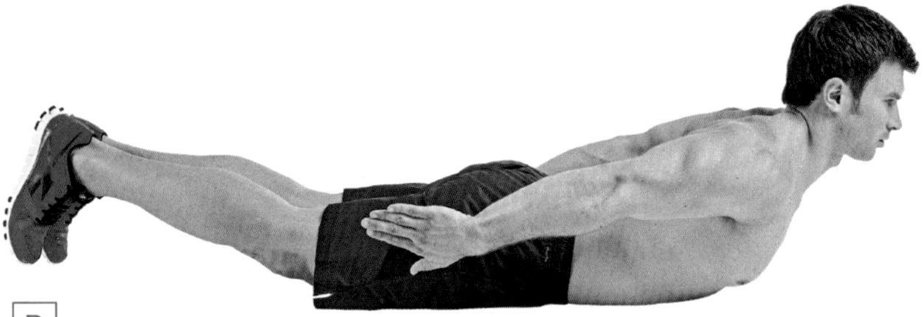

B

- 上身向上挺，同时手臂向上抬起并向外伸展。

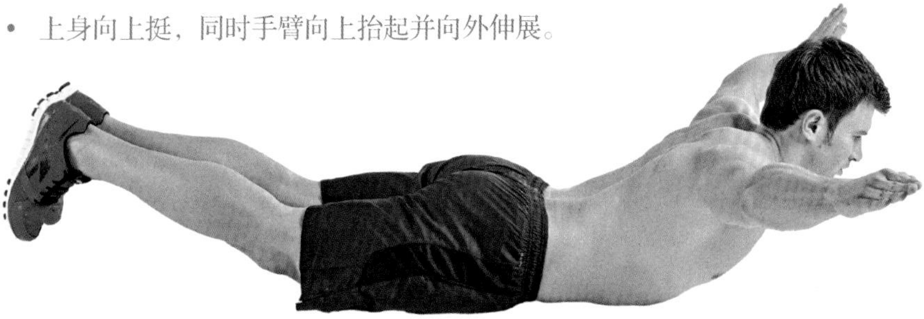

C

- 做下一个姿势，尽全力将上身向上挺并停留在那里，双臂平行地上抬至最高点，不要放下。在最终位置时，将肩部收紧。稍作停顿，然后回到初始位置。不要将腿、上身和手臂放下，而是马上重复做。

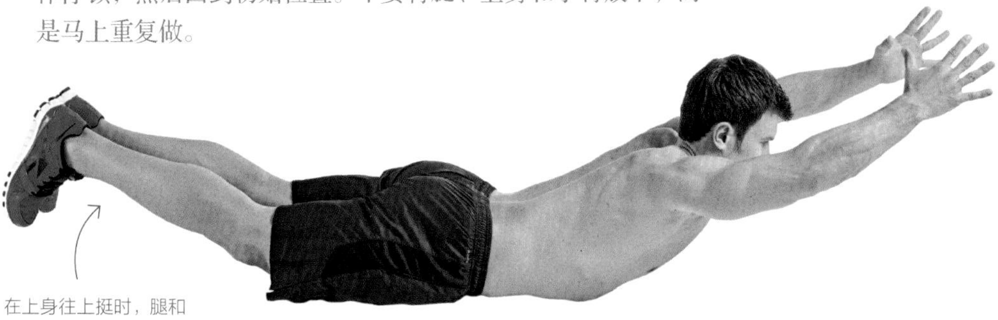

在上身往上挺时，腿和脚一直保持在空中。

求助，我做不到！

两种简化方式：在一开始时手臂从身体两侧抬至肩部高度，并从那个位置向前伸展，或者在需要的时候短暂地将腿放下。

45 分钟训练——辅助器械篇

在训练中加入吊臂环节？听上去挺轻松的，但不要被骗了：本部分需要吊臂或者引体的训练项目可是需要力量的。体重越重，需要的力量就越大。

适合人群	超重量级	重量级	中量级
入门者			
进阶者			

完成方式		
难度	训练模式	实行
简单	站点训练	每种项目做 4 组，每组 45 秒。4 组项目 1，4 组项目 2，以此类推。 每组项目之间的休息时间为 40 秒，每种项目之间的休息时间为 50 秒。 活动速度：有节奏地（根据自身的情况每 2~5 秒重复 1 次，项目 4 每 15 秒重复 1 次）
中等	循环训练	每种项目做 6 组，各组训练的时长分别为 60 秒、50 秒、40 秒、40 秒、50 秒、60 秒。 每组项目之间的休息时间为 20 秒，每种项目之间的休息时间为 60 秒。 活动速度：顺畅地或有节奏地（根据自身的情况每 1~5 秒重复 1 次，做项目 4 时每 12 秒重复 1 次）
困难	HIIT	自始至终一个规则：30 秒训练，20 秒休息。 像这样依次完成 7 种项目，即每种做 30 秒，切换项目时中间休息 20 秒（这样为 1 个回合）。 休息 20 秒，然后做第 2 个回合，再休息 20 秒后做第 3 个回合，以此类推，总共 8 个回合。 活动速度：快速地（在规定的时间内重复尽可能多的次数）

反手引体向上

训练部位：上背部、肩部和肱三头肌

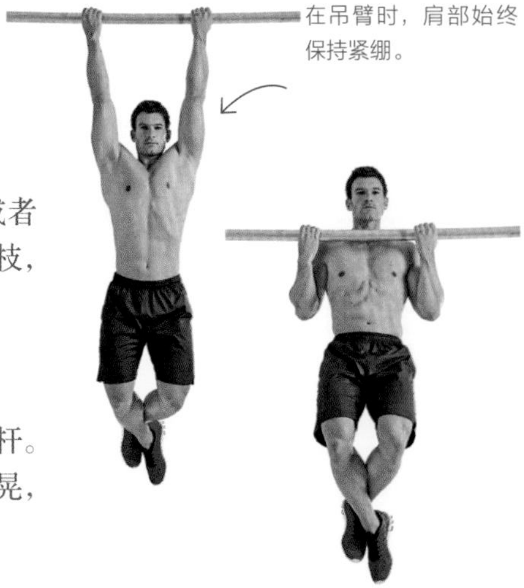

在吊臂时，肩部始终保持紧绷。

A

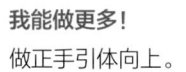

- 找一根稳定的横杆（脚手架、单杠、晾衣竿等）或者一根树枝，双手分开，与肩同宽。反手抓住横杆或树枝，绷紧身体，然后将双脚蹬离地面，两侧小腿交叉。

B

- 利用手臂的力量将身体向上拉，直到下巴越过横杆。稍作停顿，然后身体慢慢地下沉。注意身体不要摇晃，然后继续做。

求助，我做不到！

用脚部发力来帮助向上引体，或者身体从最上方的位置开始慢慢地下沉。在这个姿势下，你的力量最大。

我能做更多！

做正手引体向上。

靠墙挺胯

训练部位：上背部、肩部和三角肌

A

- 在墙前方约 0.5 米的位置背对着墙站立，然后将背部和臀部靠在墙上，双臂和双手外侧也贴在墙上。

B

- 绷紧身体，然后利用手臂和手的力量将上身挺起，核心保持不动。稍作停顿后，回到初始位置。

求助，我做不到！

手臂弯曲，利用肘部的力量将上身向前挺。

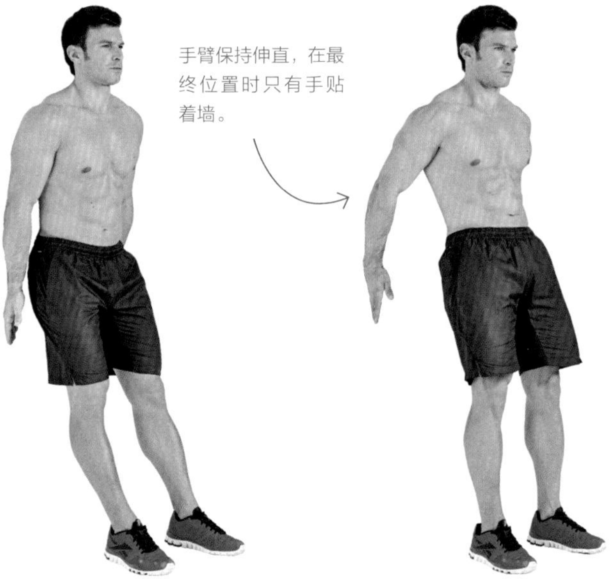
手臂保持伸直，在最终位置时只有手贴着墙。

举毛巾侧弯腰

训练部位：核心和肩部

A

- 双脚分开，与肩同宽。膝关节微微弯曲，双臂伸直。双手握着一条卷好的毛巾，将它绷直并举过头顶。

B

- 上身向左侧倾斜，注意不要让髋部向右突出。手臂随着身体摆动，手里始终握着毛巾。稍作拉伸，然后慢慢回到初始位置。不休息，身体向另一侧倾斜，然后继续换边做。

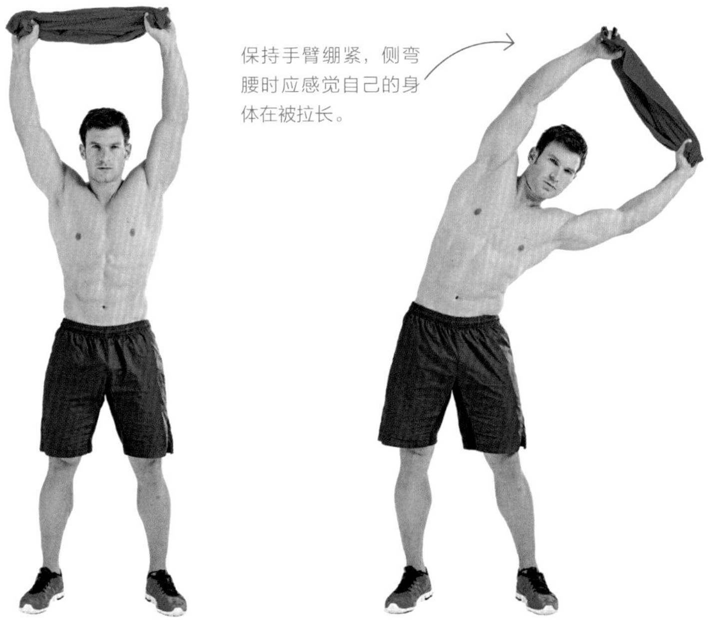
保持手臂绷紧，侧弯腰时应感觉自己的身体在被拉长。

土耳其式起身

训练部位：全身

A

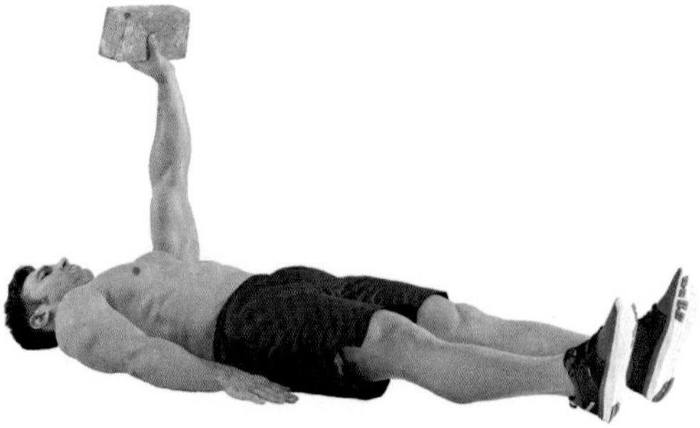

- 仰卧，双腿伸直。右臂贴着地面，左手拿着一个物品（一块砖头、一本书、一瓶水或者一个球）向上举。这个项目也可以不用任何物品，双手握拳即可。

B

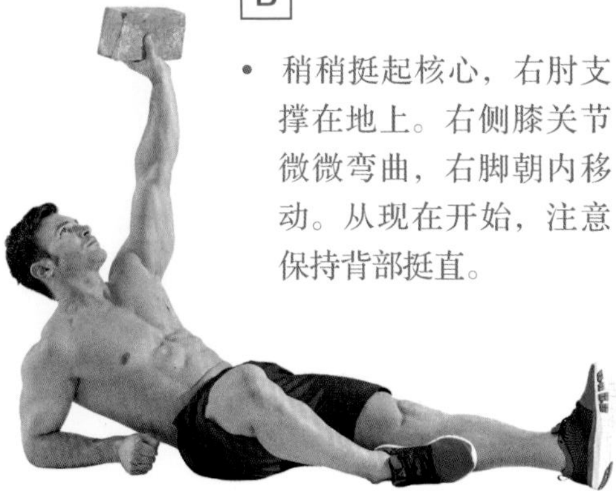

- 稍稍挺起核心，右肘支撑在地上。右侧膝关节微微弯曲，右脚朝内移动。从现在开始，注意保持背部挺直。

C

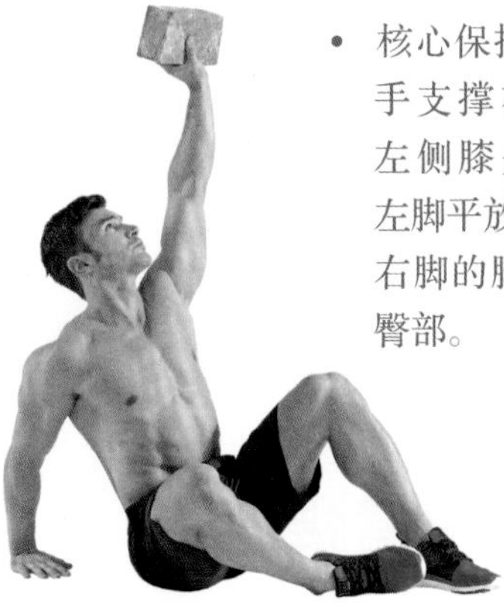

- 核心保持绷紧，右手支撑在地面上，左侧膝关节弯曲，左脚平放在地面上，右脚的脚后跟对准臀部。

D

- 右臂和左脚发力，将腰从地面上抬起来。右脚向后移动，右膝跪在地上。同时右手离开地面，上身挺直。

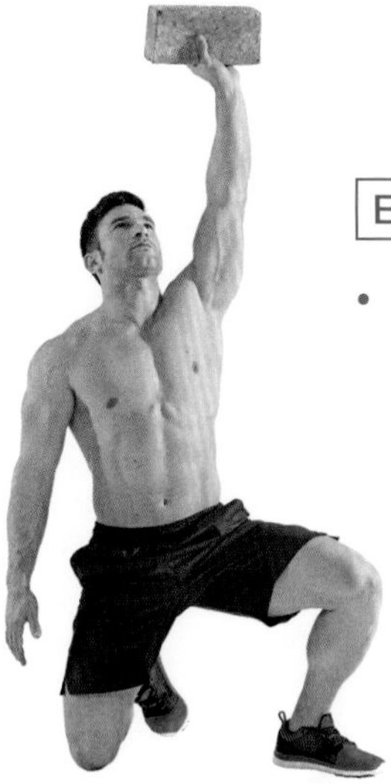

E

- 双脚站在地面上，挺直身体。稍作停顿后，原路返回到初始位置。做下一组时换边。

在整个训练过程中，眼睛都跟随着手中的物品移动，手臂一直向上伸直。

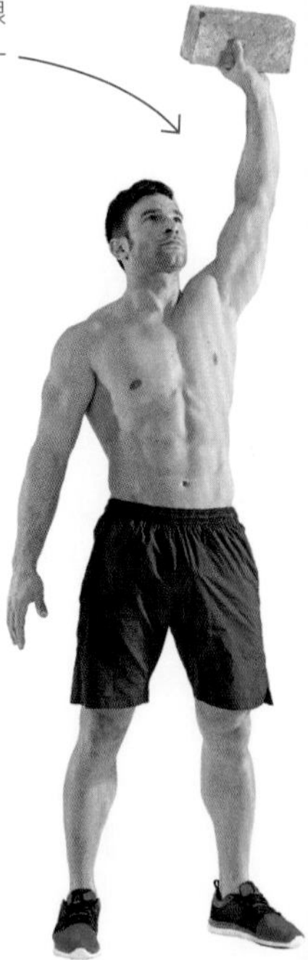

求助，我做不到！

每一次重复时都换边。

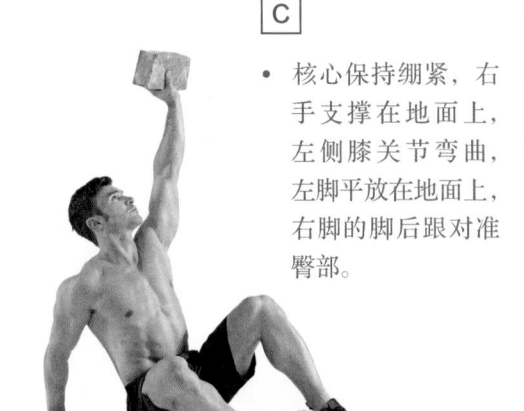

吊臂转腿

训练部位：腹部、肩部和腿

A

- 找一根树枝、一个脚手架、一个攀岩架或者一个稳固的横杆。正手握住它，双手间距宽于肩部。
- 绷紧身体，然后双脚蹬离地面，膝盖向上抬至腰部并向右侧倾斜。稍作停顿，然后……

B

- ……回到初始位置，但不要将双腿放下。马上再次抬膝，这次往左侧倾斜，然后换边重复做。

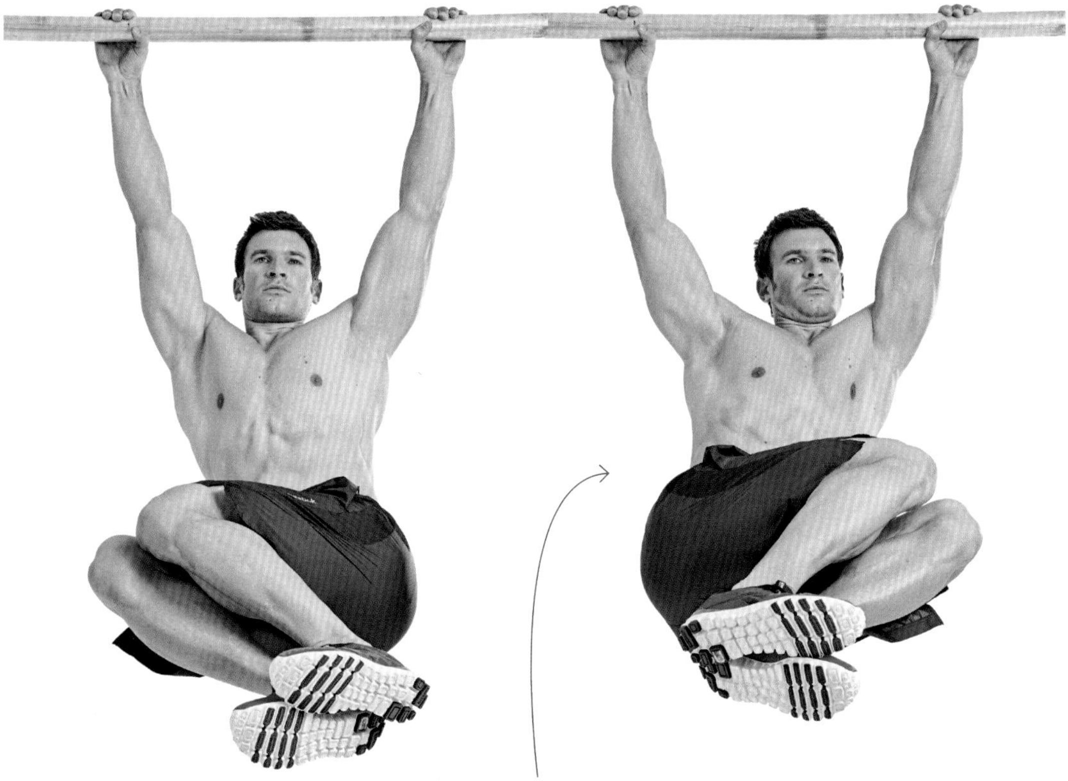

不要摆动双腿，不然身体会马上开始晃动。

负重平举

训练部位：肩部和手臂

A

- 双脚分开，与肩同宽。双手各拿一个物品，双臂向两侧伸直，保持在肩部高度。

B

- 肩部尽全力向耳朵靠拢，但保持手臂所在的高度。在最高点时稍作停顿，然后慢慢回到初始位置，开始下一次重复。手臂全程伸直。

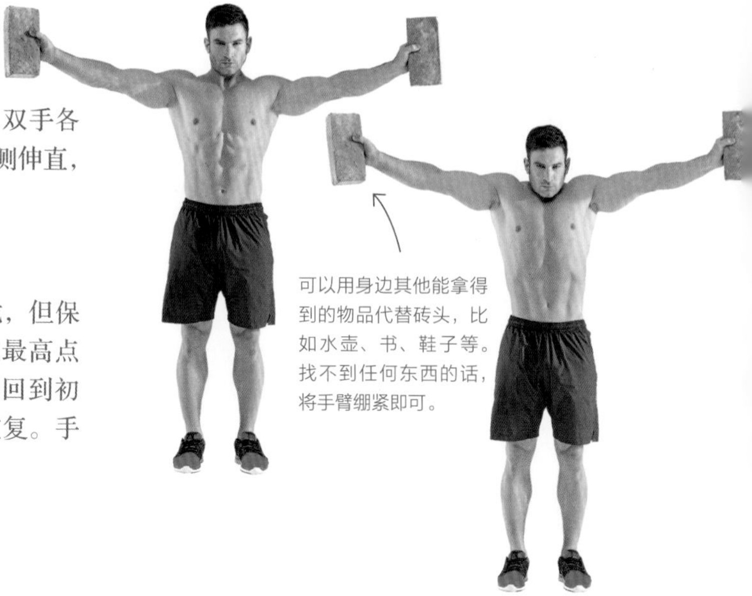
可以用身边其他能拿得到的物品代替砖头，比如水壶、书、鞋子等。找不到任何东西的话，将手臂绷紧即可。

反向划桨

训练部位：上背部、肱二头肌和肩部

A

- 这个训练项目会利用到（比如说）稳固的桌板、低处的树枝或者自行车存放处的矮铁杆。躺在杆子下面，双手分开，两倍于肩宽。正手握杆，双腿伸直，脚后跟触地。抬起骨盆，让全身呈一条直线。

B

- 绷紧核心和肩部，然后弯曲手臂，将身体向上拉，直到下巴越过横杆。稍作停顿，然后慢慢地返回到初始位置。在此过程中，骨盆不要下沉。

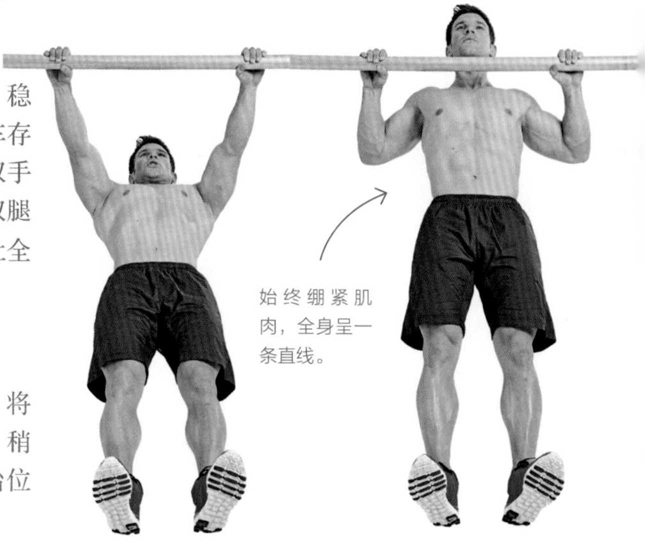
始终绷紧肌肉，全身呈一条直线。

求助，我做不到！

双脚贴紧地面，然后向臀部方向抬起。双腿不要伸得太直，在需要的时候借助腿部的力量。

45 分钟训练——毛巾篇

这个训练项目会将毛巾的用途以不同的方式展现出来。大小肌肉群会利用毛巾来消耗自身的脂肪，强度由你自己来定（或多或少的训练组数）。

适合人群	超重量级	重量级	中量级
入门者			
进阶者			

完成方式		
难度	**训练模式**	**实行**
简单	站点训练	每种项目做 4 组，每组 60 秒。4 组项目 1，4 组项目 2，以此类推。 每组项目之间的休息时间为 30 秒，每种项目之间的休息时间为 60 秒。 活动速度：有节奏地（根据自身的情况每 2~5 秒重复 1 次）；项目 2 和项目 7 除外，根据提示进行训练
中等	循环训练	依次完成 7 种项目，每种 45 秒，切换项目时中间休息 15 秒（这样为 1 个回合，总共 6 个回合）。 每个回合之间有 60 秒的休息时间。 活动速度：顺畅地或有节奏地（根据自身的情况每 1~5 秒重复 1 次）；项目 2 和项目 7 除外，根据提示进行训练
困难	HIIT	依次完成 7 种项目，每种 45 秒，切换项目时中间不休息（这样为 1 个回合，总共 6 个回合）。每个回合都有不同的负重时间：第 1 个回合每种项目 60 秒，第 2 个回合每种 50 秒，然后依次为 40 秒、40 秒、50 秒和 60 秒。 每个回合之间有 120 秒的休息时间。 活动速度：快速地（在规定的时间内重复尽可能多的次数）；项目 2 和项目 7 除外，根据提示进行训练

举毛巾深蹲

训练部位：全身

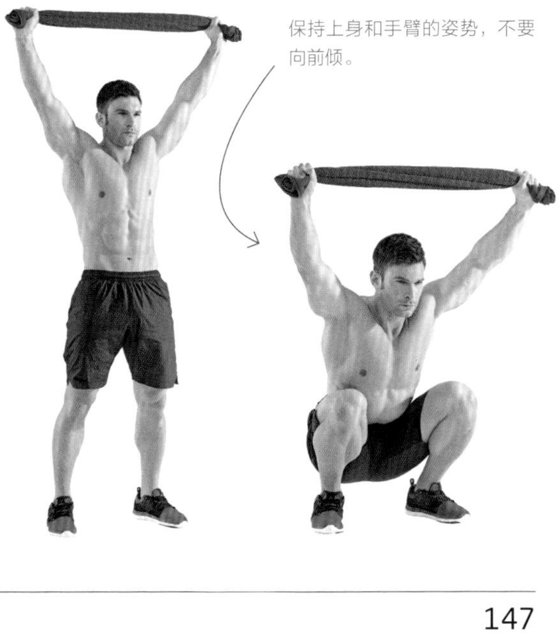

A

- 双脚分开，与腰同宽。双手分开，握住一条卷好的毛巾。双臂伸直举过头顶，肩部绷紧，膝关节微微弯曲。

B

- 深蹲，臀部向后推至膝盖下方，同时保持上身挺直，脚后跟始终贴地，有控制地沿原路返回至初始位置。

求助，我做不到！

去掉毛巾或者只在胸前绷紧。

带毛巾单手划桨

训练部位：上背部、肩部、手臂与核心

完成方式

- 将一条卷好的毛巾放在地上，再摆出标准的俯卧撑姿势，双手放在毛巾上，全身呈一条直线。
- 右手握着毛巾的一端离开地面。右肘紧靠身体，然后将毛巾向上拉，直到手到达胸部位置。
- 用全力拉毛巾，肩部绷紧，保持这个姿势。
- 做下一组时换手臂。

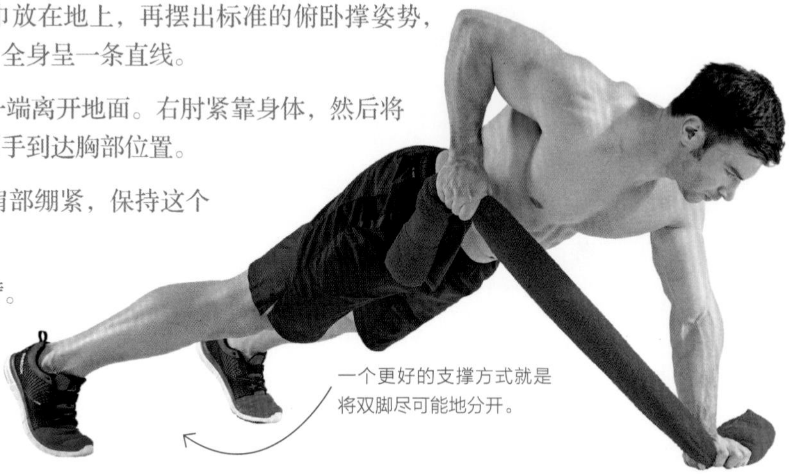
一个更好的支撑方式就是
将双脚尽可能地分开。

毛巾上下举

训练部位：肩部和手臂

A

- 双脚分开，与肩同宽。双手以大于肩宽的距离握住卷好的毛巾并将其置于胸前。绷紧核心，膝关节微微弯曲。

B

- 手臂越过头顶并伸直，双手用力拉毛巾。手臂和肩部尽全力绷紧，就好像你将要举重物一样。手臂保持在头顶上方并收紧肩部，然后有控制地返回到初始姿势。

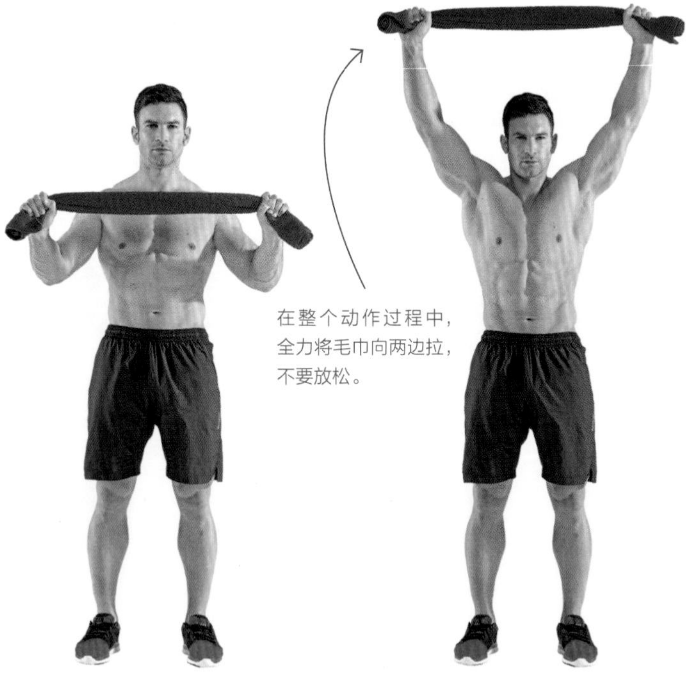
在整个动作过程中，
全力将毛巾向两边拉，
不要放松。

举毛巾弯腰

训练部位：核心、肩部和腿部

A

- 双脚分开，与肩同宽。双手抓住一条卷好的毛巾，双臂举过头顶，身体绷紧。

B

- 双腿伸直，上身慢慢地向前倾，直到你能感受到大腿的拉伸感。臀部向后移，背部保持挺直。两只脚贴紧地面，双手拉毛巾的姿势不变。稍作停顿，然后有控制地返回到初始位置。

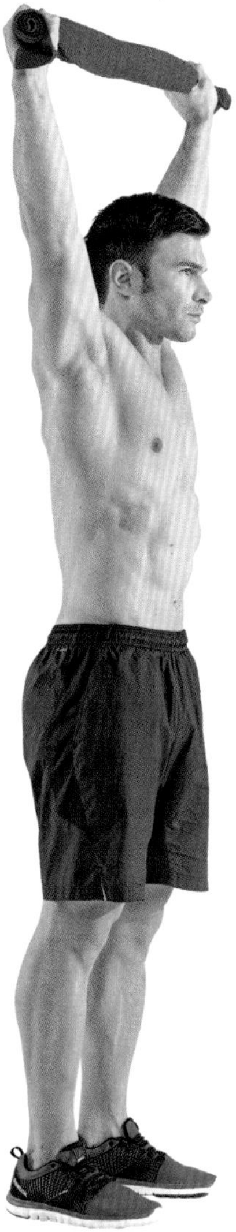

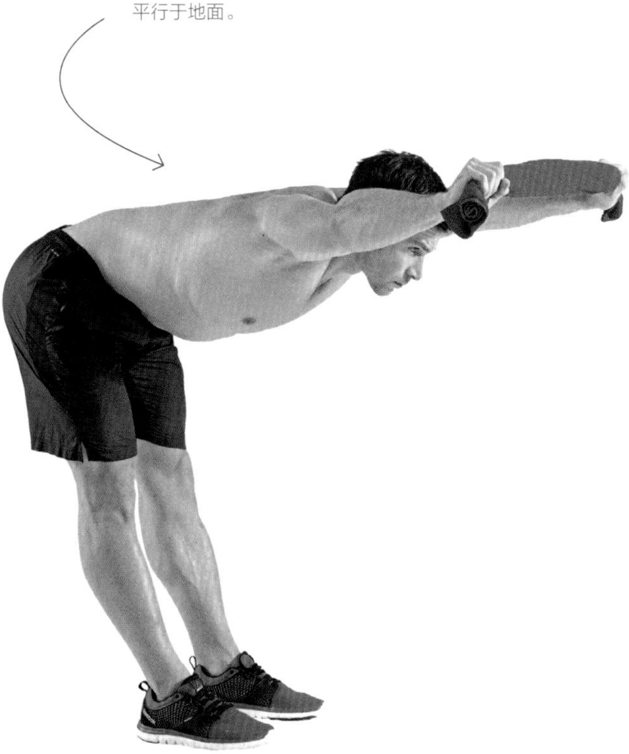

求助，我做不到！

在需要的时候，膝关节稍稍弯曲，但依然要能够感受到大腿得到拉伸。

脑后举毛巾

训练部位：上背部、肩部和手臂

A

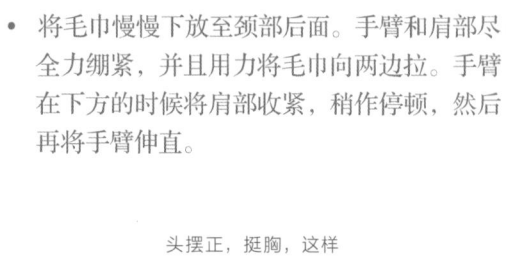

- 双脚分开，与肩同宽。双手分开，以大于肩宽的距离握住一条卷好的毛巾，然后将手臂伸直举过头顶。绷紧身体，将毛巾向两边拉，同时膝关节稍稍弯曲。

B

- 将毛巾慢慢下放至颈部后面。手臂和肩部尽全力绷紧，并且用力将毛巾向两边拉。手臂在下方的时候将肩部收紧，稍作停顿，然后再将手臂伸直。

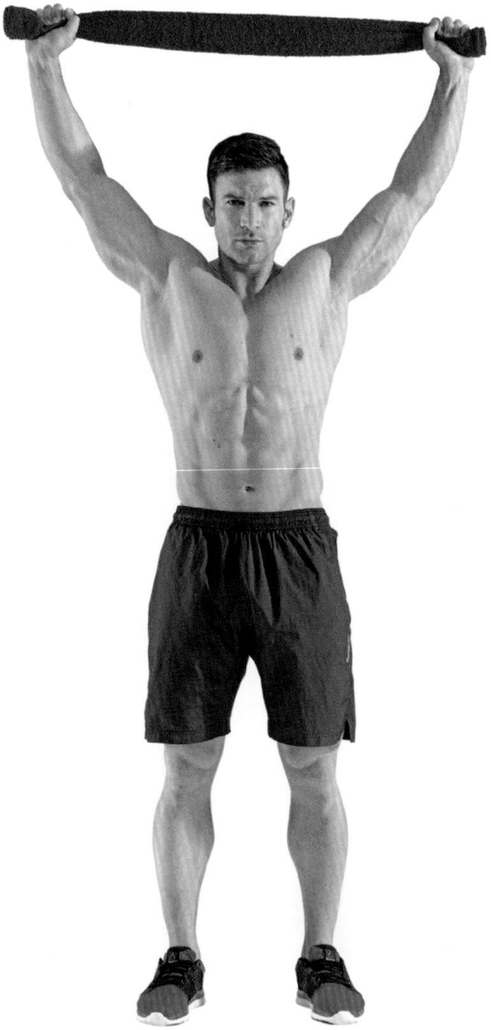

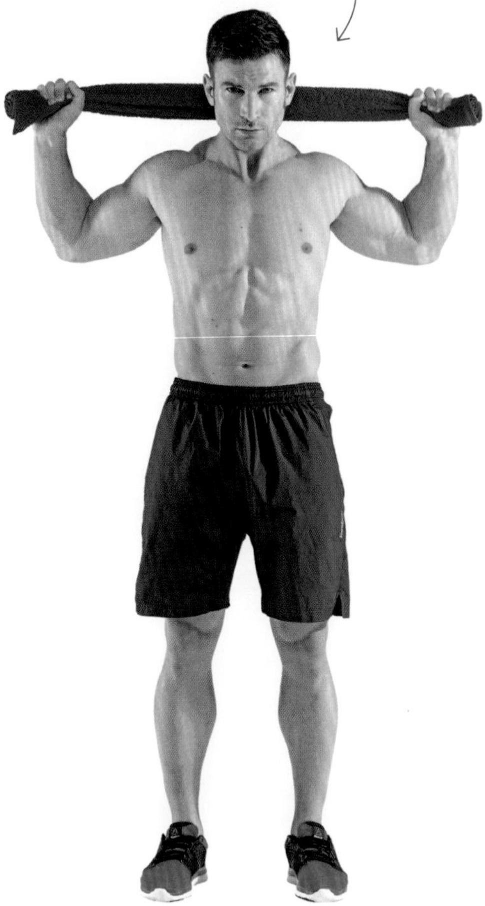

求助，我做不到！

如果在颈部后方拉毛巾有困难，则可以换个位置，在胸前拉毛巾。

垂直搓背

训练部位：肱二头肌和肩部

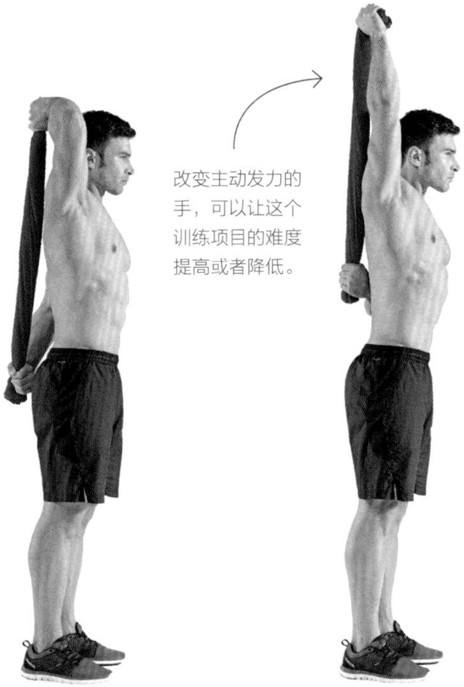

改变主动发力的手，可以让这个训练项目的难度提高或者降低。

A

- 右手抓住一条卷好的毛巾的一端，并放到脑后，让毛巾悬在空中。左手从背后抓住毛巾的另一端。
- 右臂弯曲成直角，肩部收拢，核心绷紧。

B

- 右手向上伸，直到右臂呈一条直线。然后有控制地返回到初始位置。
- 在下一次重复 / 下一回合时换手臂。

跪压毛巾拉升

训练部位：肱二头肌

完成方式

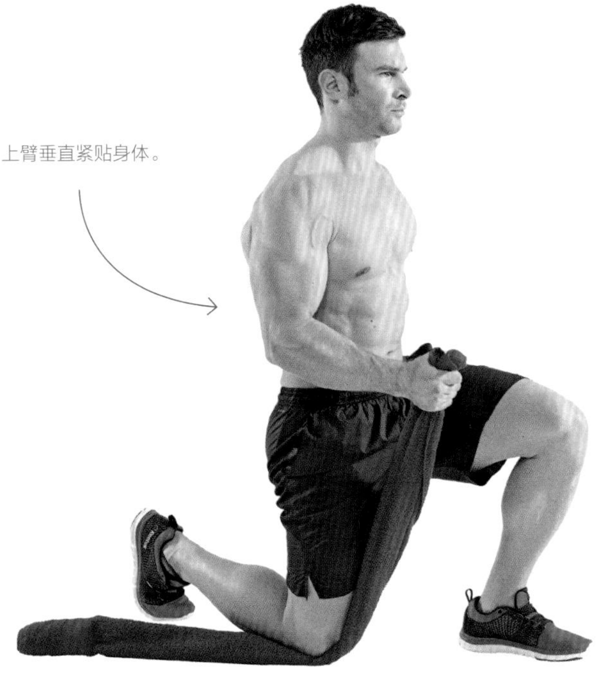

上臂垂直紧贴身体。

- 把一条卷好的毛巾放在地上，右膝跪在其中间部位，右手拿起前面的那一端，右臂弯成直角。如果不行的话，将毛巾调整一下。
- 上身挺直，核心绷紧，肩部收拢。现在用全力拉毛巾。
- 下一次重复 / 下一回合时换边。

45 分钟训练——高台篇

这 7 种“梦幻”的训练项目可协助你为了零脂肪的未来而战斗，并带你直奔向商场里小一码的服装区。你会惊讶于一个小小的高坡竟然能够起到这么大的作用。

适合人群	超重量级	重量级	中量级
入门者			
进阶者			

完成方式		
难度	**训练模式**	**实行**
简单	站点式金字塔训练	每种项目做 6 组，时间分别为 60 秒、50 秒、40 秒、30 秒、20 秒和 10 秒。6 组项目 1，6 组项目 2，以此类推。 每组项目之间的休息时间为 30 秒，每种项目之间的休息时间为 60 秒。 活动速度：有节奏地（根据自身的情况每 2~5 秒重复 1 次）；项目 1 和项目 5 除外，快速地
中等	循环式金字塔训练	依次完成 7 种项目，每种 45 秒，切换项目时中间不休息（这样为 1 个回合，总共 8 个回合）。每个回合都有不同的负重时间：第 1 个回合每种项目 45 秒，第 2 个回合每种 20 秒，然后依次为 30 秒、20 秒、45 秒、20 秒、30 秒、20 秒。 每个回合之间有 120 秒的休息时间。 活动速度：顺畅地或有节奏地（根据自身的情况每 1~5 秒重复 1 次）；项目 1 和项目 5 除外，快速地
困难	超级 HIIT	把两种项目结合在一起，中间不休息，每种项目时长为 40 秒，总共 80 秒：项目 1+ 项目 2、项目 3+ 项目 4、项目 5+ 项目 6。每个组合做 4 组，即 4 组项目 1+ 项目 2、4 组项目 3+ 项目 4、4 组项目 5+ 项目 6。 每做完 4 组组合项目之后休息 40 秒，然后做 40 秒项目 7，再休息 40 秒。切换组合项目时休息 90 秒，然后做 60 秒项目 7，休息 90 秒。 在整个项目中，前后做 60 秒项目 7。 活动速度：快速地（在规定的时间内重复尽可能多的次数）

快速向上跨步

训练部位：腿部、臀部与核心

A

- 站在一个高台前面（相当于床的高度）并将右脚放在它的上面。左脚脚尖着地，左臂向上伸，右臂朝后伸，就好像下一秒你就要起跳一样。

B

- 绷紧核心，然后利用脚的力量跳起来并交换双脚的位置，左脚踩在高台上，右脚踩在地上。手臂跟着摆动。
- 马上再次起跳，交换双脚的位置，然后快速地重复做。

上身保持挺直，头和脊椎在一条直线上。

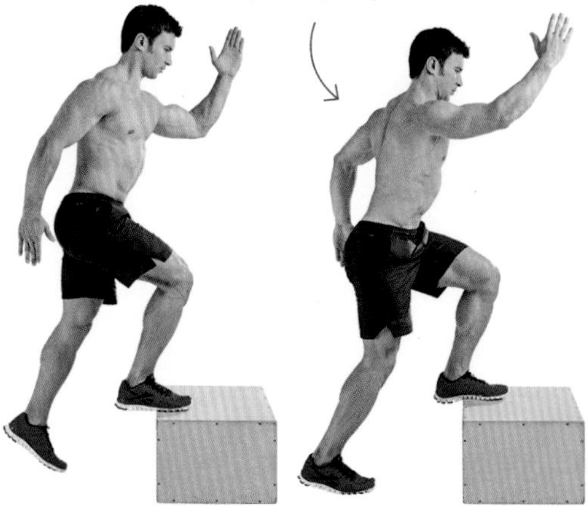

求助，我做不到！

用双脚同时跳上跳下。

侧身波比跳与滑雪步

训练部位：全身

A

- 站在一个高度与膝盖相当的高台的右侧。左臂伸直支撑在上面，左脚离高台保持一定的距离，腰向上挺，让整个身体呈一条直线。左臂应在肩部下方，另一只手叉腰。

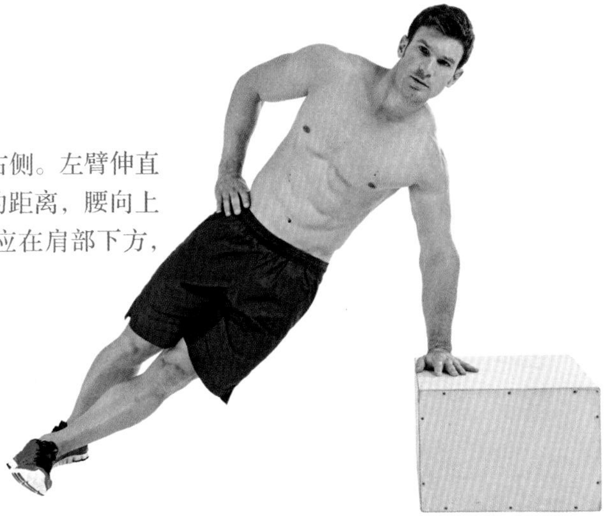

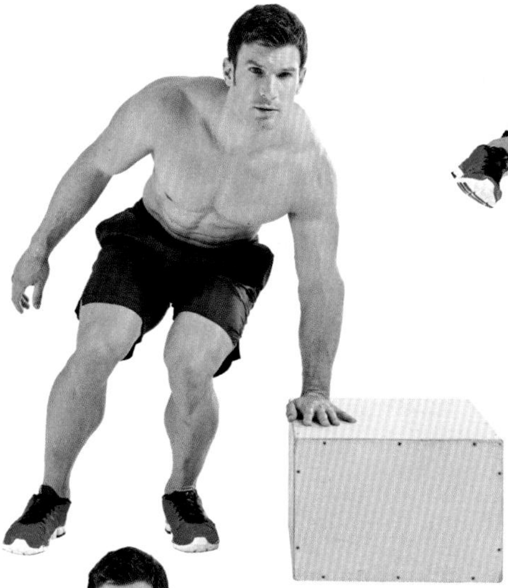

B

- 双脚跳起，在高台附近落地，这时身体呈略微下蹲的姿势。上身稍稍向前倾，但背部仍旧挺直。

C

- 伸直双腿，站起来，然后弯曲右侧膝关节，左脚向右后方跨一大步，呈滑雪姿势。再利用右脚的力量起身。
- 身体短暂地挺直，然后像此前介绍的一样回到初始位置。中间不休息，重复做，尝试快速、流畅地完成整套动作。

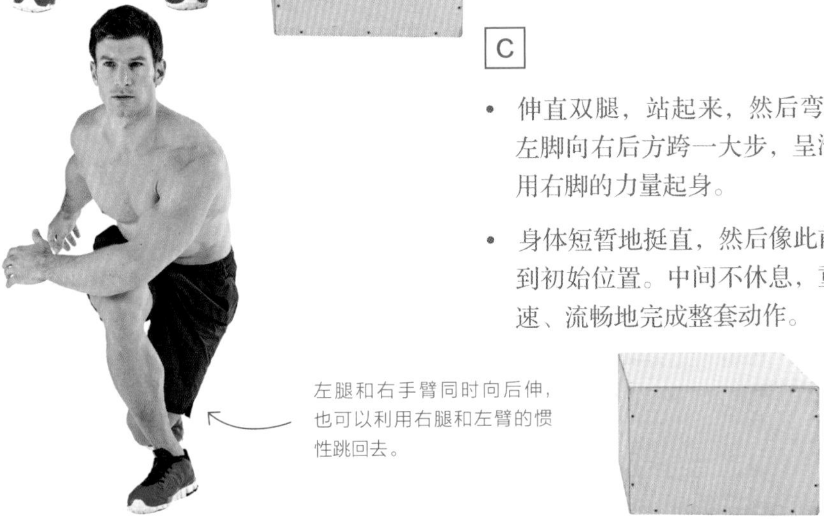

左腿和右手臂同时向后伸，也可以利用右腿和左臂的惯性跳回去。

求助，我做不到！

双手支撑在高台上，呈俯卧撑姿势。然后做类似波比跳（第 75 页）的动作站起来，并向左右分别跳两下，再回到支撑姿势。

箱式反向三点式压肩

训练部位：肩部、肱三头肌、核心与胸部

A

- 站在一个高度与腰部相当的高台旁（例如桌子），然后双手支撑在地上，双脚搭在高台上，呈俯卧撑姿势。双手慢慢地向高台移动，臀部跟着向上推，直到上身与大腿垂直。

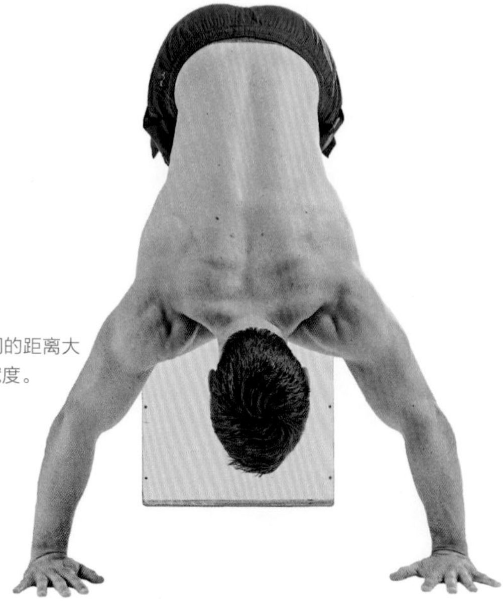

双手之间的距离大于肩部宽度。

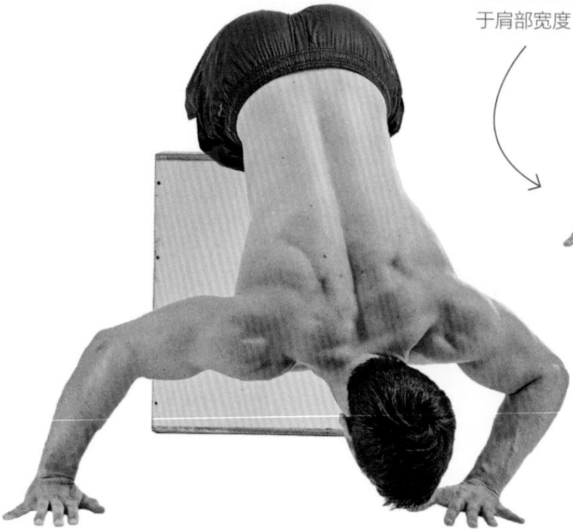

B

- 手臂弯曲，同时上身和头向左手靠拢。

C

- 头和上身紧靠地面往右手方向移动。然后撑起来，回到初始位置。下一次重复时，从另一个方向开始，然后变换方向重复做。

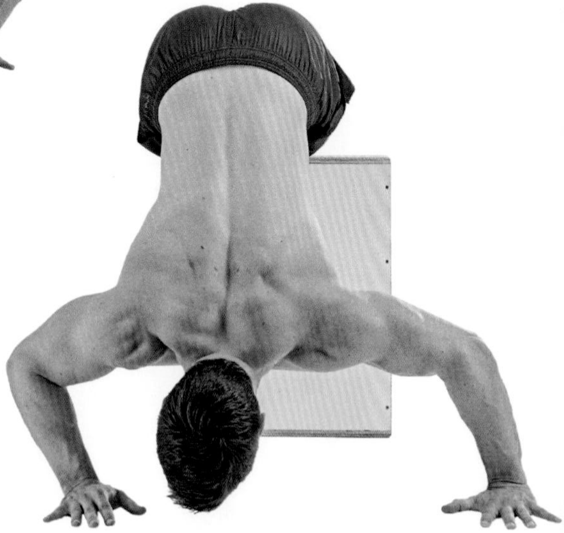

求助，我做不到！

双手支撑在离高台远一点儿的地方，这样你就不用将身体抬 / 沉得那么高 / 低。

单手撑体

训练部位： 三角肌、肩部与核心

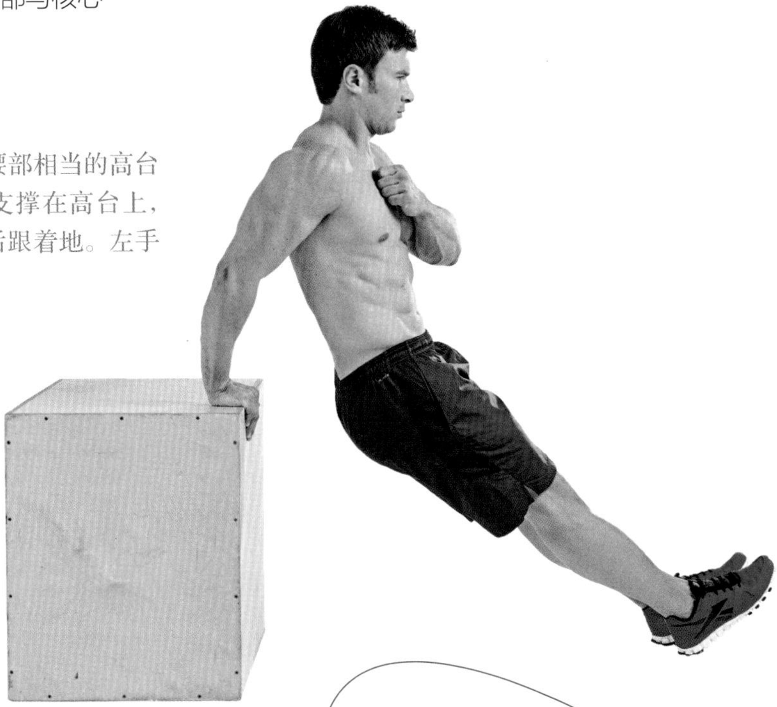

A

- 背对着一个高度与腰部相当的高台站立。右手在背后支撑在高台上，腿向前伸，双脚脚后跟着地。左手放在胸前。

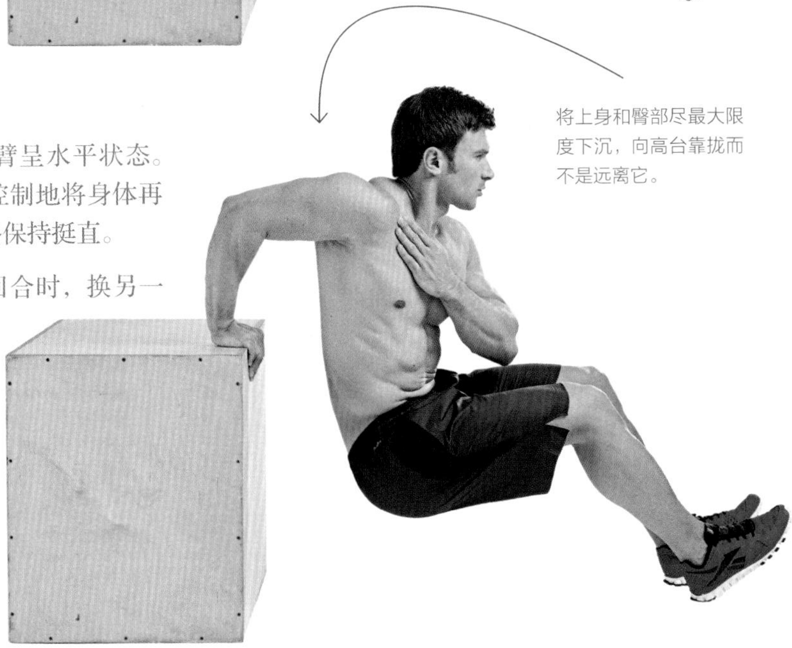

将上身和臀部尽最大限度下沉，向高台靠拢而不是远离它。

B

- 右臂弯曲，直到大臂呈水平状态。稍作停顿，然后有控制地将身体再次撑起来。腰部始终保持挺直。
- 下一次重复 / 下一回合时，换另一只手做。

求助，我做不到！

双手支撑在背后，但是每次都只将重心放在一只手臂上，另一只手臂辅助。

向上踏步提腿

训练部位：全身

A

- 站在一个高度与膝盖相当的高台前，左脚踩在上面。身体绷紧，右臂弯曲并向前摆动，左臂向后伸。

B

- 左脚用力跳起，右膝向上抬，手臂跟着摆动，左臂向前，右臂向后。
- 左脚落在高台上，回到初始位置，然后马上进行下一次重复。
- 时间过半后换边。

求助，我做不到！

找一个低一点的高台，并且 / 或者不要跳得太高。

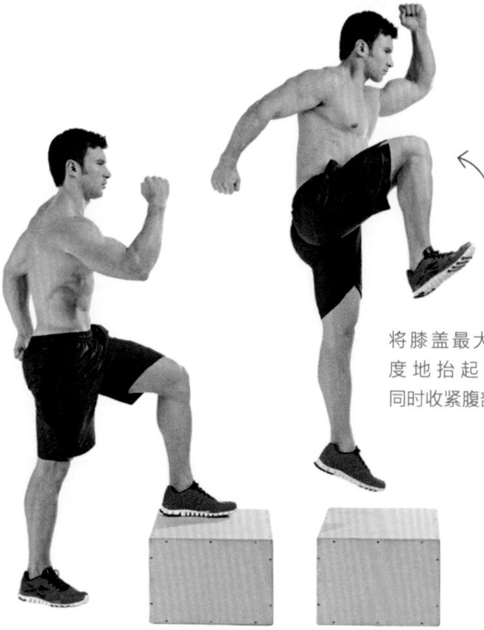

将膝盖最大限度地抬起来，同时收紧腹部。

单脚起身

训练部位：腿部和臀部

A

- 坐在一个稳固的、高度与膝盖相当的高台上。背部挺直，手臂伸直并抬至肩部高度，右腿也向前伸直，左脚在膝盖正下方踩在地面上。

B

- 左腿发力起身，中途不要将右腿放下。上身始终保持挺直，然后再慢慢坐回去。
- 下一次重复 / 下一回合时换腿。

我能做更多！

背上一个背包。

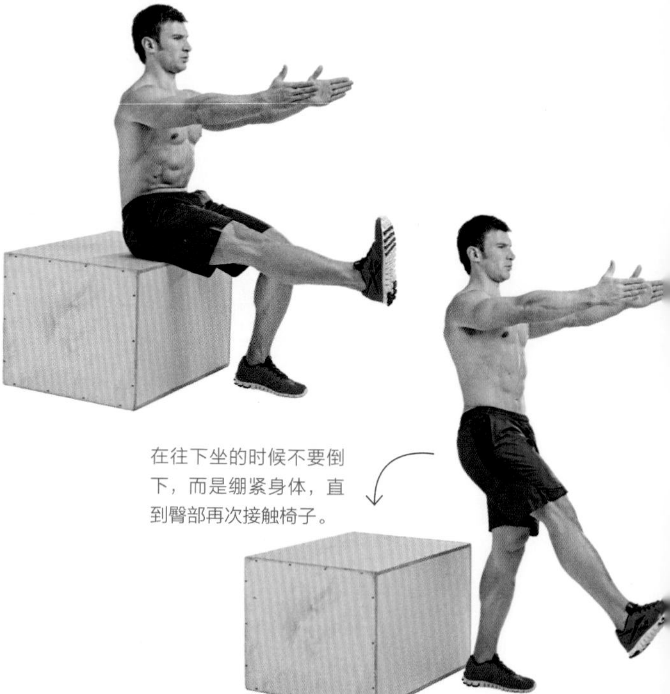

在往下坐的时候不要倒下，而是绷紧身体，直到臀部再次接触椅子。

坐姿卷腹

训练部位：腹部和腿部

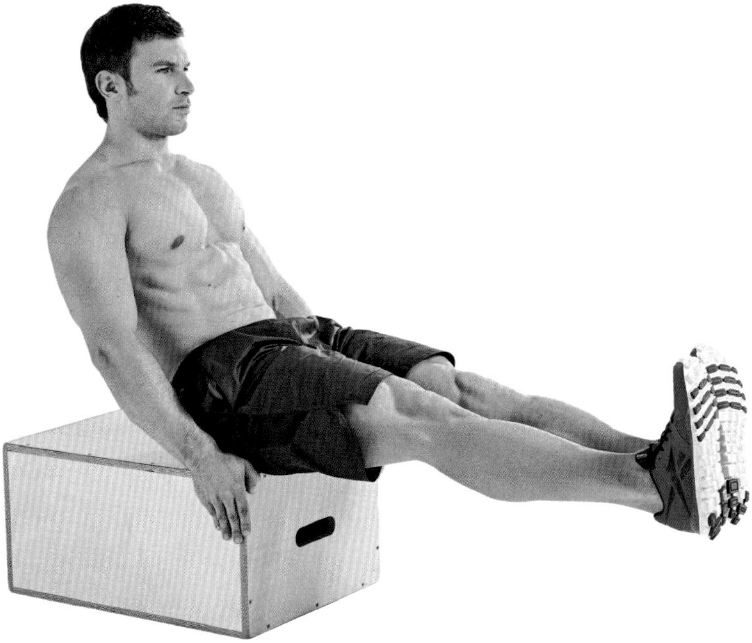

A

- 坐在一个稳固的、高度与膝盖相当的高台边缘，双手支撑在身体两侧。上身挺直并向后靠，双腿并拢并向前伸直，直到整个身体大约呈一条直线。

B

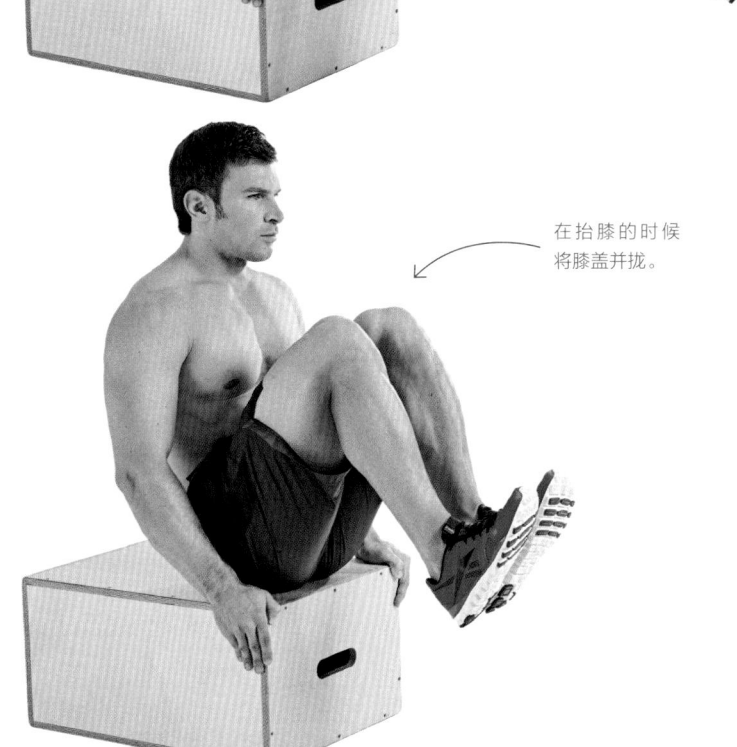

- 绷紧整个核心，然后将膝盖向胸部方向靠近。上身与膝盖相互施力，但不要驼背。稍作停顿，然后将腿再次伸直。在整个过程中，不要将腿放下。

在抬膝的时候将膝盖并拢。

求助，我做不到！

不要向后靠，或者坐在地上做这套动作，这样你可以中途用脚后跟着地，稍作休息。

长序列训练

这套时长至少 1 小时的训练的核心思想：它将有氧运动和负重训练消耗脂肪的长处结合在了一起。通过反复交替地进行负重训练，你的身体会不断地接受不同方式的挑战。这套训练的瘦身效果极佳，训练过程中你会忘掉时间的流逝。

必须要承认，这是一趟充满汗水的旅程。所以，如果你按照自己的训练表进行训练的话，至少在两套长序列训练之间留一整天的时间来进行调整。

前两种训练项目适用于所有人，特别是入门者，但没有健身经验的超重量级瘦身者可能坚持不到最后。出于这个原因，如果按第 4 章介绍的训练表训练的话，你只有在练了几个星期后才会看到这套训练的身影（就像 45 分钟训练一样）。

如果你第一次做这套训练项目，你需要在一开始就清楚自己的水平，以自身水平来确定训练时长。你也可以中途额外增加休息时间，这也是允许的，因为时不时休息一下总比没休息好。

长序列训练一览表

	超重量级		重量级		中量级	
	入门者	进阶者	入门者	进阶者	入门者	进阶者
适用于所有体重等级的 60 分钟入门训练，从第 159 页起						
适用于所有体重等级的 80 分钟冲刺训练，从第 165 页起						
适用于重量级和中量级瘦身者的 60 分钟入门训练，从第 171 页起						
适用于重量级和中量级瘦身者的 80 分钟冲刺训练，从第 177 页起						
适用于中量级瘦身者的 60 分钟入门训练，从第 183 页起						
适用于中量级瘦身者的 90 分钟冲刺训练，从第 188 页起						

适用于所有体重等级的 60 分钟入门训练

这也许是人类的一小步，但对你来说是一大步：在这里你会完成第一套 60 分钟长序列训练，它将负重训练和有氧训练的要点有效地结合在了一起。倒计时开始了，让我们把脂肪发射到月球上去吧！

适合人群	超重量级	重量级	中量级
入门者			
进阶者			

完成方式

- 前 3 种训练项目无间歇进行，每种 45 秒，3 个回合，每个回合之间休息 60 秒时间。
- 10 分钟跑步、骑自行车或者游泳。
- 后 3 种训练项目也无间歇进行，每种 45 秒，3 个回合，每个回合之间休息 60 秒时间。
- 10 分钟跑步、骑自行车或者游泳。
- 每种训练项目做 60 秒，训练项目之间安排 45 秒休息时间。
- 10 分钟跑步、骑自行车或者游泳。

运动速度		
入门者	低强度	有节奏地（根据自身的情况每 2~5 秒重复 1 次）
入门者 / 进阶者	中强度	顺畅地或有节奏地（根据自身的情况每 1~5 秒重复 1 次）
进阶者	高强度	快速地（在规定的时间内重复尽可能多的次数）

俯卧撑后推臀

训练部位：全身

A

- 摆出标准的俯卧撑姿势，然后将两脚分开，比腰稍宽。臀部向后上方推，然后将手臂伸直，膝关节弯曲至直角。

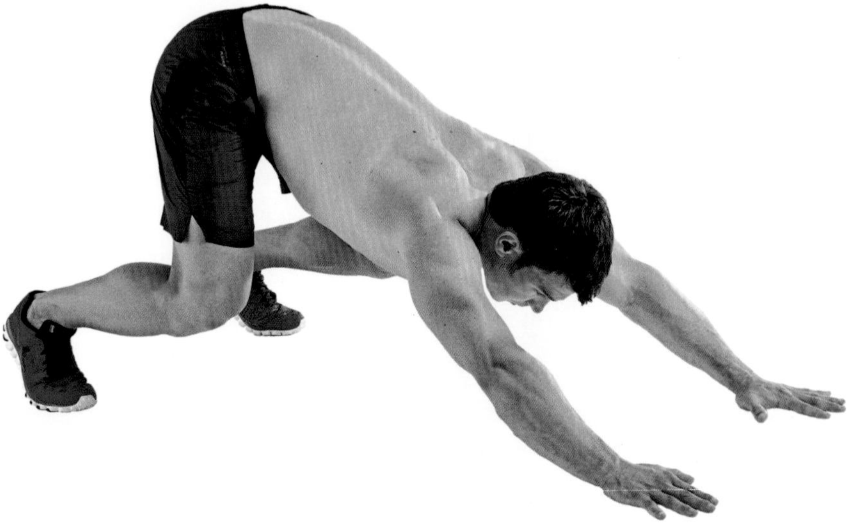

B

- 手臂弯曲，同时将身体从双手之间向前推，直到胸部越过小臂。这时身体紧贴着地面。
- 稍作停顿，将臀部往相反方向推回到初始位置。

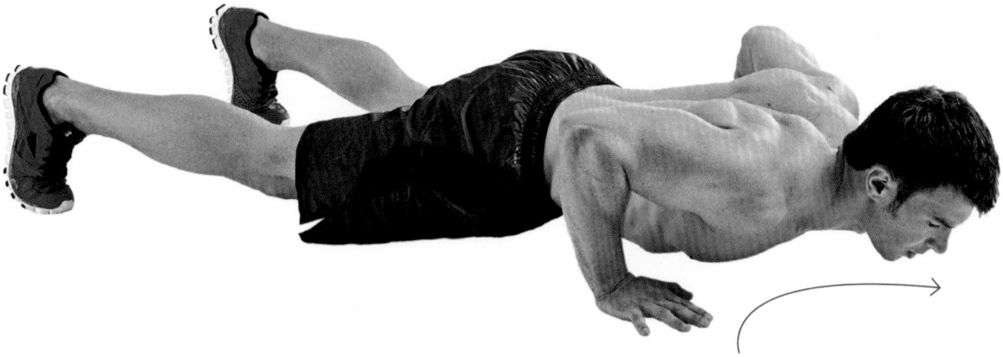

求助，我做不到！

在中途将膝盖放下，将整个上身向前推，返回途中在同样的位置放下。

对角提膝

训练部位：腿部和臀部

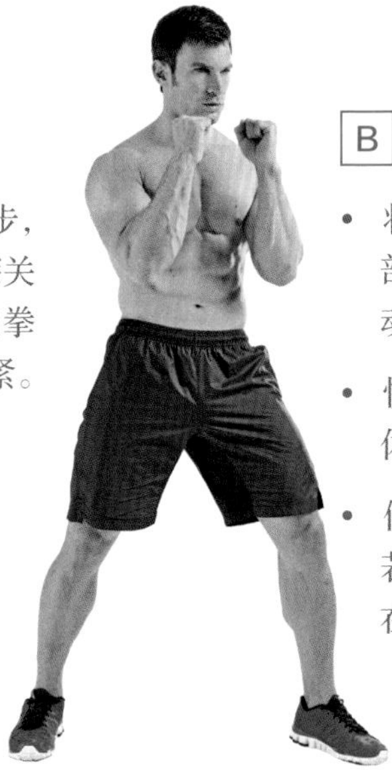

A

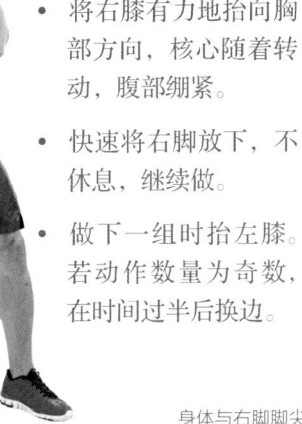

- 站直，左脚向前迈一步，右脚向外转 45 度。膝关节微微弯曲，双手握拳并置于胸前，核心绷紧。

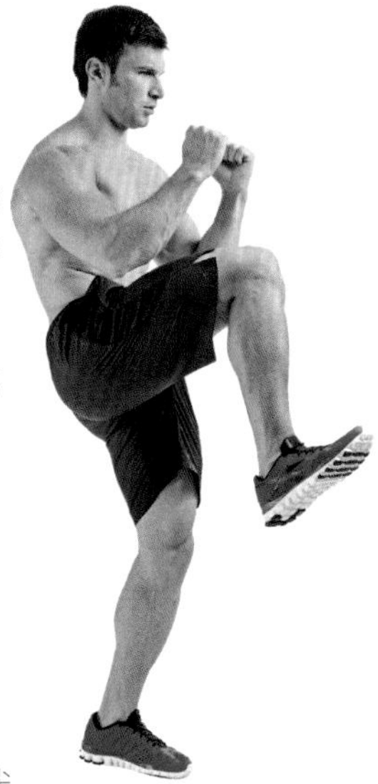

B

- 将右膝有力地抬向胸部方向，核心随着转动，腹部绷紧。
- 快速将右脚放下，不休息，继续做。
- 做下一组时抬左膝。若动作数量为奇数，在时间过半后换边。

身体与右脚脚尖方向保持一致。

我能做更多！

抬膝之后，在最高处时将腿伸直。

反向支撑伸腿

训练部位：全身

完成方式

- 坐在地上，上身挺直，稍稍向后靠。两手分开，与肩同宽，并且支撑在臀部后面。膝盖收紧，两脚分开，与腰同宽，并且放在地上。
- 利用手和脚的力量将身体抬起，腰部挺直，直到核心和大腿在一条直线上。
- 右腿伸直，稍作停顿，然后将右脚放下，左腿伸直，交替重复做。臀部在做动作的过程中不要下沉。

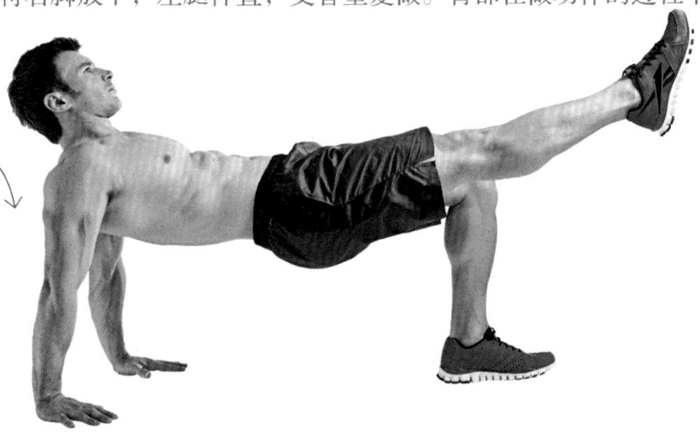

手臂笔直地支撑在肩部下方，支撑侧的小腿与大腿构成直角。

求助，我做不到！

省去伸腿部分或者中途时不时将臀部放下来。

伸展跳

训练部位：全身

A

- 双脚分开，与肩同宽。臀部向后推，膝关节弯曲。上身挺直并向前倾，双臂伸直并向后摆。

求助，我做不到！

就像其他跳跃运动一样，可以通过身体发力的大小来调整训练难度（可能除去某些超重量级瘦身者），但不应该只是一次小幅度跳跃。

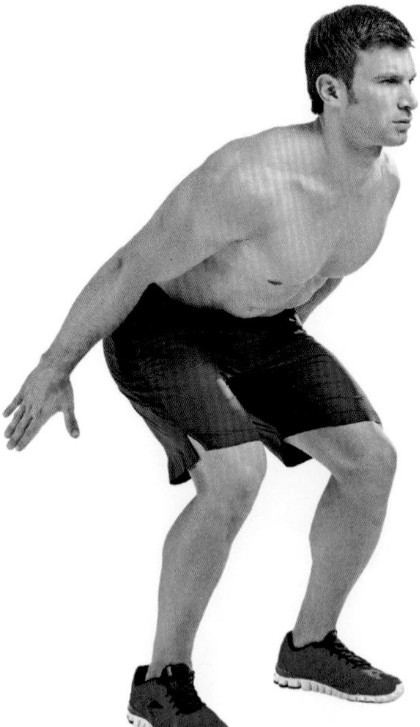

B

- 双脚发力，然后尽全力向上跳（给超重量级瘦身者的建议：最好在开始的时候适度用力起跳，以保护关节）。手臂跟着向上摆动，越过头顶。双脚轻轻地落地，通过弯曲膝关节并且后推臀部进行缓冲。检查一下此时的姿势，然后重新起跳。

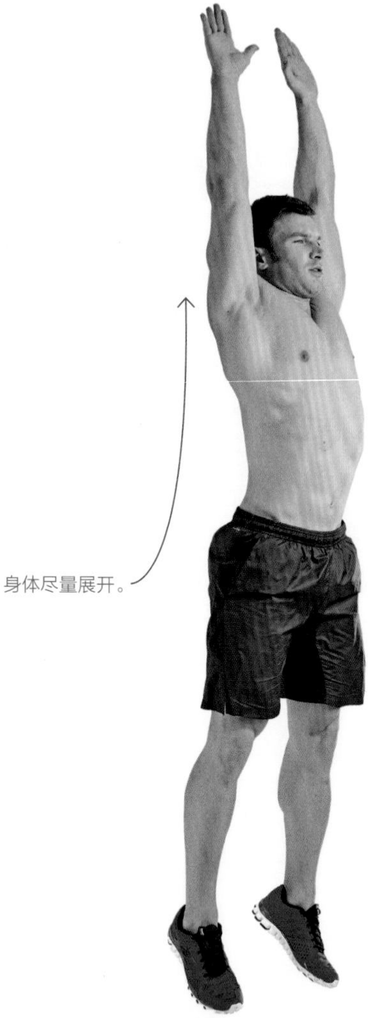

站立卷腹

训练部位：核心与腿

A

- 双脚分开，与肩同宽。核心绷紧，手轻轻地放在脑后。

B

- 将左膝抬起来，直到大腿平行于地面。同时上身向左转，让右肘和左膝尽量接触。
- 回到初始位置，马上抬起右膝重复这个动作，然后换边重复做。

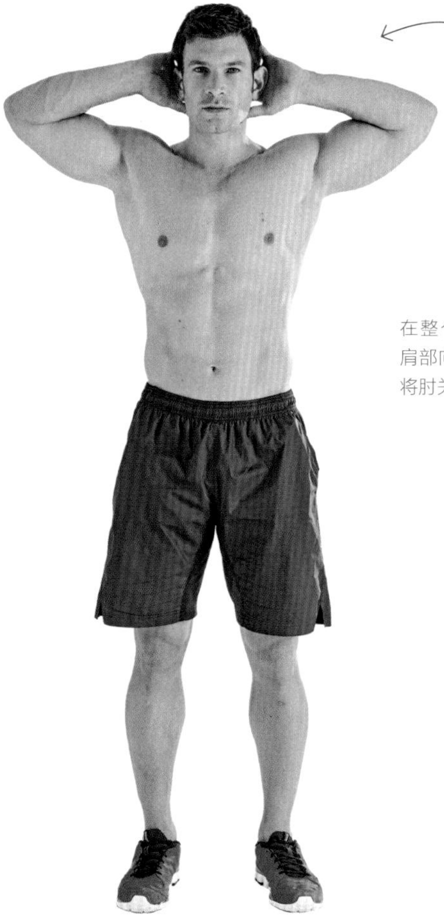

在整个动作过程中，肩部向后下方沉，并将肘关节向外打开。

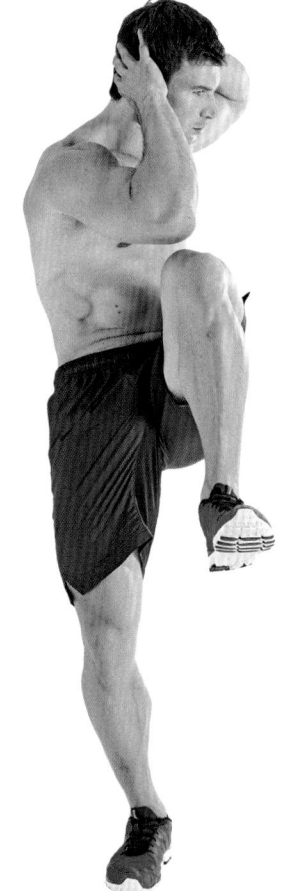

求助，我做不到！

双手放在胸前，只将上身正面靠近抬起来的膝盖。

我能做更多！

上身挺直并向前倾，左腿向后伸直，右臂向前上方伸直，然后右肘和左膝在身体前方接触。接着伸直右肘和左膝，重复这个动作，腿不要放下。然后换边做。

核心旋转

训练部位：胸部、核心与背部

A

- 四肢着地，跪在地上，膝盖位于腰部下方，手臂支撑在肩部下方。上身挺直，右手轻轻地放在脑后。

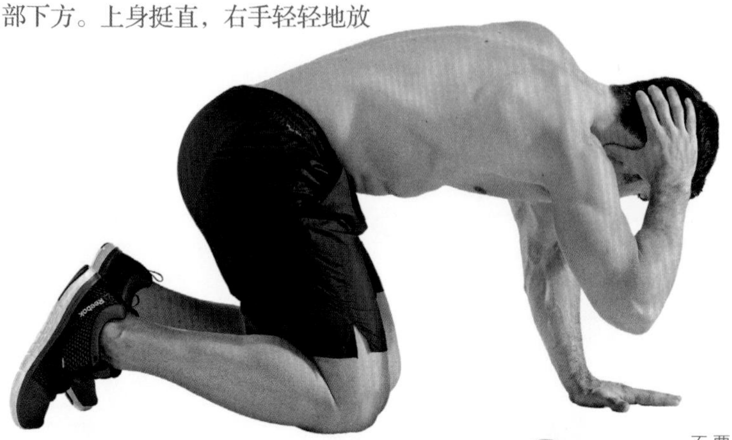

B

- 绷紧核心，然后将上身转向右侧，肘关节和头部随之移动。稍作停顿，然后慢慢地回到初始位置。
- 时间过半后换边做。

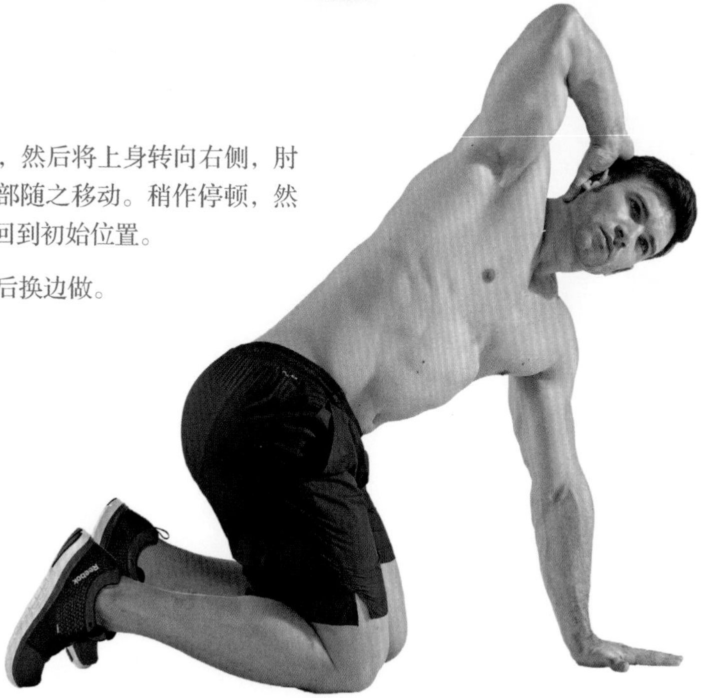

不要推拉头部，它应该与脊椎在一条直线上。

我能做更多！

如果这套动作对你来说太简单了，就改做第 100 页介绍的跪姿转体。

适用于所有体重等级的 80 分钟冲刺训练

这 80 分钟的训练就好像往你厚重的脂肪外套里发射的一枚火箭：欢迎来到令人窒息的最优瘦身烟花盛会！你肯定会玩得很开心——这是最重要的！

适合人群	超重量级	重量级	中量级
入门者			
进阶者			

完成方式

- 无间歇地进行前 2 种训练项目，每种 60 秒，3 个回合，每个回合之间安排 60 秒的休息时间。
- 12 分钟跑步、骑自行车或者游泳。
- 无间歇地进行中间 2 种训练项目，每种 60 秒，3 个回合，每个回合之间安排 60 秒的休息时间。
- 12 分钟跑步、骑自行车或者游泳。
- 无间歇地进行最后 2 种训练项目，每种 60 秒，3 个回合，每个回合之间安排 60 秒的休息时间。
- 12 分钟跑步、骑自行车或者游泳。
- 每种训练项目 60 秒，每个项目之间安排 30 秒的休息时间。
- 12 分钟跑步、骑自行车或者游泳。

运动速度		
入门者	低强度	有节奏地（根据自身的情况每 2~5 秒重复 1 次）；项目 5 除外，根据提示进行训练
入门者 / 进阶者	中强度	顺畅地或有节奏地（根据自身的情况每 1~5 秒重复 1 次）；项目 5 除外，根据提示进行训练
进阶者	高强度	快速地（在规定的时间内重复尽可能多的次数）；项目 5 除外，根据提示进行训练

深蹲提膝

训练部位：腿部和臀部

A

- 双脚分开，与肩同宽。臀部向后推，膝关节弯曲，直到大腿与地面平行，手臂向前伸直。

B

- 用力站起来，在起身过程中将右膝向上抬，直到大腿水平地悬在空中。手臂保持同样的姿势。
- 双脚再次分开，与肩同宽站直，然后马上流畅地回到深蹲姿势。中间不休息，直接进行下一次重复。这一次抬右膝，换边做。

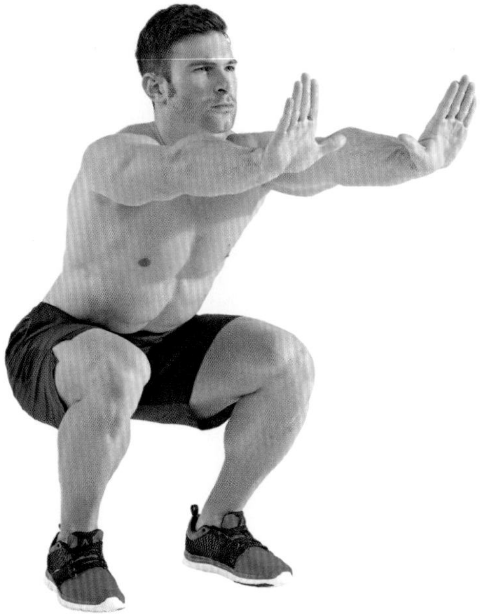

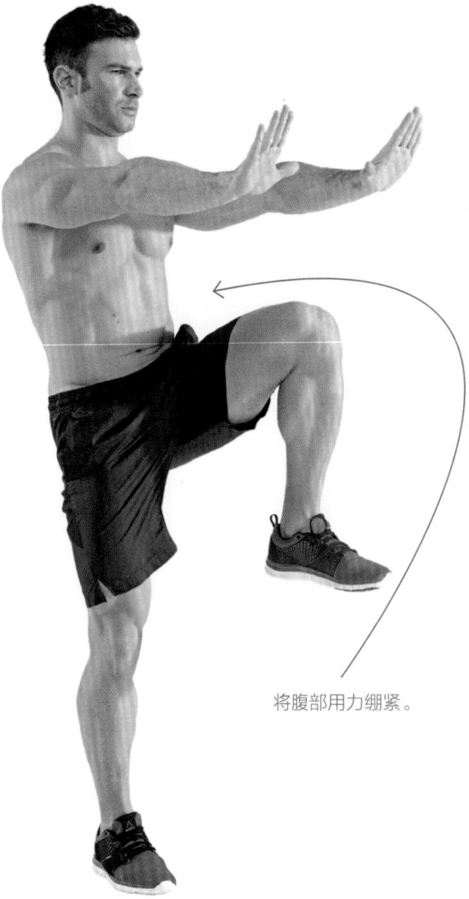

求助，我做不到！

不要将膝盖抬得太高。

我能做更多！

用支撑腿做一个小幅度跳跃动作。

俯卧撑两侧转体

训练部位： 胸部、核心与肩部

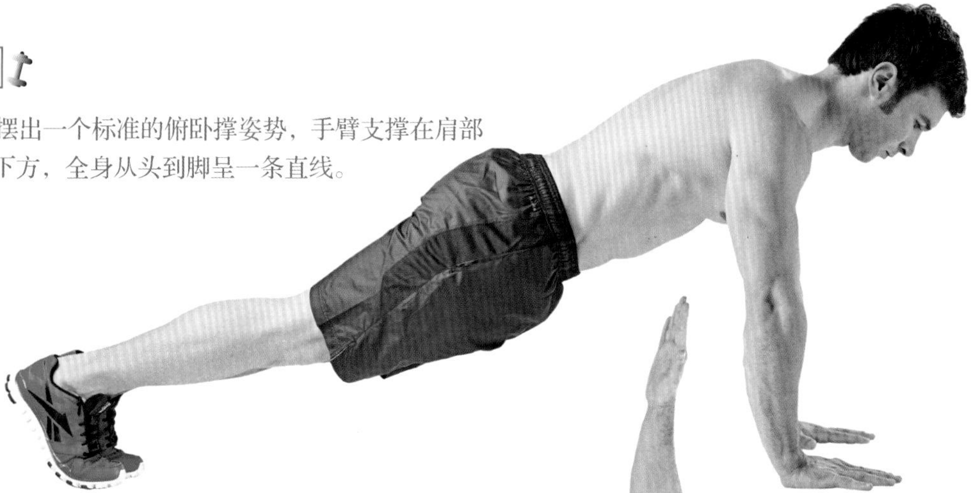

A

- 摆出一个标准的俯卧撑姿势，手臂支撑在肩部下方，全身从头到脚呈一条直线。

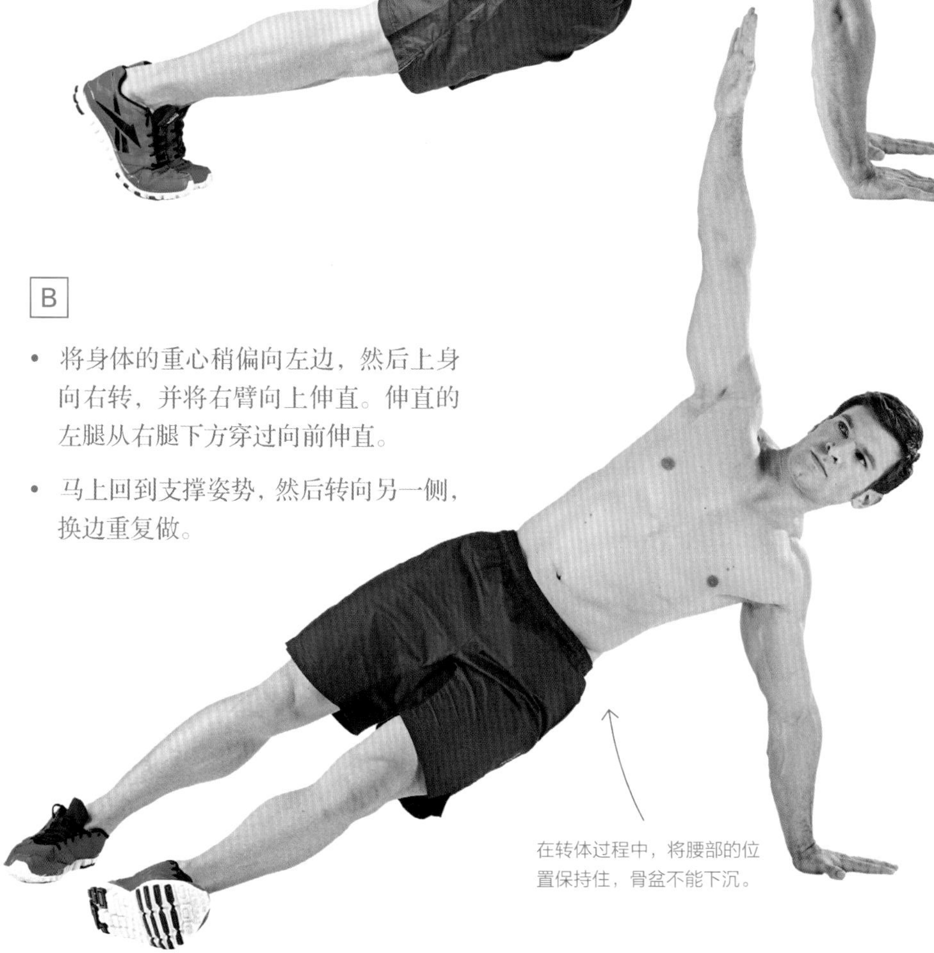

B

- 将身体的重心稍偏向左边，然后上身向右转，并将右臂向上伸直。伸直的左腿从右腿下方穿过向前伸直。
- 马上回到支撑姿势，然后转向另一侧，换边重复做。

在转体过程中，将腰部的位置保持住，骨盆不能下沉。

求助，我做不到！

不要以俯卧撑为初始姿势，而是双腿稍稍弯曲，只要将脚向手的方向移动一些就可以了，这样你在伸腿的时候就不需要让身体处于绷紧状态。

交叉弓步

训练部位：腿部、臀部与核心

A

- 双脚分开，与肩同宽。双手握拳并置于胸前。
- 左腿向右后方跨一步，形成对角弓步姿势。臀部向后推，膝关节弯曲，上身挺直并稍稍向前倾斜。膝盖和脚尖所指的方向一致。

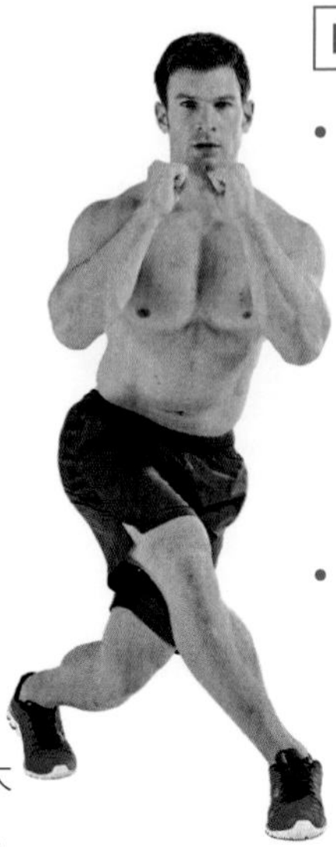

求助，我做不到！

交叉双膝的时候幅度不要太大，双脚之间的距离也不要太大。

B

- 核心绷紧，左脚离开地面，越过身体前方跨向右侧，左膝在右膝之上。这时应与初始位置呈相反的姿势。稍作停顿后，原路返回。
- 不休息，立刻进行下一次重复。下一回合从右腿开始。若训练数量为奇数，在数量过半后再换边。

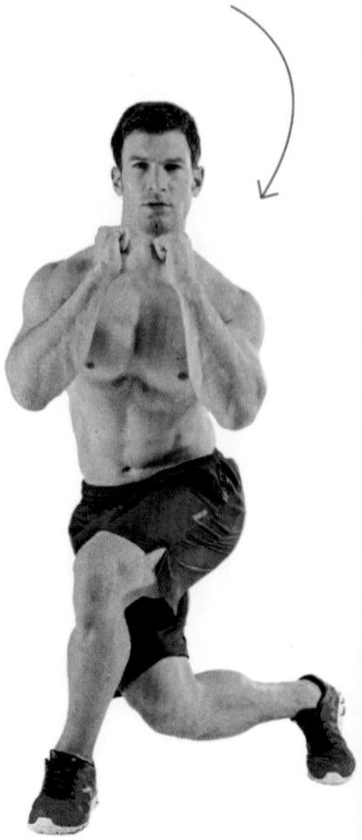

单腿反向支撑

训练部位：全身

完成方式

- 仰卧，小臂放在地面上，让大臂垂直于地面。膝关节微微弯曲，脚后跟着地。
- 将臀部抬起，左腿抬起伸直，保持 5 秒，然后将左腿放下，抬起右腿。此后重复换边做。臀部尽可能不触碰地面。

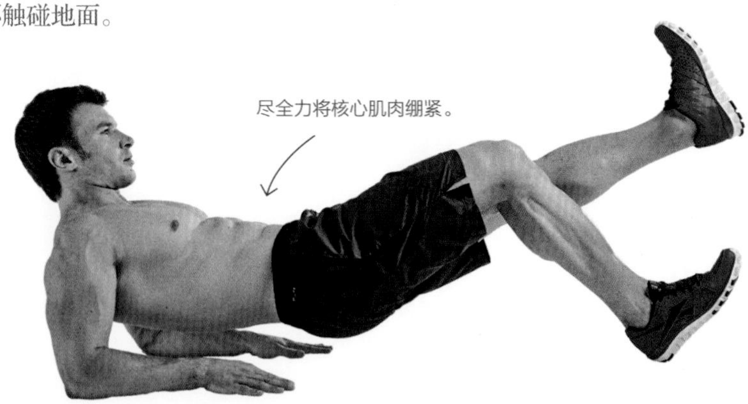

求助，我做不到！

根据自身的条件来调整每个姿势的保持时长，或者将双脚的脚后跟一直放在地上。

前后跳俯卧撑

训练部位： 全身

A

- 摆出标准的俯卧撑姿势，全身呈一条直线，手臂支撑在肩部下方。

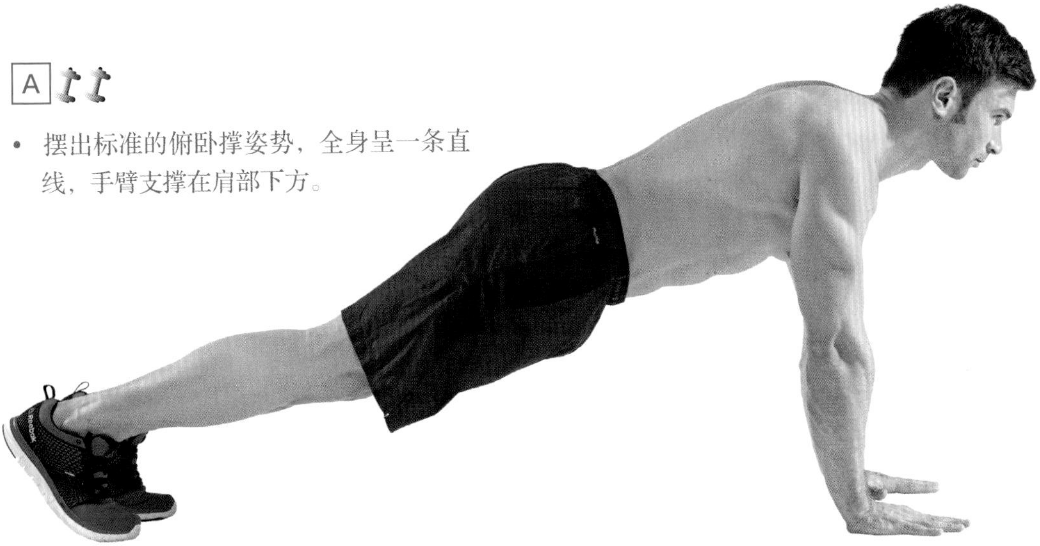

B

- 绷紧核心，屈膝，双脚向前跳。
- 马上跳回到初始位置，进行下一次重复，然后换边做。

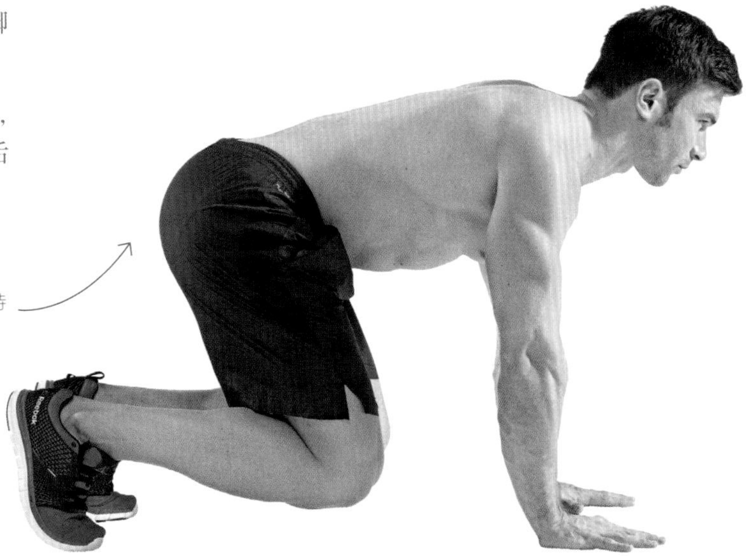

求助，我做不到！

膝关节不要过度弯曲，从小幅跳跃开始。随着训练的进行，慢慢增大幅度。

划腿

训练部位： 核心，尤其是腹部

A

- 仰卧，肘关节支撑在肩部下方，双腿伸直，抬离地面，并且在训练过程中不要放下。绷紧核心。

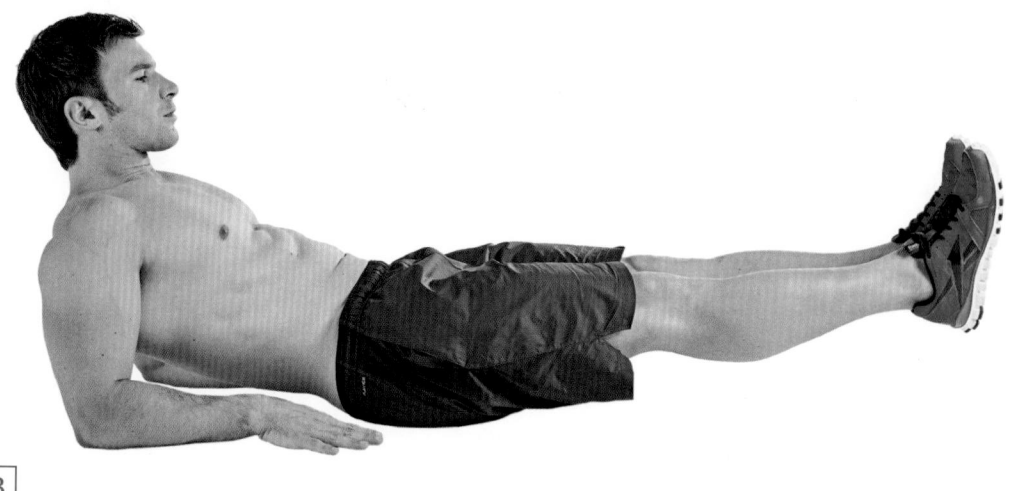

B

- 双腿在空中画不同大小的圆，时不时改变腿的运动方向。上身和骨盆保持不动。为了支撑身体，将手移动到臀部下面。

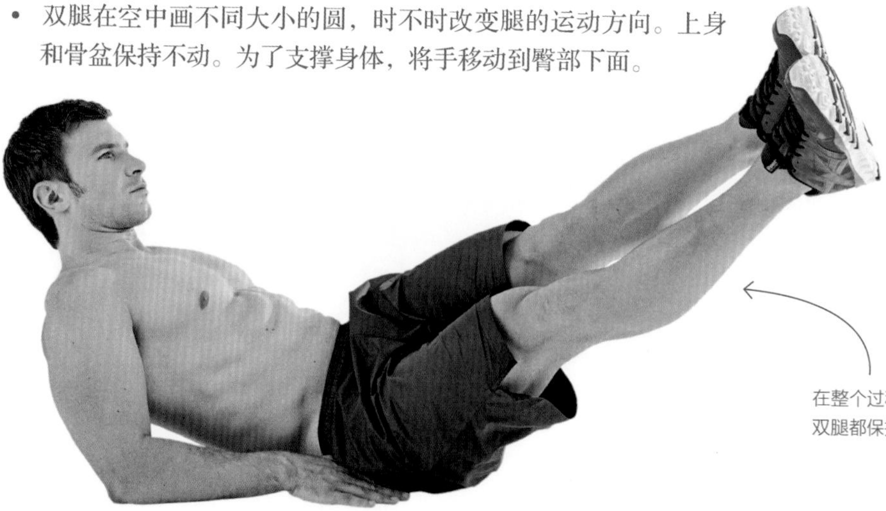

在整个过程中，双腿都保持绷直。

求助，我做不到！

双腿稍稍弯曲，或者/并且中途时不时地将它们放下。

我能做更多！

双腿之间夹一条毛巾，在训练过程中不能让它落下来。

适用于重量级和中量级瘦身者的 60 分钟入门训练

周末总共 48 小时，如果你从中抽出 1 小时的时间来做这套序列训练的话，你这周的运动量就够了，剩下的 47 小时就用来期待下一周的长序列训练吧！

适合人群	超重量级	重量级	中量级
入门者			
进阶者			

完成方式

- 无间歇地进行前 2 种训练项目，每种 60 秒，3 个回合，每个回合之间安排 45 秒的休息时间。
- 10 分钟跑步、骑自行车或者游泳。
- 无间歇地进行中间 2 种训练项目，每种 60 秒，3 个回合，每个回合之间安排 45 秒的休息时间。
- 12 分钟跑步、骑自行车或者游泳。
- 无间歇地进行最后 2 种训练项目，每种 60 秒，3 个回合，每个回合之间安排 45 秒的休息时间。
- 15 分钟跑步、骑自行车或者游泳。

运动速度		
入门者	低强度	有节奏地（根据自身的情况每 2~5 秒重复 1 次）；项目 5 除外，快速地
入门者 / 进阶者	中强度	顺畅地或有节奏地（根据自身的情况每 1~5 秒重复 1 次）
进阶者	高强度	快速地（在规定的时间内重复尽可能多的次数）

弓步跳

训练部位：腿部和臀部

A

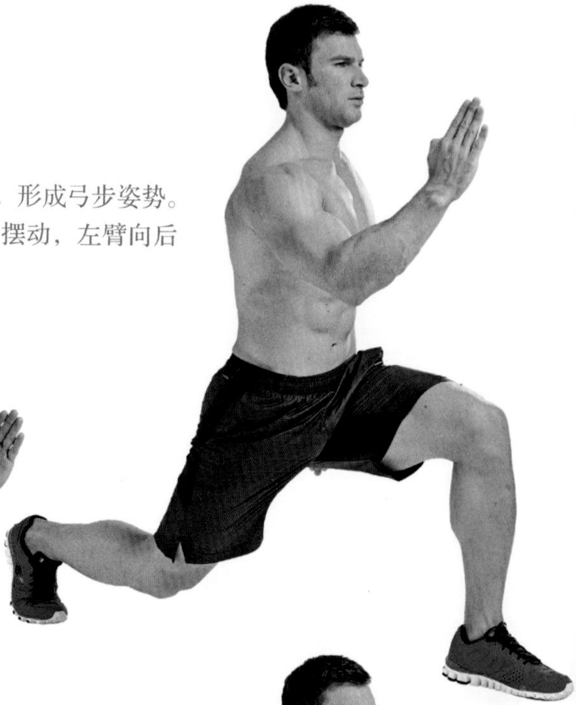

- 双脚分开，与肩同宽。右脚向后跨一步，形成弓步姿势。同时左侧膝关节弯曲成直角，右臂向前摆动，左臂向后摆动。身体绷紧。

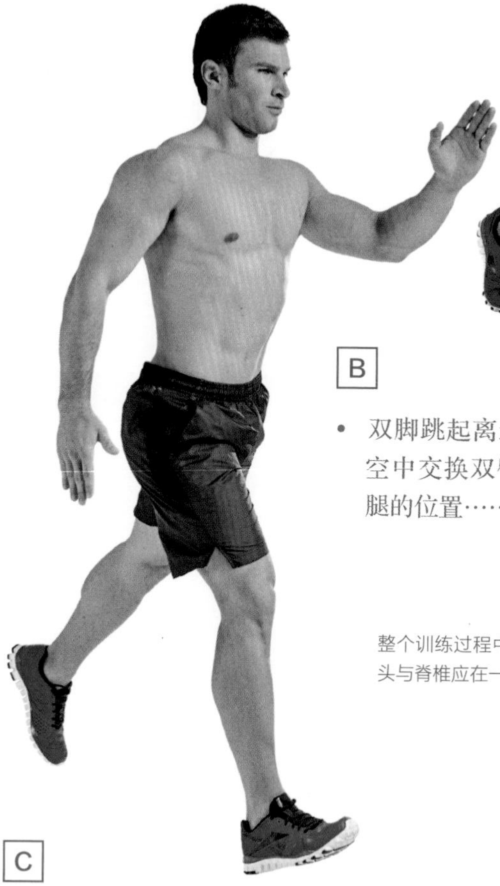

B

- 双脚跳起离地，在空中交换双臂和双腿的位置……

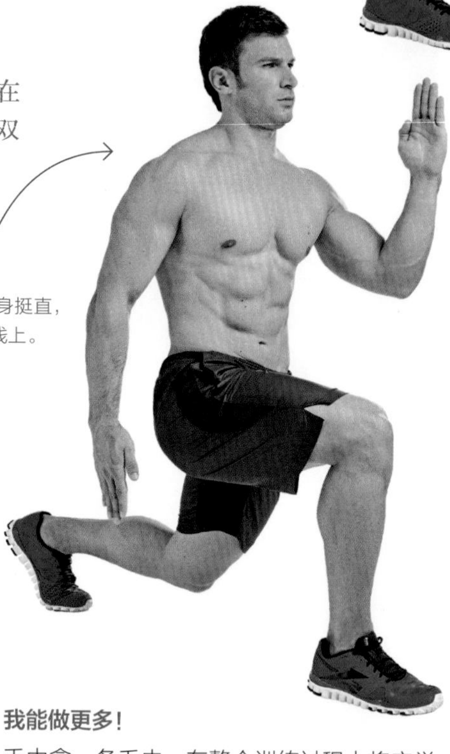

整个训练过程中将上身挺直，头与脊椎应在一条直线上。

C

- ……使它们在落地时的姿势与初始位置相反。屈膝落地缓冲，然后再次起跳。此后重复换边做。

求助，我做不到！

以小弓步姿势起跳，并且 / 或者起跳时不要那么用力。

我能做更多！

手中拿一条毛巾，在整个训练过程中将它举过头顶，双臂伸直。

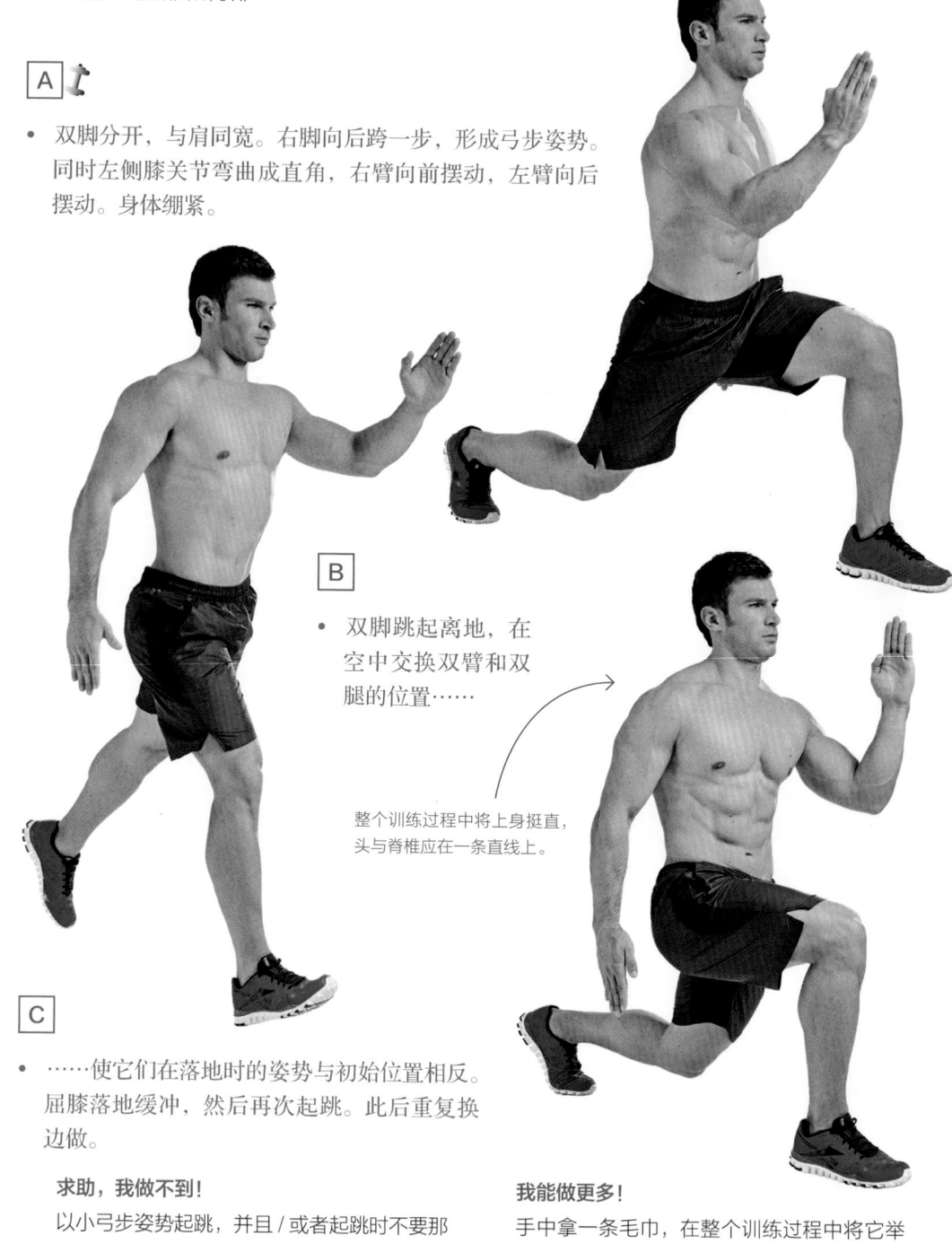

卷腹

训练部位：腹部

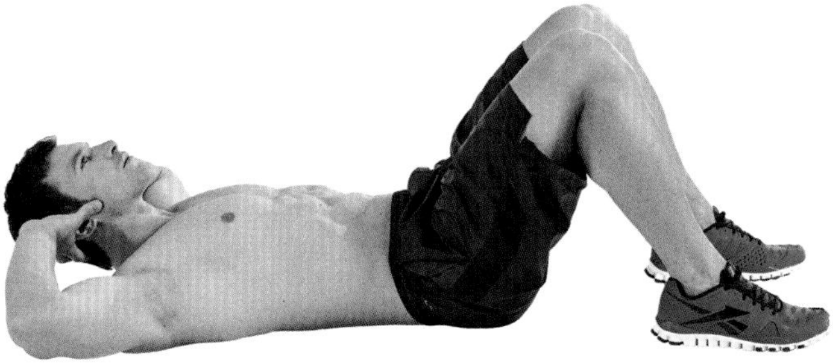

A

- 仰卧，手放在脑后，抬膝弓腿。绷紧核心，将头抬离地面。

B

- 腹部用力，将上背部抬离地面，注意双手不要用力。身体在最上方停留片刻，然后慢慢返回，中途不要将肩部完全放下。迅速进行下一次重复。

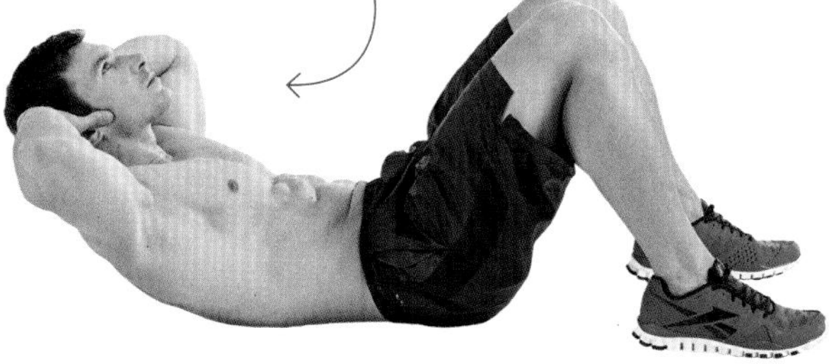

在训练过程中肩部一直为收拢状态，手肘向外展。

我能做更多！

脚从一开始就抬离地面。

扔铅球

训练部位：全身

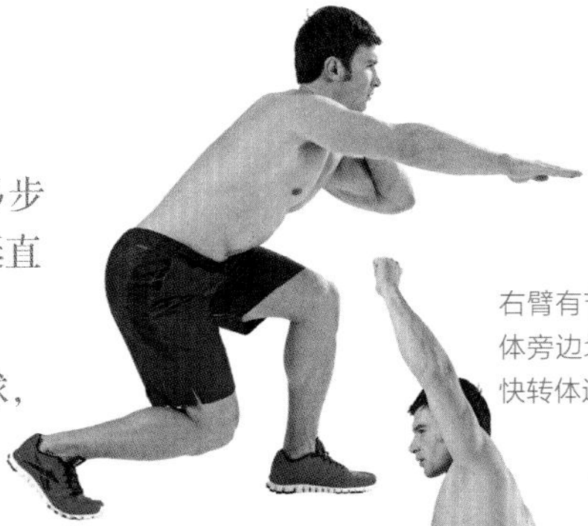

A

- 双脚分开，与肩同宽。右脚向后跨一步，形成弓步姿势。屈膝，直到左侧大腿与地面平行。上身挺直并向前倾，右脚脚后跟离地。
- 右臂抬至肩部高度，左手握拳，想象它是一个球，将它举在左胸前。

B

- 绷紧身体，然后将身体向右旋转 180 度。在此过程中，将左拳用力向空中挥。
- 在最终位置稍作停顿，然后有控制地返回，马上开始下一次重复动作。
- 做第二组时换边。

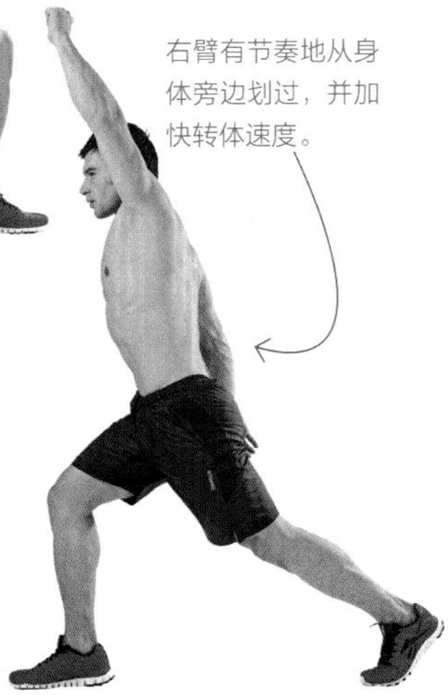

右臂有节奏地从身体旁边划过，并加快转体速度。

求助，我做不到！

一开始转体时省去挥臂部分。

单脚弯腰触地

训练部位：全身

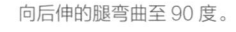

A

- 双脚分开，与肩同宽。左腿向后伸，右腿弯曲，上身挺直并稍稍向前倾。手臂尽量伸直，双手触碰身体前方的地面。

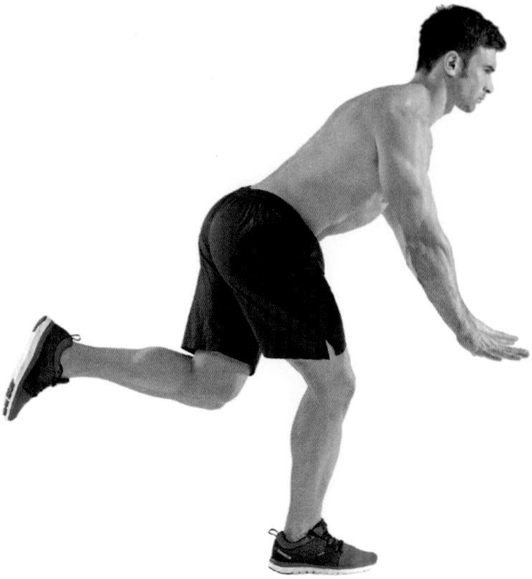

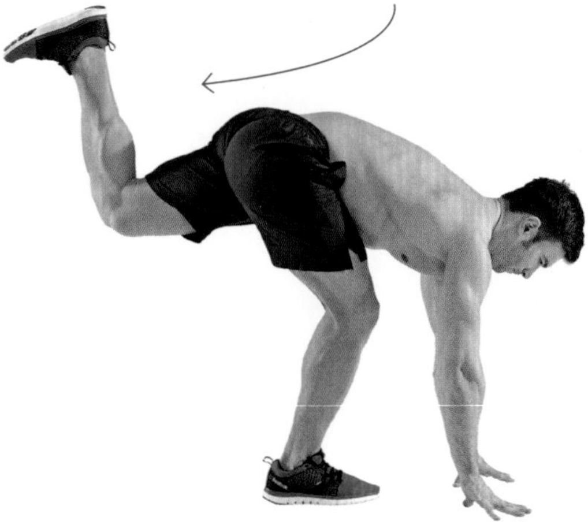

向后伸的腿弯曲至 90 度。

B

- 身体绷紧，然后上身向前倾。支撑腿弯曲，双手触碰地面。不要停留太久，而是马上……

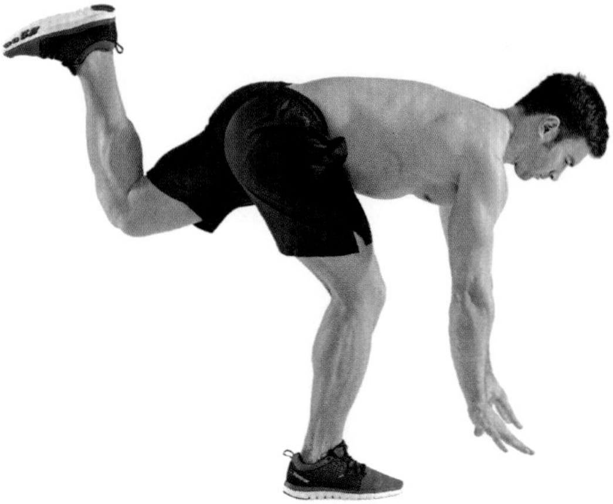

C

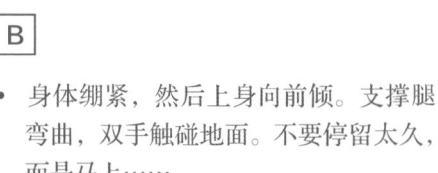

- ……将上身挺直，回到初始位置，然后进行下一次重复。在整个过程中，背部都呈一条直线。
- 下一回合换支撑腿。

求助，我做不到！

空闲的那只脚的脚尖时不时地触碰地面，或者 / 并且寻找一个高台，在弯腰时应能触碰到它。

经典俯卧撑

训练部位： 胸部、肩部和三角肌

A

• 跪在地上，双手支撑在肩部正下方，双腿伸直。绷紧身体，然后将腰部挺起，让整个身体从头到脚呈一条直线。

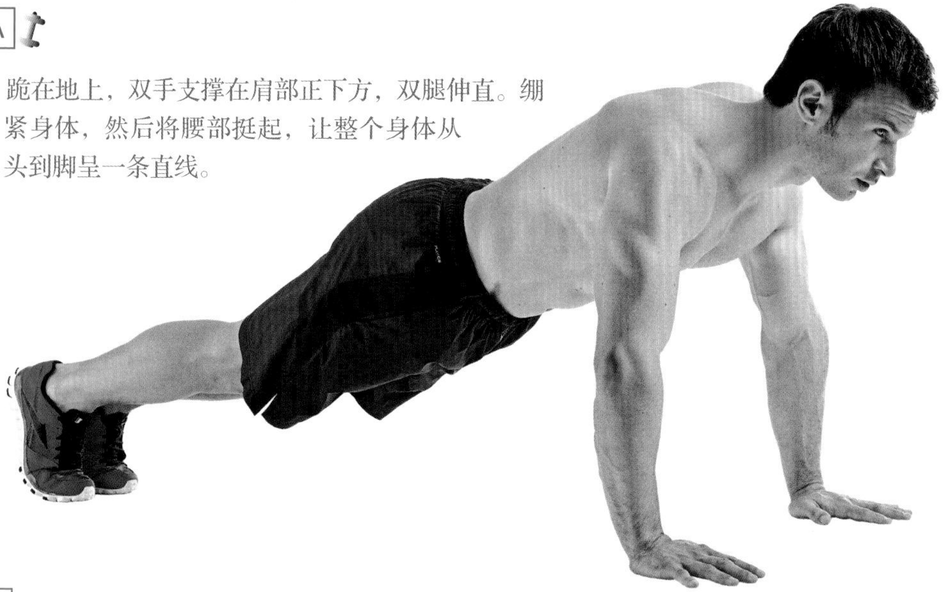

B

• 手臂弯曲，让身体下沉，直到胸部靠近地面。保持这一姿势片刻，然后将身体再次撑回到初始位置。在训练过程中，不要放松骨盆。

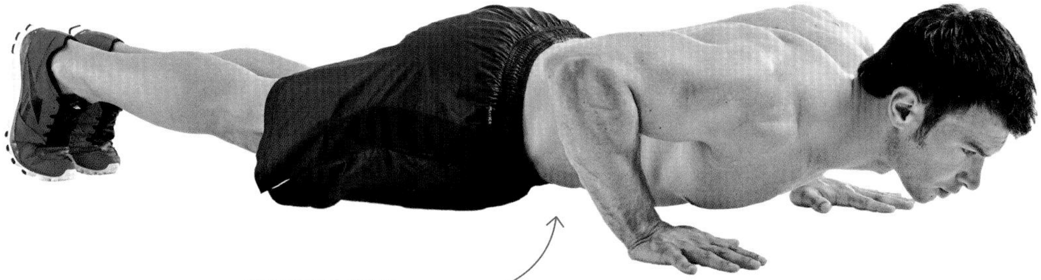

将肚脐和脊椎收紧，让腹肌活跃起来。

求助，我做不到！

在训练一开始或者感到疲惫的时候跪在地上完成训练。

我能做更多！

放慢速度，尽量减少每回合的训练次数，你会惊讶地发现做起来有多困难。

反向爬行

训练部位：全身

A

- 坐在地上，上身挺直并向后倾斜。双手打开，与肩部同宽，并支撑在身体后面。屈膝弓腿，脚后跟接触地面。
- 将臀部抬离地面，然后右脚向前迈一步。

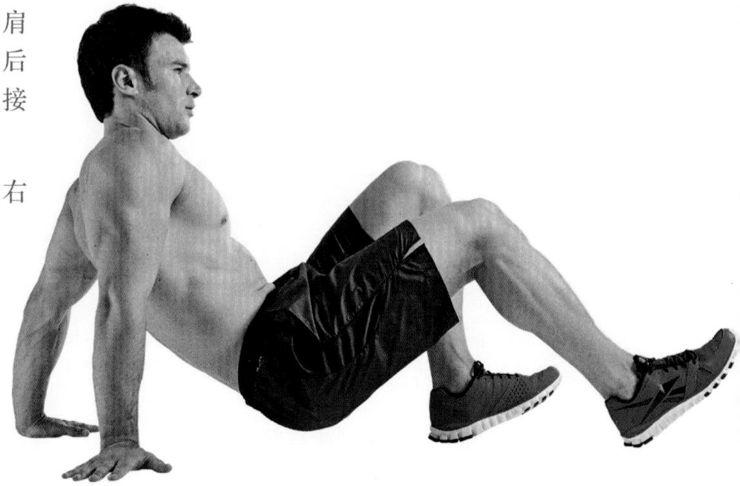

B

- 双手和左脚紧跟着向前移动，接下来以同样的方式向各个方向爬行（左右或者前后），臀部始终保持悬空。

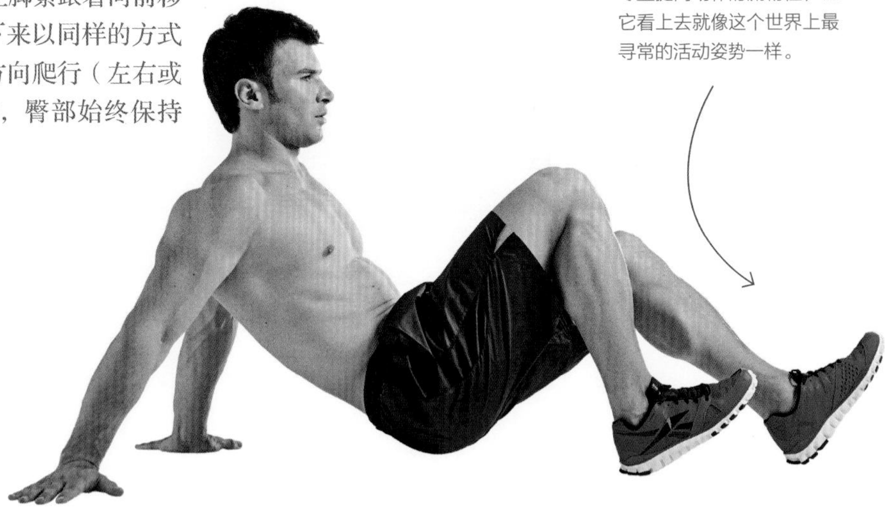

尽量提高动作的流畅性，让它看上去就像这个世界上最寻常的活动姿势一样。

求助，我做不到！

中途时不时坐下。

适用于重量级和中量级瘦身者的 80 分钟冲刺训练

以前从来就没像做完这套 80 分钟训练之后这么理直气壮地将脚抬起来过。这种感觉是你整个瘦身过程中的高潮部分，就好像结束后那不可言说的自豪感一样。你真是个幸运儿！

适合人群	超重量级	重量级	中量级
入门者			
进阶者			

完成方式

- 完成所有 6 种训练项目，每种 60 秒，训练项目之间安排 45 秒的休息时间。
- 10 分钟跑步、骑自行车或者游泳。
- 完成所有 6 种训练项目，每种 60 秒，训练项目之间安排 45 秒的休息时间。
- 10 分钟跑步、骑自行车或者游泳。
- 完成所有 6 种训练项目，每种 60 秒，训练项目之间安排 45 秒的休息时间。
- 10 分钟跑步、骑自行车或者游泳。
- 完成所有 6 种训练项目，每种 60 秒，训练项目之间安排 45 秒的休息时间。
- 10 分钟跑步、骑自行车或者游泳。

运动速度		
入门者	低强度	有节奏地（根据自身的情况每 2~5 秒重复 1 次）；项目 4 除外，根据要求进行训练
入门者 / 进阶者	中强度	顺畅地或有节奏地（根据自身的情况每 1~5 秒重复 1 次）；项目 4 除外，根据要求进行训练
进阶者	高强度	快速地（在规定的时间内重复尽可能多的次数）；项目 4 除外，根据要求进行训练

屈膝开合跳

训练部位：腿部、臀部与核心

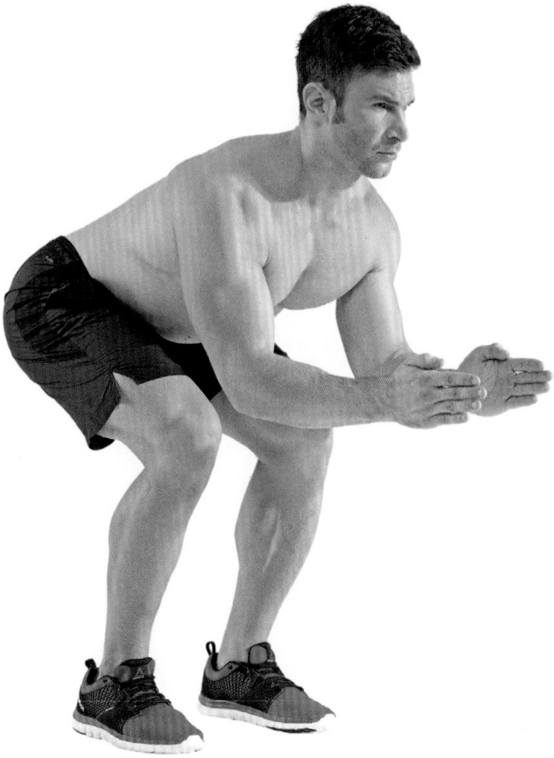

A

- 双脚分开，与肩同宽。臀部向后推，然后屈膝，直到大腿与地面平行。上身挺直并向前倾，手臂弯曲，指尖指向前方，核心绷紧。

背部挺直并将臀部保持在同一高度。

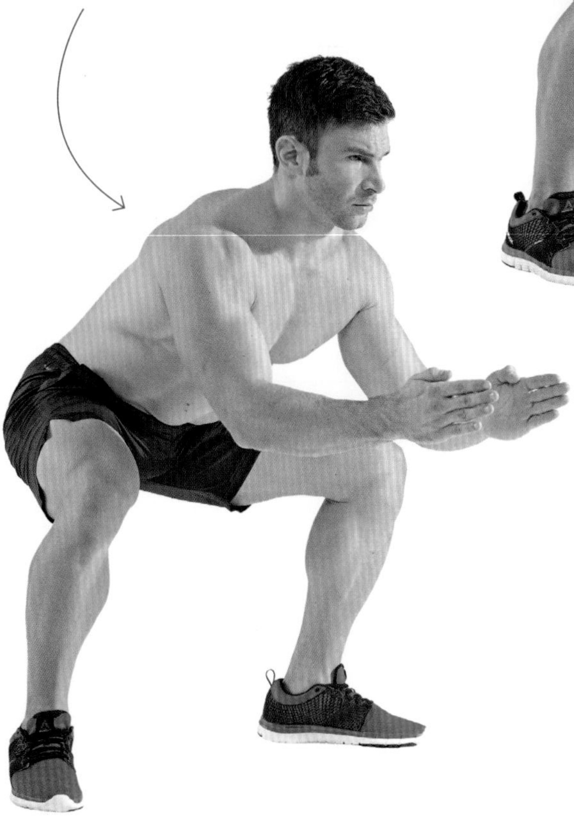

B

- 双脚跳起，落地时双脚进一步打开，身体的其他部分保持不动。
- 马上跳回去，然后迅速重复动作。

求助，我做不到！

身体不要过于前倾，或者双膝不要过于弯曲。

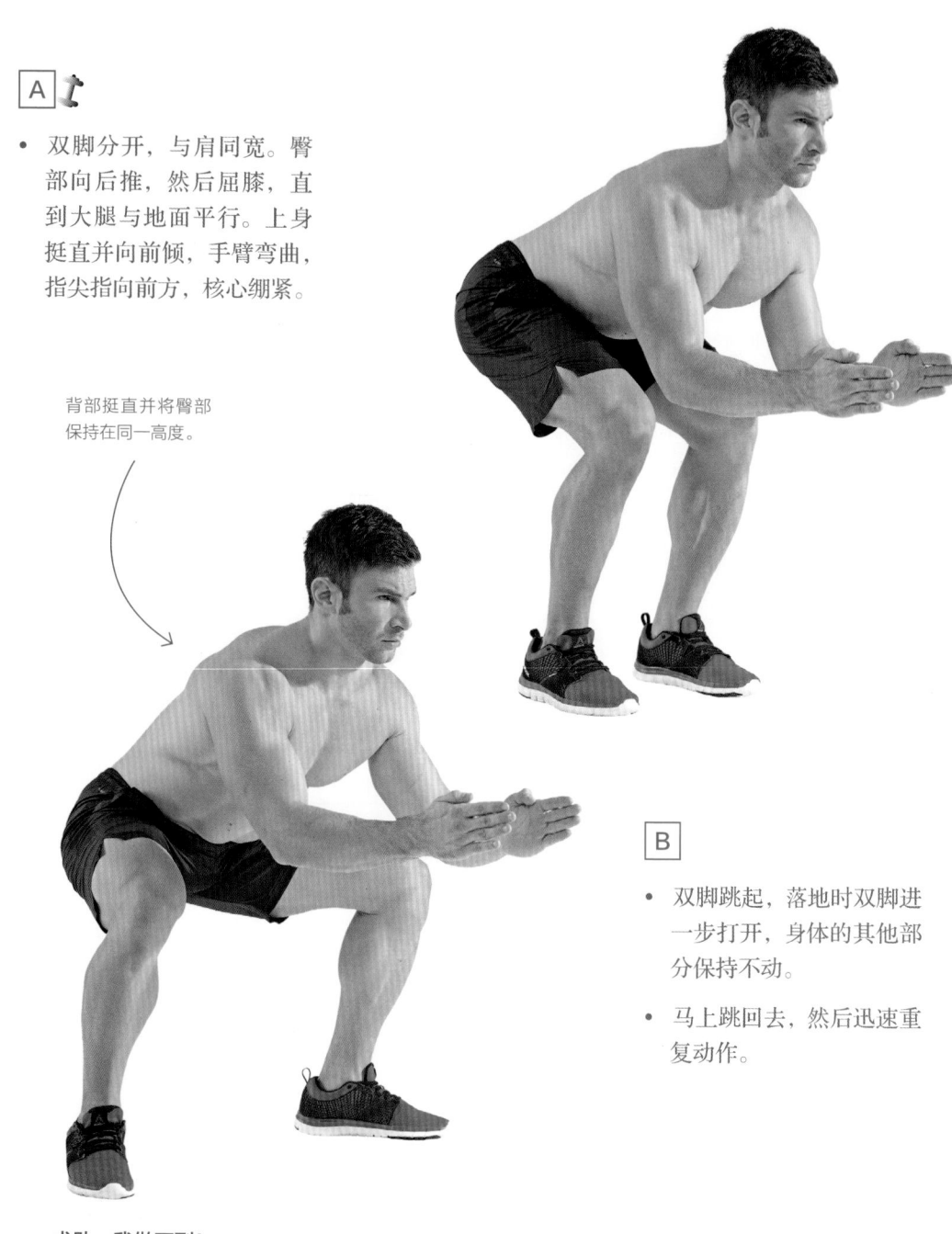

俯卧撑提臂

训练部位：胸部、肩部、手臂和背部

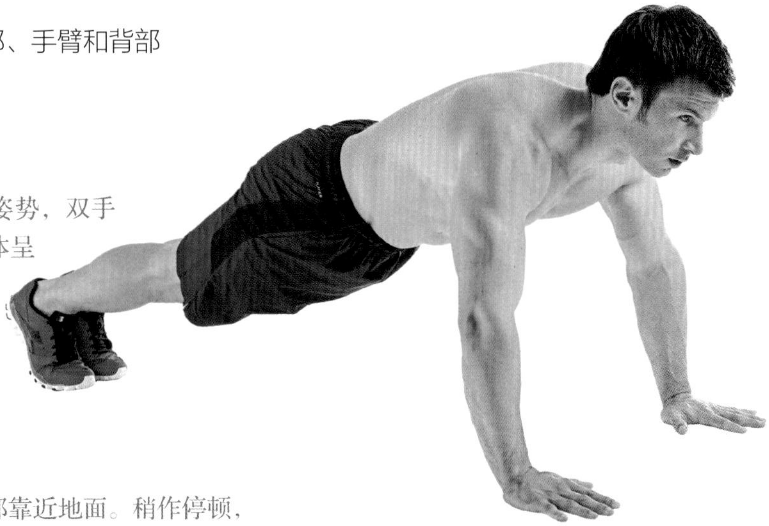

A

- 摆出标准的俯卧撑姿势，双手打开与肩同宽。身体呈一条直线，双脚并拢，全身绷紧。

B

- 身体下沉，直到胸部靠近地面。稍作停顿，然后马上撑起身体。

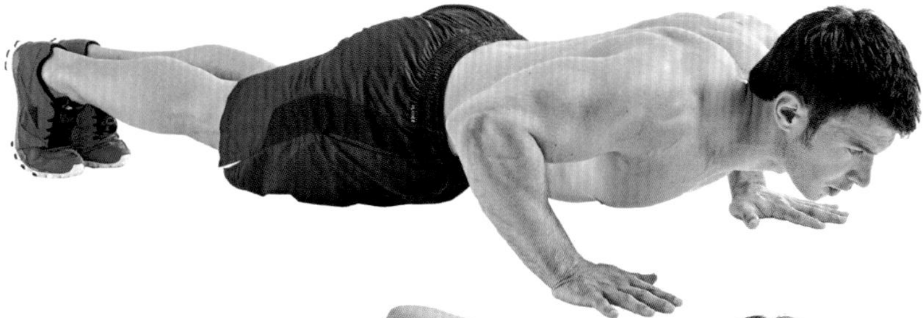

C

- 右臂向上抬，右肘紧靠身体向上移至一定高度。稍作停顿，将右肘放下来。换左臂做同样的动作，从动作 B 开始继续往下做，直到这个回合结束，中间不休息。

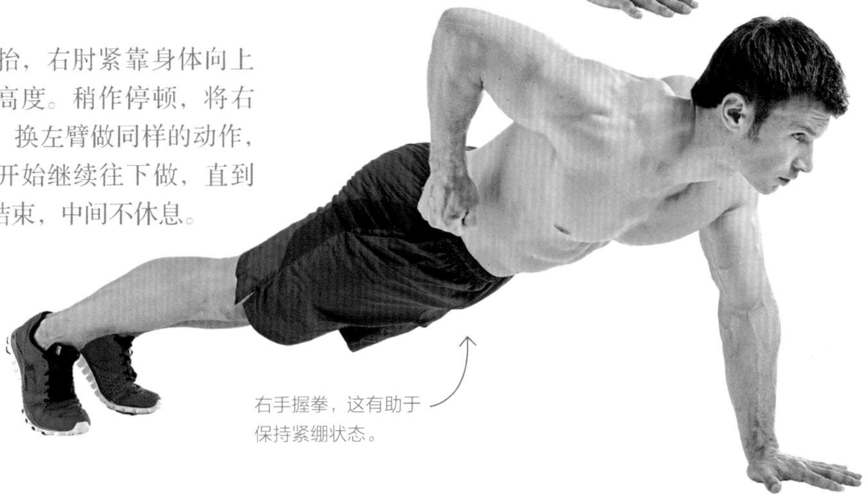

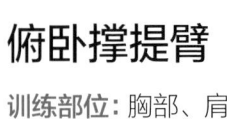

求助，我做不到！

跪在地上完成这个项目，或者中途将膝盖放下。

我能做更多！

两种提高难度的方式：用两瓶两升的水作为负重，并且双手支撑在上面；在抬臂的同时，将一条腿抬起来，保持悬空，直到手再次回到地面为止。

转臂飞鸟

训练部位：肩部和上背部

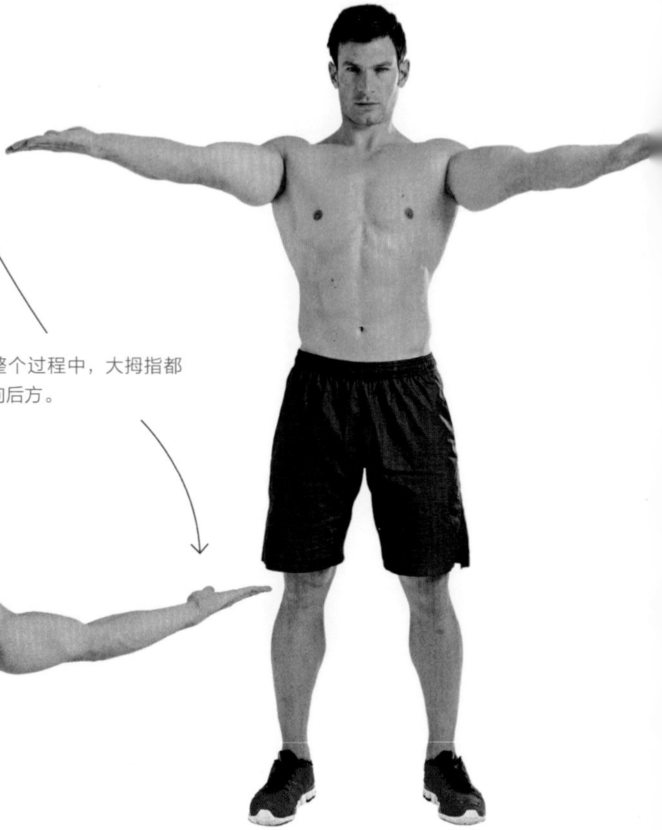

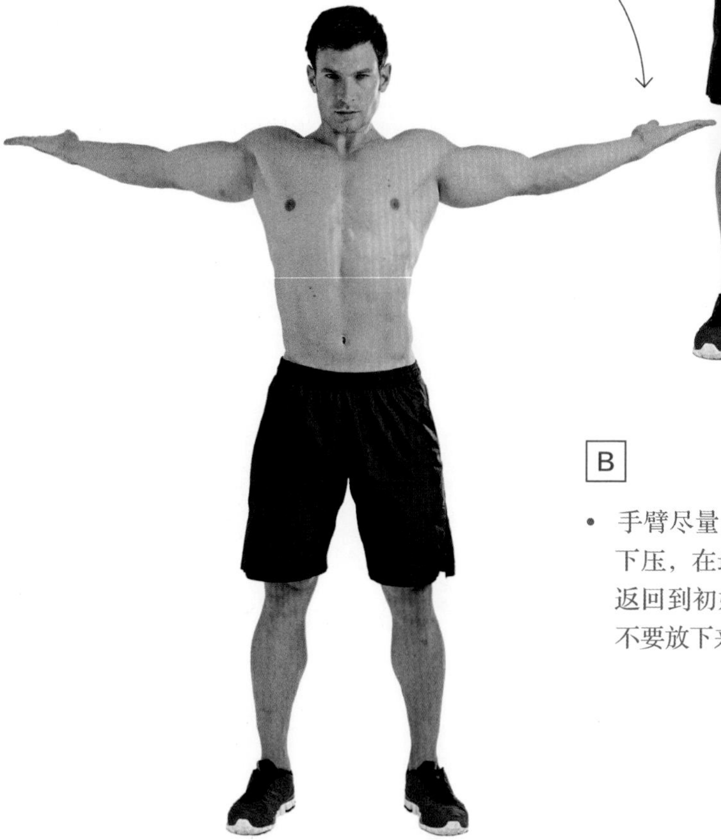

A

- 双脚分开，与肩同宽。双臂举到肩部高度并向两侧展开，掌心朝上，大拇指朝后。

在整个过程中，大拇指都指向后方。

B

- 手臂尽量向后伸，同时肩部用力收拢并向下压，在最终位置稍作停留，然后慢慢地返回到初始位置。手臂在整个训练过程中不要放下来。

求助，我做不到！

只将手臂伸展到一定位置，随着时间的推移，再慢慢扩大活动范围。

我能做更多！

在做这套动作时，同样可以通过负重来增加难度。

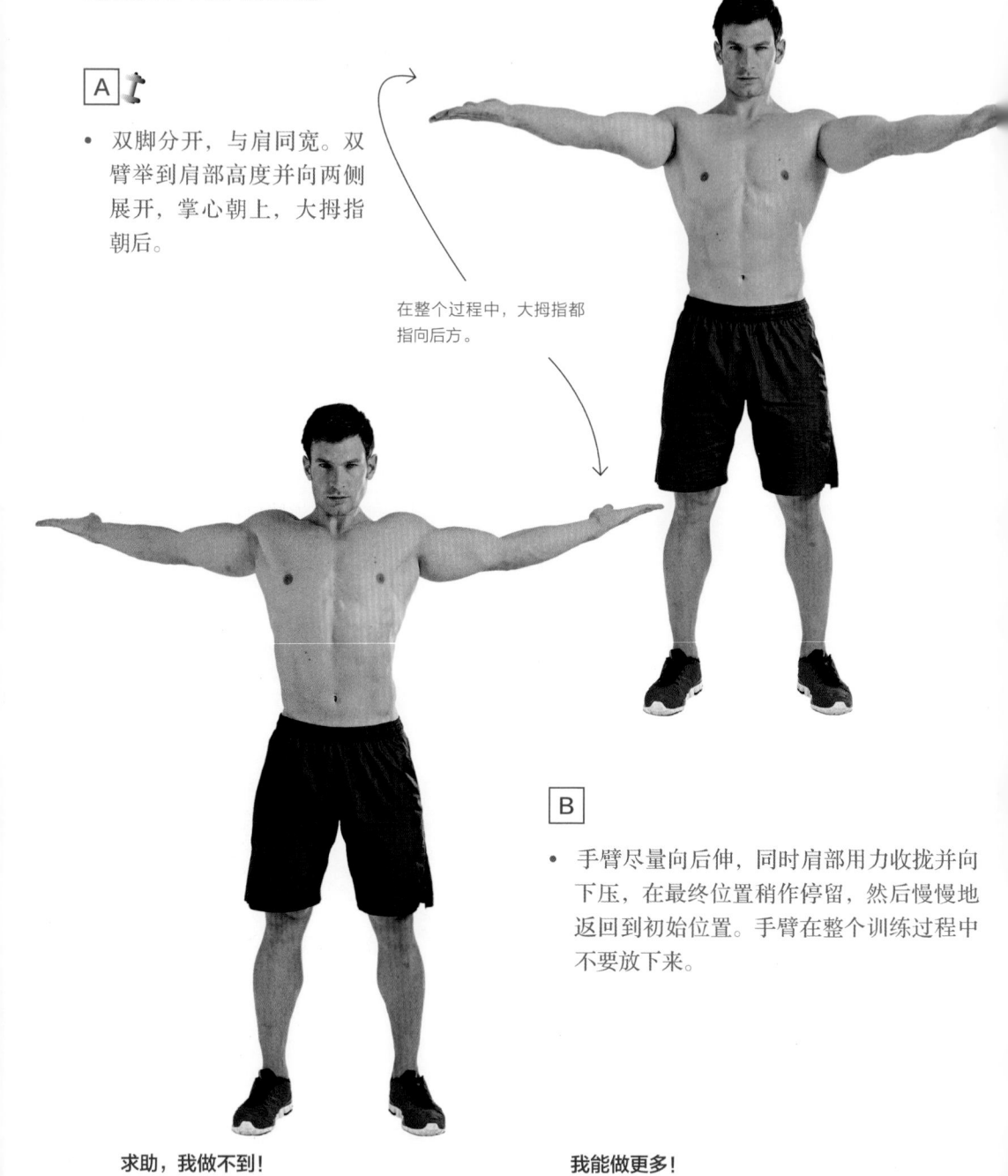

提膝卷腹

训练部位：腹部、肩部和胸部

A

- 躺在地上，提膝至小腿与地面平行并保持悬空。核心绷紧，肩部和头部稍微离开地面，双臂伸直，双手轻轻地放在膝盖上。
- 双手用力推膝盖 5 秒。

B

- 放松核心，但不要让肩部放松，这时用手背从膝盖内侧将膝盖向外推，持续 5 秒。
- 再次放松，肩部短暂地下沉，但不要完全放下来，然后迅速地开始下一次重复。

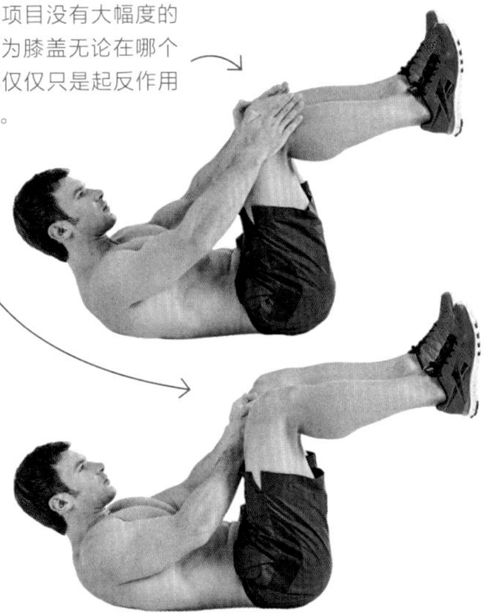

这个训练项目没有大幅度的动作，因为膝盖无论在哪个姿势里都仅仅只是起反作用力的作用。

我能做更多！

如果用一只手从外侧推膝盖，另一只手从内侧推膝盖，那么训练难度就会增加。重复动作时不要忘了换边。

求助，我做不到！

中途时不时将肩部放下。

青蛙跳

训练部位：全身

A

- 双脚分开，与肩同宽。臀部向后推，膝关节弯曲。上身挺直并向前倾，双臂向后伸展。

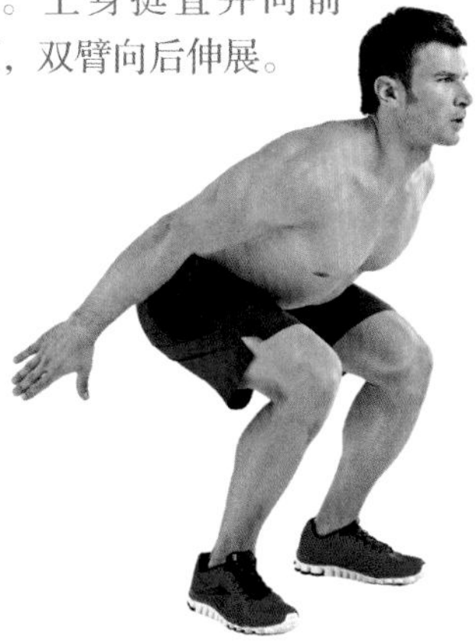

B

- 双脚离地，尽全力向上跳起。膝关节弯曲，缓冲落地时的冲击。检查动作的标准性后，准备下一次起跳。超重量级瘦身者需要注意跳跃的幅度。

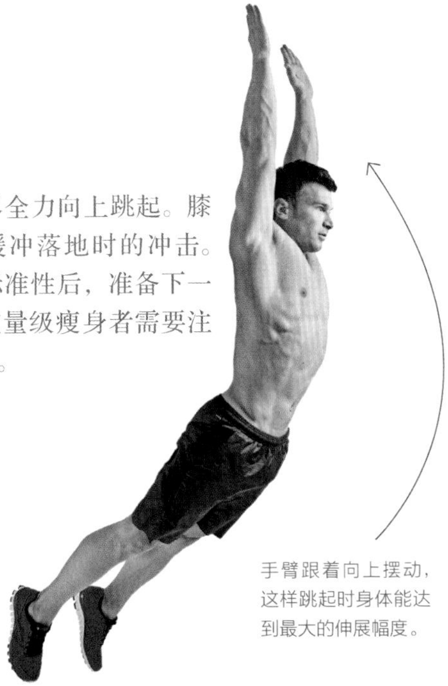

手臂跟着向上摆动，这样跳起时身体能达到最大的伸展幅度。

俯卧单抬腿

训练部位：臀部和下背部

A

- 俯卧，双臂叠放在头下。右膝贴近地面并弯曲。左腿伸直，然后向上抬并保持悬空。左脚脚尖绷直，脚后跟尽量往后伸。

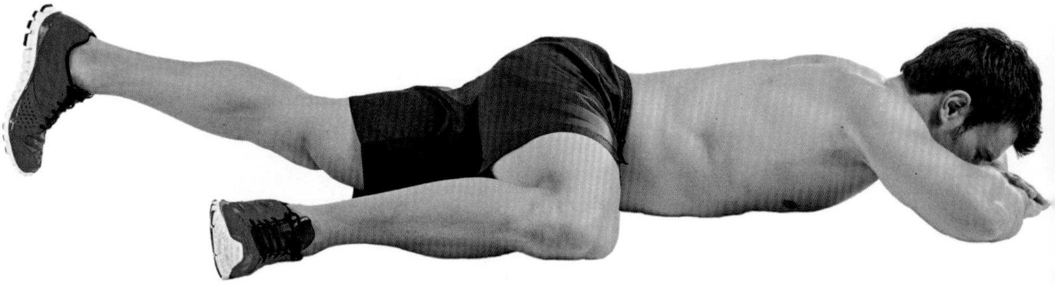

B

- 绷紧身体，伸展上身，再次抬左腿并在空中停留片刻，然后慢慢下放，但不要完全放下。不要大幅度摆动左腿，整套动作的幅度都很小。
- 做下一组时换腿。

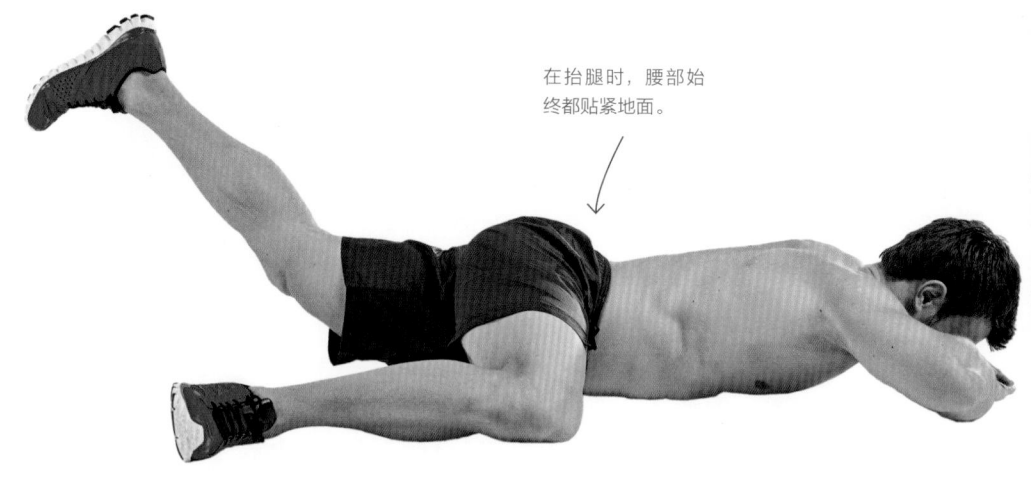

求助，我做不到！

一开始只将左腿伸直，不要抬起。你应该能感觉到大腿后侧得到拉伸。

适用于中量级瘦身者的 60 分钟入门训练

祝贺你，6 道题做对了 2 道！ 6 种塔巴塔（Tabata）式的训练让你的心率加速到了最高值，6 种短小精悍、时长 6 分钟的耐力训练让这种情况持续保持，这就是瘦身的“头奖”！

适合人群	超重量级	重量级	中量级
入门者	■	■	▒
进阶者	■	▒	▒

完成方式

- 项目 1：8×20 秒负重，中间有 10 秒休息时间。
- 6 分钟跑步、骑自行车或者游泳。
- 项目 2：8×20 秒负重，中间有 10 秒休息时间。
- 6 分钟跑步、骑自行车或者游泳。
- 项目 3：8×20 秒负重，中间有 10 秒休息时间。
- 6 分钟跑步、骑自行车或者游泳。
- 项目 4：8×20 秒负重，中间有 10 秒休息时间。
- 6 分钟跑步、骑自行车或者游泳。
- 项目 5：8×20 秒负重，中间有 10 秒休息时间。
- 6 分钟跑步、骑自行车或者游泳。
- 项目 6：8×20 秒负重，中间有 10 秒休息时间。
- 6 分钟跑步、骑自行车或者游泳。
- 项目 7：8×20 秒负重，中间有 10 秒休息时间。
- 6 分钟跑步、骑自行车或者游泳。
- 项目 8：8×20 秒负重，中间有 10 秒休息时间。
- 6 分钟跑步、骑自行车或者游泳。

运动速度		
入门者	低强度	有节奏地（根据自身的情况每 2~5 秒重复 1 次）；项目 6 除外，最慢每 4 秒重复 1 次
入门者 / 进阶者	中强度	顺畅地或有节奏地（根据自身的情况每 1~5 秒重复 1 次）；项目 6 除外，最慢每 4 秒重复 1 次
进阶者	高强度	快速地（在规定的时间内重复尽可能多的次数）；项目 4 除外，最慢每 4 秒重复 1 次

侧向深蹲

训练部位：腿部和臀部

A

- 双脚分开，以肩宽两倍的距离站立。手臂抬至肩部高度并向前伸直，脚尖指向前方，膝关节稍稍弯曲。

B

- 身体重心向右移动，臀部向后推，右侧膝关节弯曲，直到大腿与地面平行。上身挺直并向前倾，左腿伸直。
- 保持片刻，然后回到初始位置，身体重心迅速向另一边移动，然后换边做。

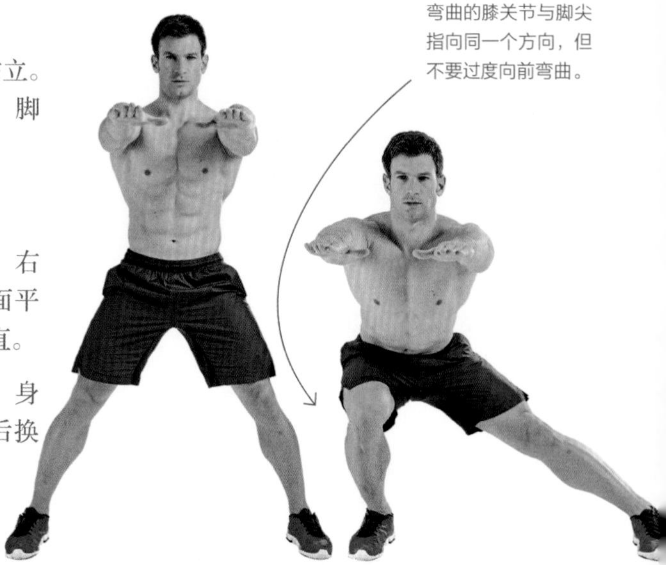

弯曲的膝关节与脚尖指向同一个方向，但不要过度向前弯曲。

求助，我做不到！

不要将双脚分得太开，或者 / 并且不要过度下蹲。

平板支撑开合跳

训练部位：全身

A

- 先摆出一个标准的平板支撑姿势，然后将髋部挺起，整个身体呈一条直线。上臂应在肩部正下方。

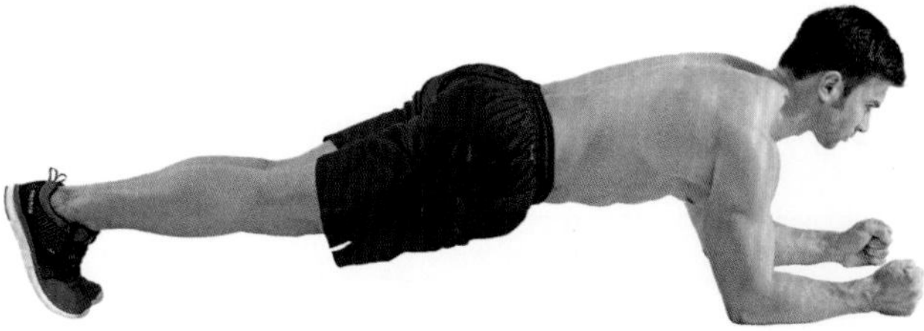

B

- 双脚发力跳起，双腿分开。落地时双脚之间的距离应为两倍肩宽。身体的其他部分保持不动，然后继续开合跳。

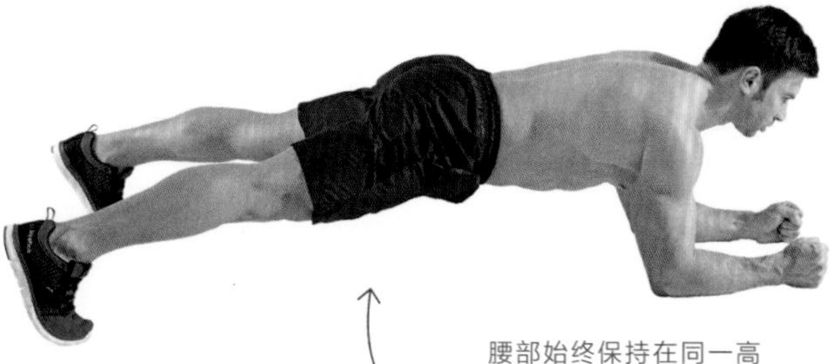

腰部始终保持在同一高度，想象着将臀部推向上方。

求助，我做不到！

在需要的时候将膝盖放下。

正踢腿

训练部位： 腿部、臀部与核心

A

- 双脚分开，与肩同宽。左脚向前迈一小步，膝关节微微弯曲，核心绷紧，双手握拳并置于胸前。

B

- 将右膝抬至胸前，让大腿处于水平状态。

C

- 迅速将右腿伸直，右脚向前踢。上身保持挺直，然后收回右腿，右脚放回到原来的位置。
- 做下一组时换腿。

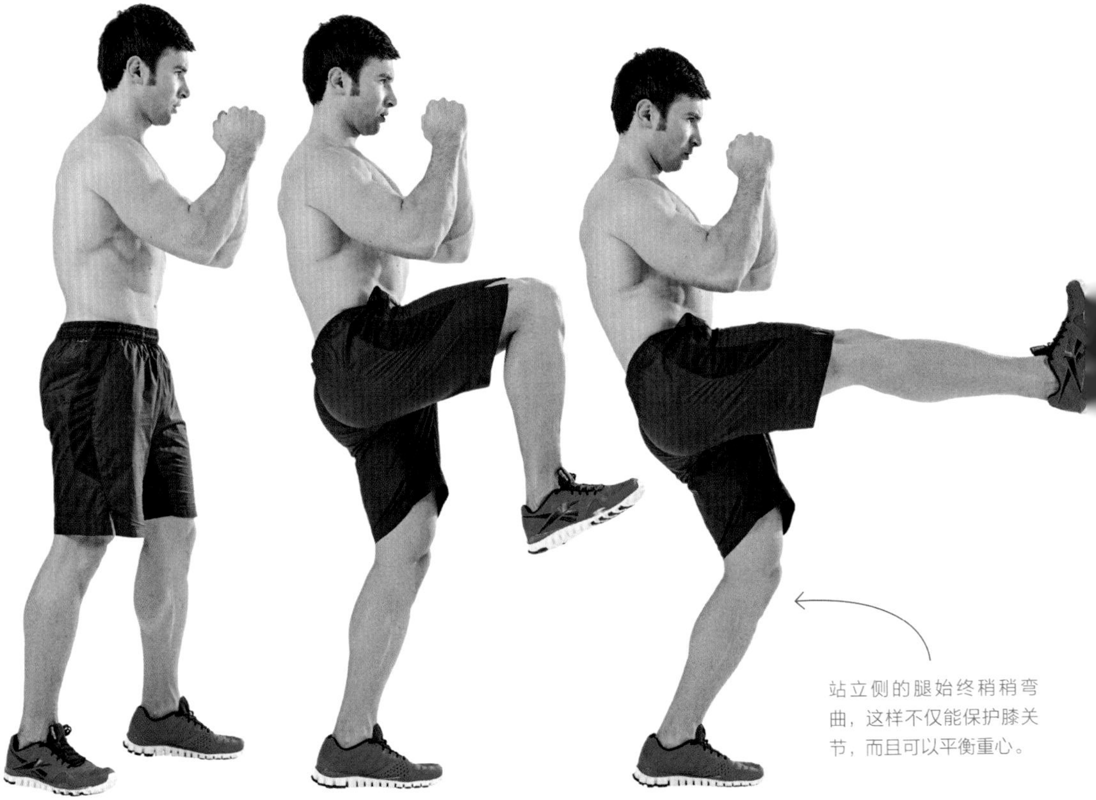
站立侧的腿始终稍稍弯曲，这样不仅能保护膝关节，而且可以平衡重心。

求助，我做不到！

首先只将腿向前摆动，然后尝试将整套动作分成两部分，先抬膝盖，再伸腿。

甲壳虫

训练部位：腹部和肩部

A

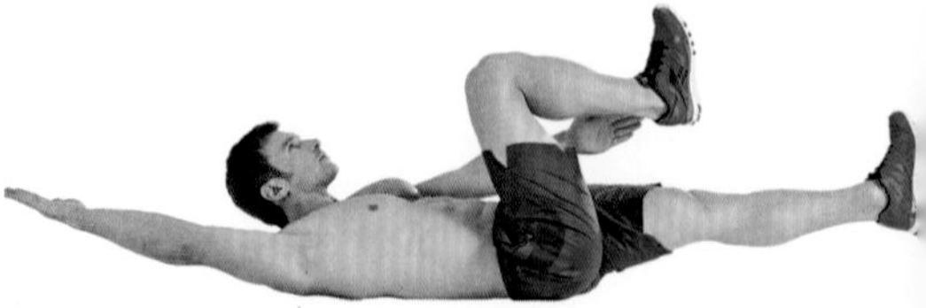

- 仰卧，手臂和腿作为脊椎的延长部分舒展开来并保持悬空。绷紧核心，在接下来的动作中将头部和肩部始终稍微抬起。右膝抬向胸前，用左手去触碰右脚的脚后跟。

B

在抬膝后，通过绷紧腹肌来加快卷腹动作。

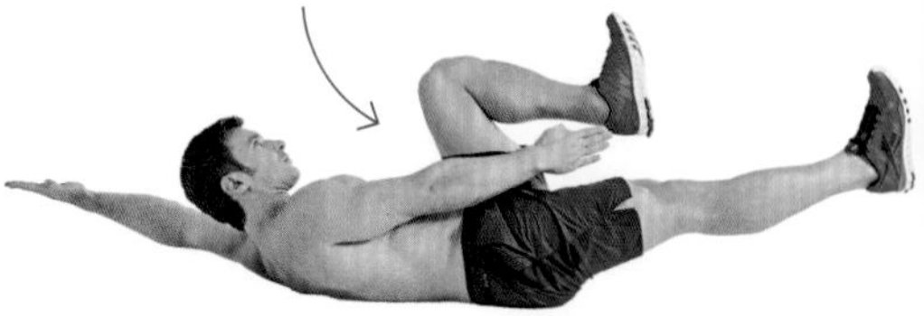

- 迅速换边，左臂向脑后摆动。右腿伸直，同时抬左膝，并用右手去触碰左脚的脚后跟。
- 不休息，继续换边做。不要将手臂、腿和肩部放下。

求助，我做不到！

在一开始的时候，只用手去触碰抬起来的膝盖。随着训练次数的增多，再慢慢尝试触碰脚后跟。

预备跑式单脚跳

训练部位：腿部、臀部与核心

A

- 双脚分开，与肩同宽。右腿向后伸并保持悬空，左膝弯曲。为了保持平衡，将臀部向后推。上身挺直并向前倾，双手于肩部正下方支撑地面。

求助，我做不到！

利用双脚来完成整套动作，触地之外的另一种选择是深蹲，并从这个姿势出发向上跳。

B

- 绷紧身体，然后利用左脚将上身弹回上方。不要跳得太高，不然落地时膝关节会承受巨大的压力。回到初始位置，马上再次起跳，重复做动作。
- 做下一组时换支撑腿。（训练时间超过 40 秒的话，时间过半后换腿。）

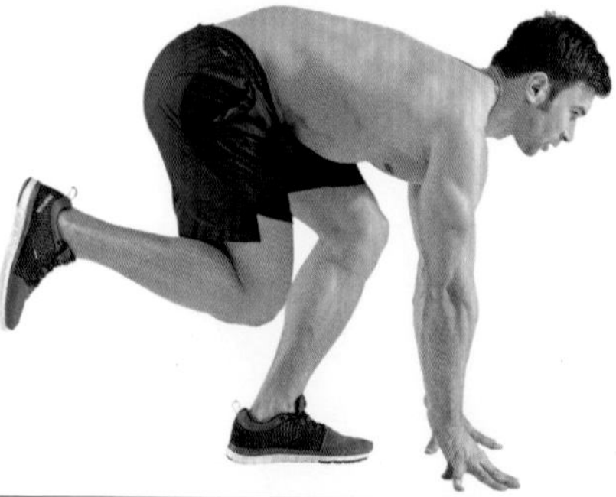

尝试让整个身体在这个姿势下保持不动。

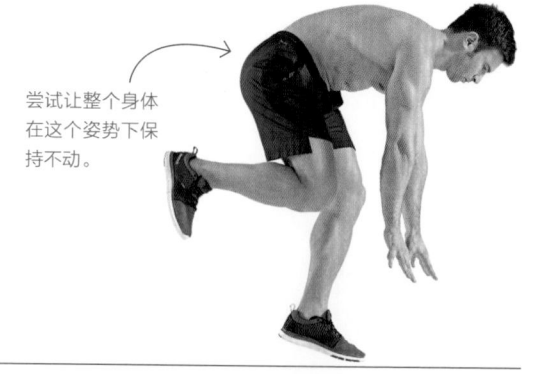

挺身式俯卧撑

训练部位：全身，尤其是上身

A

- 摆出一个标准的俯卧撑姿势，双手支撑在肩部下方，身体呈一条直线。
- 向手的方向迈一小步，直到髋部大约弯成 90 度且臀部处在最高处。

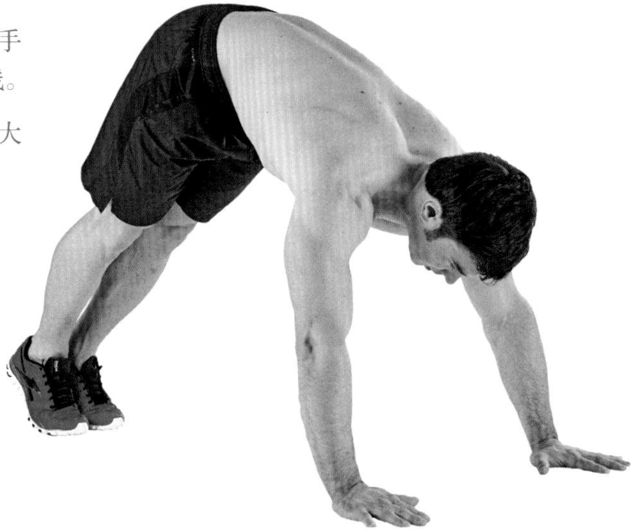

B

- 双臂弯曲，上身和头部向双手中间移动。如果骨盆向地面靠近的话……

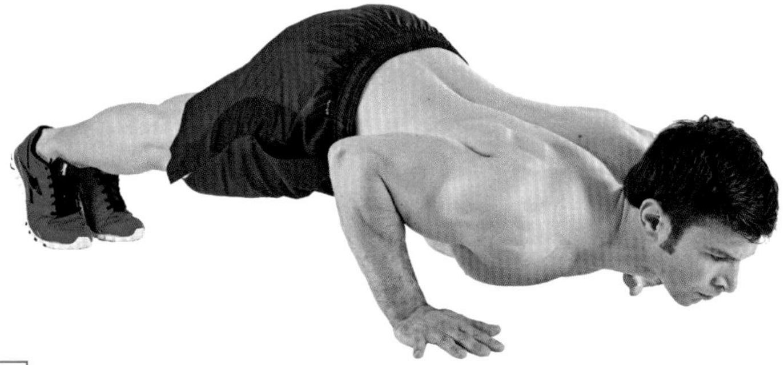

手臂在最终位置时伸直。

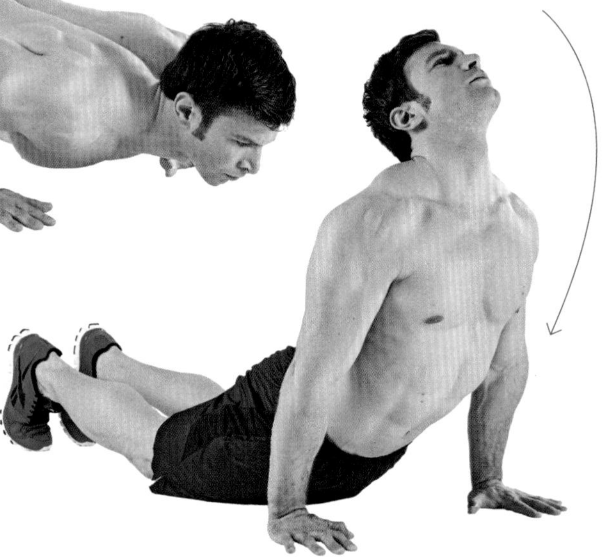

C

- ……将头部向上抬，核心向后移动。将胸部向上推，把骨盆往地上压。脸朝上，眼睛向上看。保持这个拉伸姿势，然后有控制地原路返回。

求助，我做不到！

如果胸部在最终姿势下超过了手的位置，就在上身向后伸展之前把整个身体放在地面上。

适用于中量级瘦身者的 90 分钟冲刺训练

这本书里最长的训练项目组合是用来证明你的能力的。期待每个动作、每份乐趣、每种情绪吧，它们会陪伴你整个训练过程的。令人羡慕的瘦身之星就是你！打板，开始！

适合人群	超重量级	重量级	中量级
入门者			
进阶者			

完成方式

- 前 3 种训练项目每种 45 秒，中间不休息。3 个回合，每个回合之间安排 60 秒的休息时间。
- 10 分钟跑步、骑自行车或者游泳。
- 后 3 种训练项目每种 45 秒，中间不休息。3 个回合，每个回合之间安排 60 秒的休息时间。
- 10 分钟跑步、骑自行车或者游泳。
- 6 种训练项目，每种 30 秒，中间不休息。3 个回合，每个回合之间安排 60 秒的休息时间。
- 15 分钟跑步、骑自行车或者游泳。
- 6 种训练项目，每种 40 秒，中间不休息。3 个回合，每个回合之间安排 90 秒的休息时间。
- 15 分钟跑步、骑自行车或者游泳。

运动速度		
入门者	低强度	有节奏地（根据自身的情况每 2~5 秒重复一次）；项目 1 和项目 3 除外，快速地
入门者 / 进阶者	中强度	顺畅地或有节奏地（根据自身的情况每 1~5 秒重复一次）
进阶者	高强度	快速地（在规定的时间内重复尽可能多的次数）

深蹲前进

训练部位：腿部、臀部与核心

A

- 双脚分开，与肩同宽。双手放在脑后，肩部收拢，肘关节向外展，胸部向前挺。
- 臀部向后推，膝关节弯曲，直到大腿与地面平行。上身保持挺直。

B

- 保持这个姿势不变，右脚向前迈一步，左脚跟着向前迈一步，并以这种方式在房间里移动。

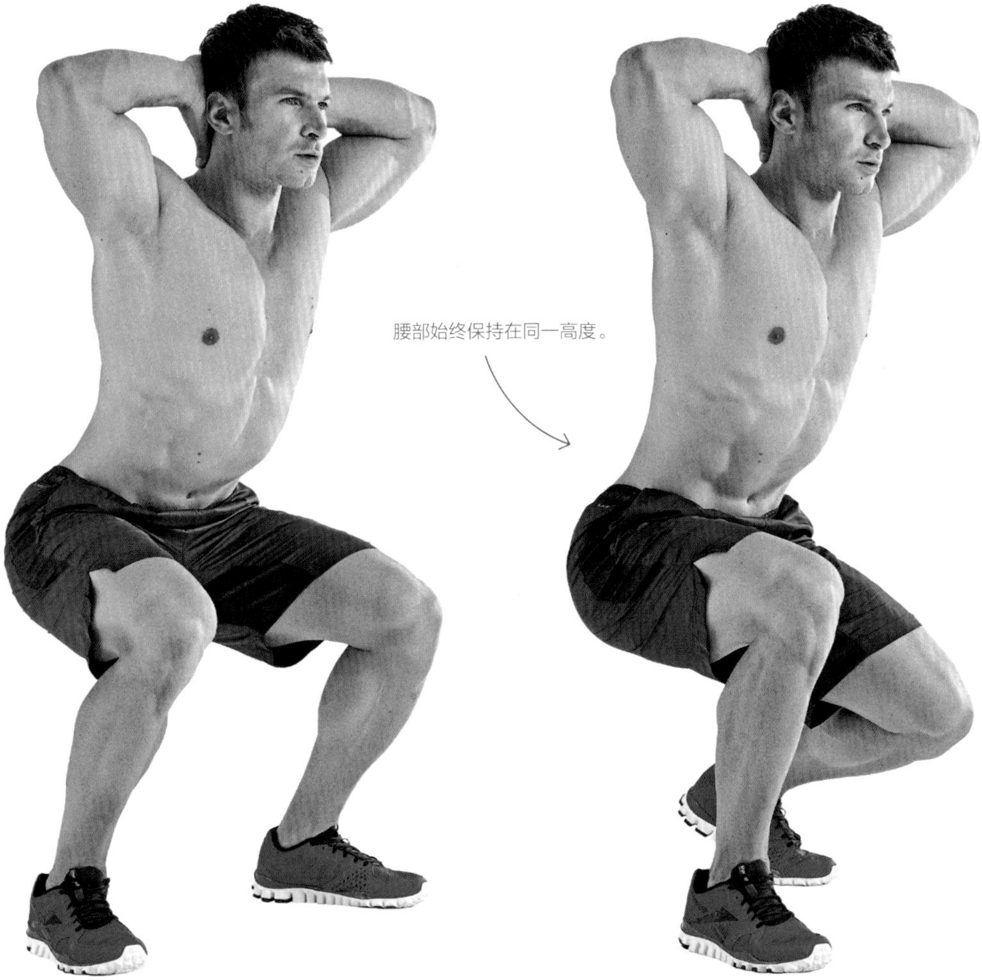

求助，我做不到！

膝关节不要太过弯曲，或者在感到累的时候站直。

俯卧撑侧踢腿

训练部位：全身

A

- 摆出标准的俯卧撑姿势，双臂伸直并位于肩部下方，全身呈一条直线。
- 双臂弯曲，身体下沉，但不要将它完全放下。

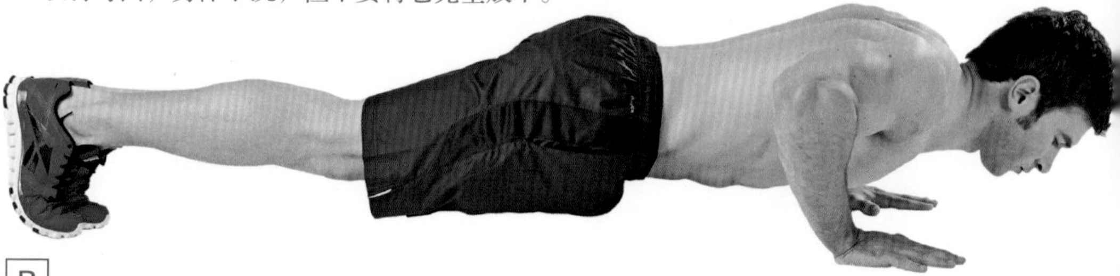

B

- 从最低处向上撑起身体并向右转身，左腿和右手离开地面。将左腿从身体下方向右侧踢去，在整个过程中左腿都伸直。
- 迅速回到俯卧撑姿势，然后身体再次下沉，接着回到高处并转向左侧，然后换边继续做。

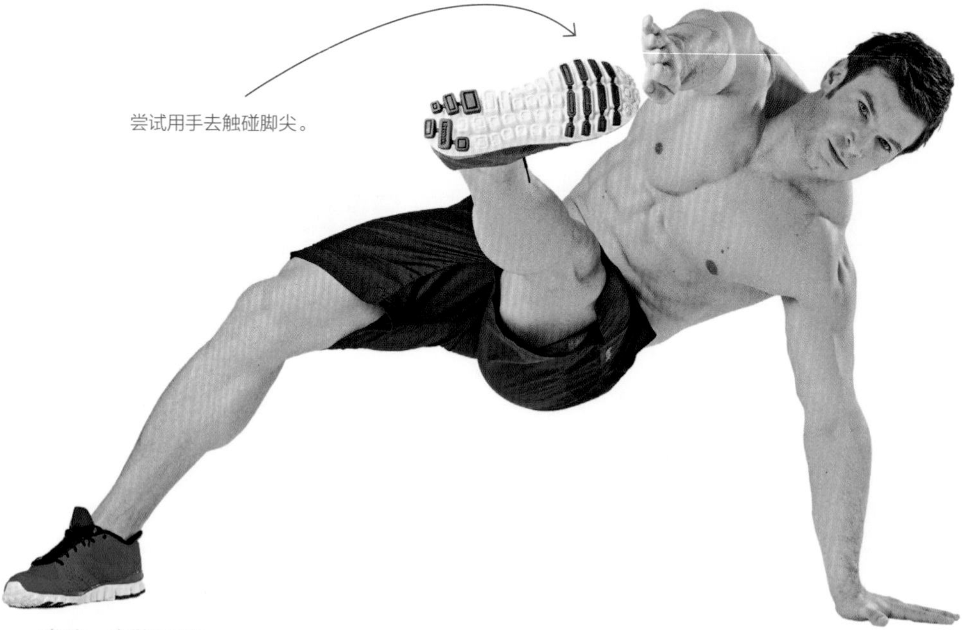

求助，我做不到！

四肢着地完成这套动作。首先跪在地上完成步骤 A 中的俯卧撑动作，然后将膝盖稍稍抬离地面，从这个姿势出发做侧踢腿动作。

侧身爬行

训练部位：全身

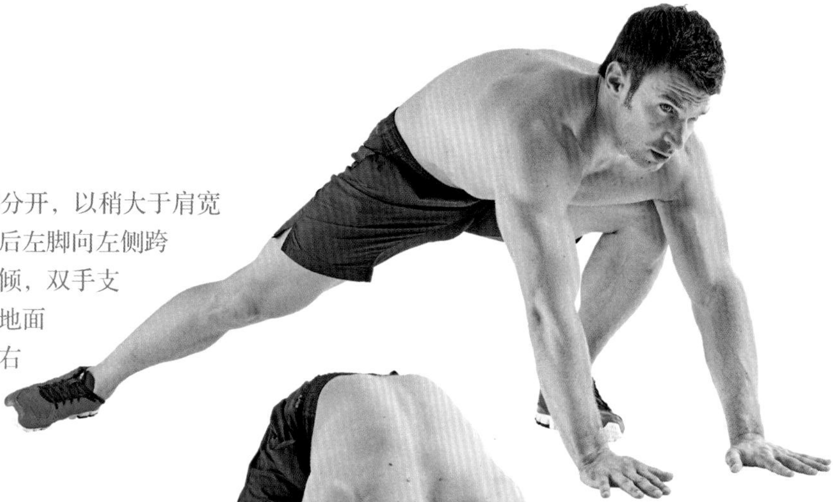

A

- 上身挺直，双脚分开，以稍大于肩宽的距离站立。然后左脚向左侧跨一步，身体向前倾，双手支撑在左脚前方的地面上。左腿弯曲，右腿伸直。

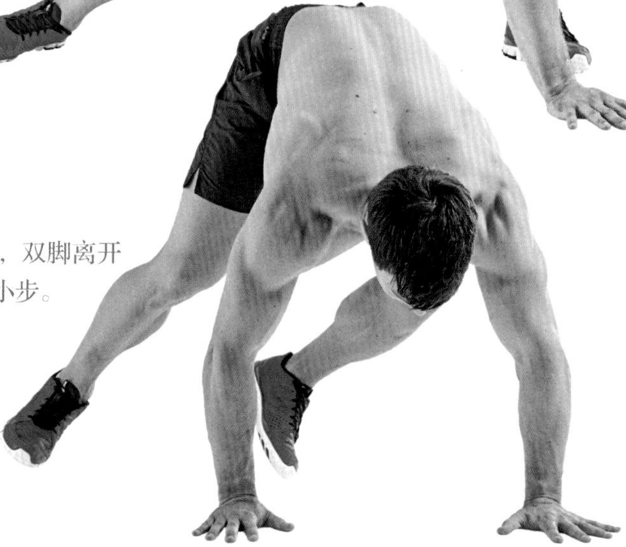

B

- 将重心放在手臂上，双脚离开地面，向左边跳一小步。

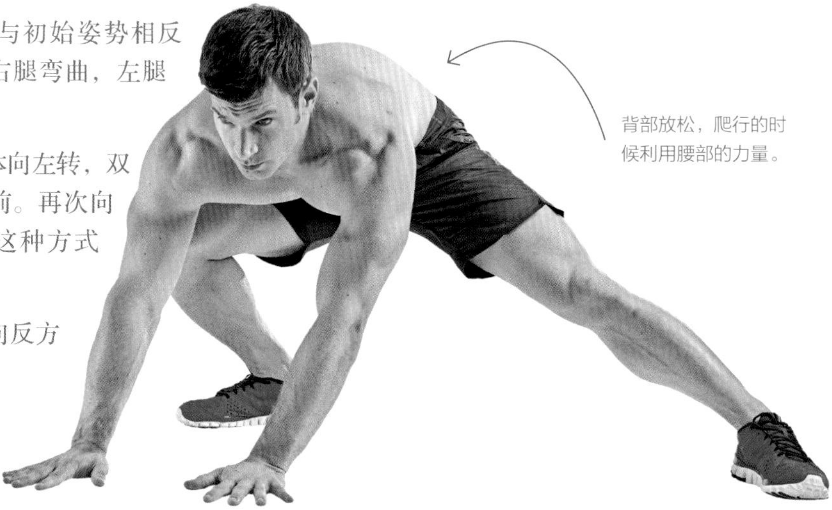

C

- 在初始位置以与初始姿势相反的姿势落地，右腿弯曲，左腿伸直。
- 双手离地，身体向左转，双手支撑在左脚前。再次向左跳，然后以这种方式继续做。
- 时间过半后，向反方向移动。

背部放松，爬行的时候利用腰部的力量。

转体伸展跳 180 度

训练部位： 全身

A

- 双脚分开，与肩同宽。臀部向后推，膝关节弯曲，上身挺直并向前倾，双臂向后摆。

B

- 双腿用力向上跳，身体绷直并沿顺时针方向转体。
- 在完成大约 180 度的转体后，以初始动作落地。平静下来，集中注意力，然后沿逆时针方向转体，两侧交替，重复做动作。

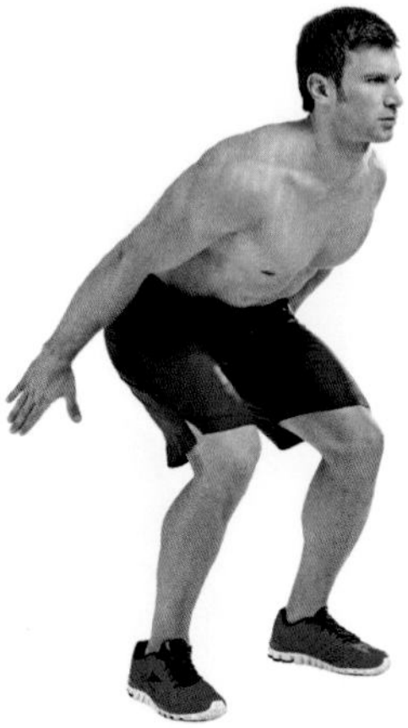

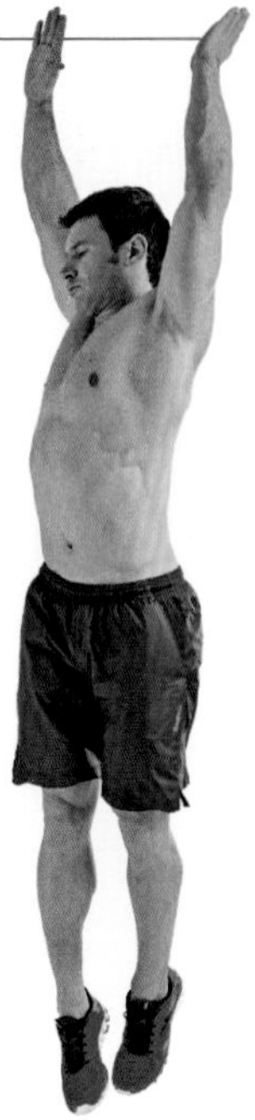

落地时一定要弯曲膝关节，转体幅度应该控制在能让你安全落地的范围内。

求助，我做不到！

在一开始的时候，减小转体范围。

我能做更多！

当然可以向同一个方向继续转体，但要保证可以安全落地。你能够转体 360 度吗？

反向压肩

训练部位： 肩部、胸部、手臂、背部与核心

A

- 双脚分开，与肩同宽。然后屈膝，双手在身体前方撑地，其间距与肩同宽。
- 双臂和双腿伸直，脚尖着地，臀部朝上，上身与手臂基本上在一条直线上。

B

- 双臂慢慢弯曲，头部朝地面下沉，直到手臂弯成约 90 度。稍作停顿，然后将手臂再次撑起来。

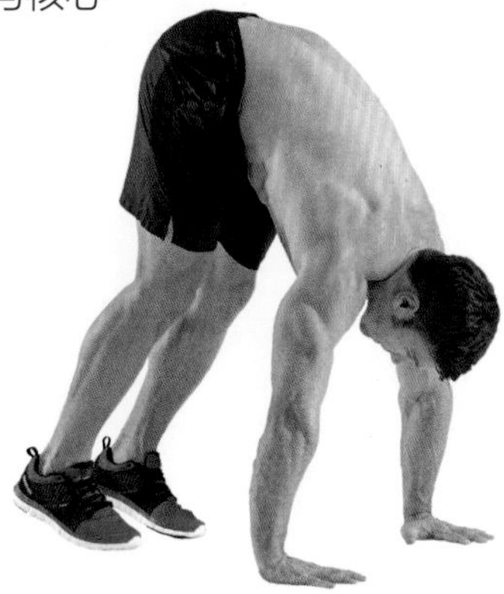

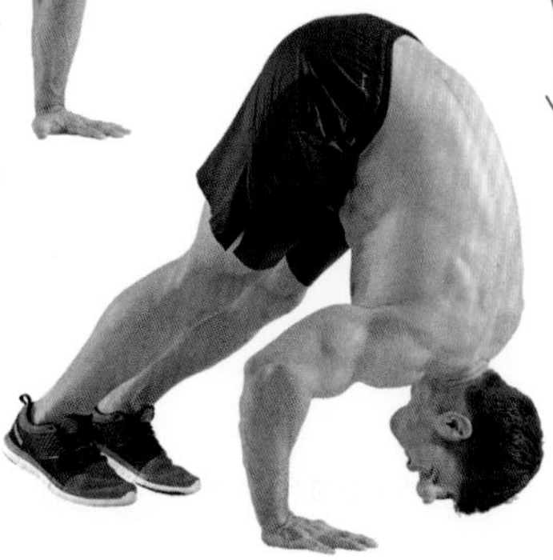

上身尽量竖直上升或下降。

求助，我做不到！

两种简化方式：弯曲膝关节，或者 / 并且将双脚稍微分开，让整个动作的幅度变小。

伸腿卷腹

训练部位：腹部和腿部

A

- 仰卧，抬膝，使大腿与地面垂直，膝关节弯曲 90 度。双手放在胸部。

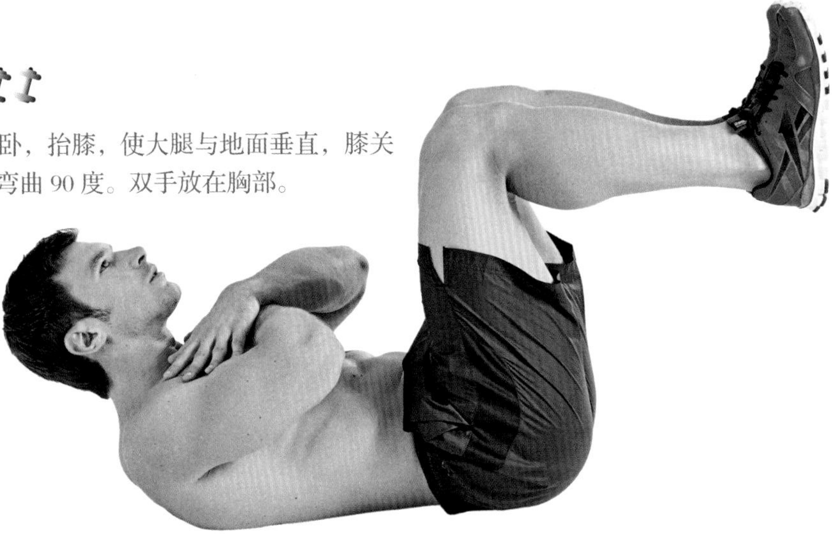

B

- 绷紧核心，上身挺起，离开地面，并稍微向右转。双臂向右伸展，同时将双腿向上抬。
- 稍作停顿，然后慢慢回到初始位置，再向左转。两侧交替，重复做动作，中间不休息。

在整个训练过程中，不要将头部和肩部放下。

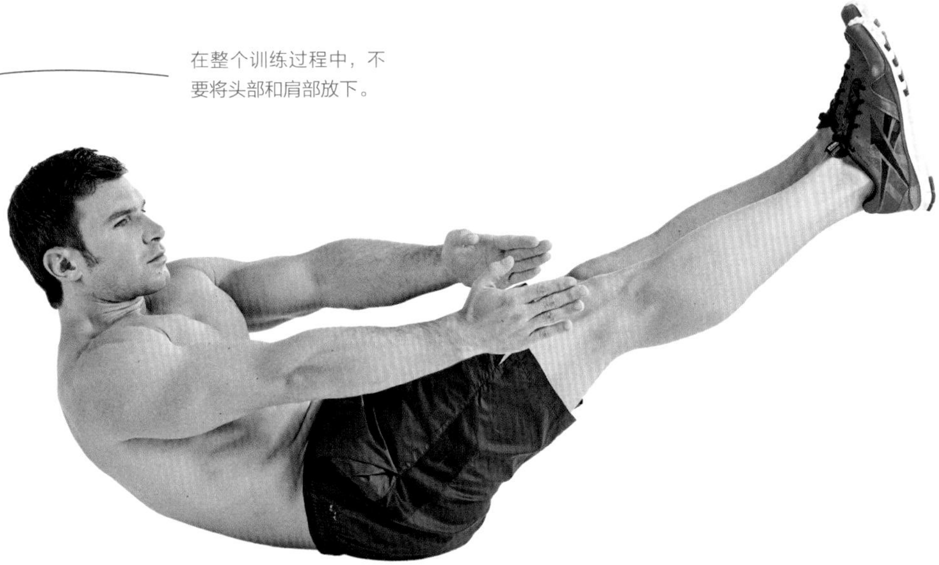

求助，我做不到！

每做两组动作省去一次抬腿动作。

我能做更多！

不要将双腿在空中并拢，而是将它们分开，但要完全伸直。

第 4 章

22 张高效瘦身训练表

这是一封强硬的脂肪恐吓信：是的，就是它了，已制作完成的瘦身训练表！这些训练所用的时间加起来能满足你 3 年的训练量要求（如果你把 3 种不同难度的完成方式也算上的话，可以再乘以 3）！有了它，你不用做多余的训练来“轰炸脂肪库”，就可以拥有理想身材。

因为在 4 周、8 周或者 12 周过后（这本书中介绍的训练周期），等待你的将是肉眼可见的成果。为了将瘦身成果保持下去，你最好拿出至少 3 个月（推荐 4 ~ 6 个月）的时间来训练。这一切有多么简单，对页上就有答案。

每一张训练表都是可完成的：你只需要每周抽出 2 ~ 3 小时的时间就可以了。当然，在这个过程中训练难度也会增加。训练会变得更具挑战性，训练时间会加长。在时间较长的入门训练表上，你可能会在时间过半后才看到属于进阶者的训练项目。就把它看作一种嘉奖吧！你这时已是进阶者了，能够对过去几周的训练做一个总结了。同样，在进阶者的训练表里你也会看到入门级的训练项目，这种情况大多出现在一个难度较高的训练项目之后，用来帮助你恢复。

你可以这样开始

如果你还没有按照本书序言（第 5 页）中所说的将自己归类到一种体重类型的体能中去的话，现在也不晚。之后你就可以选一张合适自己的 4 周、8 周或者 12 周的训练表了。

- 对自己各方面都还不太自信的话，你可以先从一张简单的训练表开始训练。
- 如果时间充裕的话，请尽量选择一张时间较长的训练表（8 周或者 12 周），这能让你努力的成果保持更长的时间。
- 超重量级瘦身者只能选择被标记为适用于他们的训练表。重量级瘦身者则可以选择所有适用于中量级瘦身者的训练表，不过最好还是选择自己所在的那一等级的训练表。

如果训练表中的项目太难的话，你可以这样做

如果你（还）不能完成训练表里的挑战的话，那就将里面的一部分划掉或者选择简单一级的训练项目（一个较低难度的训练项目），又或者选择这个项目的入门级完成方式。总而言之，坚持下去！

你可以这样充分利用每一种训练方式

相反，如果你觉得某个训练项目对你来说过于简单的话，你也可以勤加训练，选择下一级难度的训练方式，或者更具挑战性的项目，你甚至可以换一张训练表。通过安排在星期天的额外（耐力）训练来补充你的瘦身项目吧。

如果训练突然被取消，你可以这样做

流感、不能取消的工作面谈等，总会有不得已的原因打乱我们的训练计划，请尽量避免这种情况。错过一次训练并不代表之前的努力就白费了。忘记这次，通过下次训练回到状态中来！

你可以这样安排中期和长期瘦身训练

完成了一张训练表？恭喜！那现在呢？考虑到要保持你的瘦身成果，请把长期训练融入你的生活中去，并有意识地一个接一个地完成这些训练表（见右侧的范例）。每一个进阶训练都应该建立在上一个训练之上，这样才有助于提高你的能力。你也可以将同一张训练表完成两次，如果你真的非常喜欢这套训练动作的话。

你可以这样设计自己的训练表

如果你有制作训练表的经验的话，可以从第 3 章中选择一些训练项目来设计自己的训练表。但无论如何，请记住遵循第 1 章中的训练提示。

为了增加每种训练项目的难度，你可以选择难度高一级的训练方式，或者换一种项目（但至少要在你反复做这套训练动作 2 ~ 4 周之后）。下面是一个例子。

样式

30 分钟训练项目 1 → 30 分钟训练项目 2 → 30 分钟训练项目 3 → 45 分钟训练项目 2 → 45 分钟训练项目 3……

你可以这样完成计划

这是中期或者长期计划的简单范例，它还给出了能帮助你通过训练来瘦身的训练表所在的起始页码。

针对重量级瘦身者的 3 个月瘦身训练

- 针对重量级入门瘦身者的 4 周瘦身训练表（第 200 页）
- 针对重量级进阶瘦身者的 4 周瘦身训练表（第 202 页）
- 针对中量级入门瘦身者的 4 周瘦身训练表（第 204 页）

针对超重量级瘦身者的 12 个月瘦身训练

- 针对超重量级入门瘦身者的 12 周瘦身训练表（第 197 页）
- 针对超重量级进阶瘦身者的 8 周瘦身训练表（第 198 页）
- 针对重量级入门瘦身者的 8 周瘦身训练表（第 200 页）
- 针对重量级进阶瘦身者的 12 周瘦身训练表（第 203 页）
- 针对中量级入门瘦身者的 12 周瘦身训练表（第 205 页）

针对超重量级入门瘦身者的 4 周瘦身训练表

日期 / 训练 时间	星期一	星期二	星期三	星期四	星期五	星期六	星期天
第 1~ 第 2 周 105 分钟	15 分钟训练 1 简单模式 （第 57 页）	15 分钟训练——毛巾篇 简单模式 （第 84 页）	30 分钟训练 1 简单模式 （第 91 页）	休息	30 分钟训练 1 简单模式 （第 91 页）	15 分钟训练——毛巾篇 简单模式 （第 84 页）	最理想的：60 分钟散步
第 3~ 第 4 周 120 分钟	15 分钟训练 1 简单模式 （第 57 页）	30 分钟训练 1 简单模式 （第 91 页）	15 分钟训练 1 简单模式 （第 57 页）	15 分钟训练 2 简单模式 （第 61 页）	休息	45 分钟训练 1 简单模式 （第 123 页）	最理想的：60 分钟悠闲地骑自行车

针对超重量级入门瘦身者的 8 周瘦身训练表

日期 / 训练 时间	星期一	星期二	星期三	星期四	星期五	星期六	星期天
第 1~ 第 2 周 105 分钟	30 分钟训练 1 简单模式 （第 91 页）	休息	30 分钟训练 1 简单模式 （第 91 页）	15 分钟训练 1 简单模式 （第 57 页）	休息	30 分钟训练 1 简单模式 （第 91 页）	最理想的：60 分钟散步
第 3~ 第 4 周 105 分钟	15 分钟训练 3 简单模式 （第 65 页）	15 分钟训练——毛巾篇 简单模式 （第 84 页）	15 分钟训练 3 简单模式 （第 65 页）	15 分钟训练 2 简单模式 （第 61 页）	休息	45 分钟训练 1 简单模式 （第 123 页）	最理想的：60 分钟步行
第 5~ 第 6 周 120 分钟	15 分钟训练 3 简单模式 （第 65 页）	15 分钟训练——毛巾篇 中等模式 （第 84 页）	休息	30 分钟训练 2 简单模式 （第 96 页）	休息	适用于所有体重等级的 60 分钟长序列训练 低强度 （第 159 页）	最理想的：60 分钟直排轮滑、溜冰或者悠闲地骑自行车
第 7~ 第 8 周 120 分钟	15 分钟训练 1 中等模式 （第 57 页）	15 分钟训练 2 简单模式 （第 61 页）	45 分钟训练 1 简单模式 （第 123 页）	休息	30 分钟训练 1 中等模式 （第 91 页）	15 分钟训练 1 中等模式 （第 57 页）	最理想的：90 分钟悠闲地骑自行车

针对超重量级入门瘦身者的12周瘦身训练表

日期 / 训练时间	星期一	星期二	星期三	星期四	星期五	星期六	星期天
第 1~ 第 2 周 105 分钟	15 分钟训练 1 简单模式 （第 57 页）	15 分钟训练——毛巾篇 简单模式 （第 84 页）	30 分钟训练 1 简单模式 （第 91 页）	15 分钟训练——毛巾篇 简单模式 （第 84 页）	15 分钟训练 1 简单模式 （第 57 页）	15 分钟训练——毛巾篇 简单模式 （第 84 页）	最理想的：60 分钟散步
第 3~ 第 4 周 105 分钟	30 分钟训练 2 简单模式 （第 96 页）	休息	45 分钟训练 1 简单模式 （第 123 页）	休息	30 分钟训练 2 简单模式 （第 96 页）	休息	最理想的：60 分钟悠闲地骑自行车
第 5~ 第 6 周 120 分钟	30 分钟训练 3 简单模式 （第 101 页）	休息	45 分钟训练——毛巾篇 简单模式 （第 147 页）	休息	45 分钟训练 1 简单模式 （第 123 页）	休息	最理想的：60 分钟悠闲地步行
第 7~ 第 8 周 135 分钟	30 分钟训练 1 简单模式 （第 91 页）	15 分钟训练——毛巾篇 中等模式 （第 84 页）	30 分钟训练 2 简单模式 （第 96 页）	休息	适用于所有体重等级的 60 分钟长序列训练 低强度 （第 159 页）	休息	最理想的：90 分钟悠闲地骑自行车
第 9~ 第 10 周 135 分钟	15 分钟训练 3 中等模式 （第 65 页）	30 分钟训练 3 简单模式 （第 101 页）	休息	30 分钟训练 3 中等模式 （第 101 页）	休息	适用于所有体重等级的 60 分钟长序列训练 低强度 （第 159 页）	最理想的：40 分钟散步
第 11~ 第 12 周 155 分钟	休息	45 分钟训练 1 中等模式 （第 123 页）	15 分钟训练 2 简单模式 （第 61 页）	15 分钟训练——毛巾篇 中等模式 （第 84 页）	休息	适用于所有体重等级的 80 分钟长序列训练 低强度 （第 165 页）	最理想的：40 分钟散步

针对超重量级进阶瘦身者的 4 周瘦身训练表

日期 / 训练时间	星期一	星期二	星期三	星期四	星期五	星期六	星期天
第 1~ 第 2 周 120 分钟	15 分钟训练 2 简单模式 （第 61 页）	休息	30 分钟训练 1 简单模式 （第 91 页）	休息	45 分钟训练 1 简单模式 （第 123 页）	30 分钟训练 1 简单模式 （第 91 页）	最理想的：60 分钟悠闲地骑自行车
第 3~ 第 4 周 150 分钟	30 分钟训练 2 简单模式 （第 96 页）	45 分钟训练 1 中等模式 （第 123 页）	休息	30 分钟训练 1 中等模式 （第 91 页）	休息	45 分钟训练 1 简单模式 （第 123 页）	最理想的：90 分钟悠闲地骑自行车

针对超重量级进阶瘦身者的 8 周瘦身训练表

日期 / 训练时间	星期一	星期二	星期三	星期四	星期五	星期六	星期天
第 1~ 第 2 周 120 分钟	30 分钟训练 2 简单模式 （第 96 页）	15 分钟训练 2 简单模式 （第 61 页）	休息	45 分钟训练 3 简单模式 （第 135 页）	休息	30 分钟训练 2 简单模式 （第 96 页）	最理想的：60 分钟悠闲地骑自行车
第 3~ 第 4 周 120 分钟	15 分钟训练 3 简单模式 （第 65 页）	15 分钟训练 1 中等模式 （第 57 页）	15 分钟训练——毛巾篇 中等模式 （第 84 页）	15 分钟训练 2 简单模式 （第 61 页）	15 分钟训练 1 简单模式 （第 57 页）	45 分钟训练——毛巾篇 简单模式 （第 147 页）	最理想的：60 分钟散步
第 5~ 第 6 周 150 分钟	15 分钟训练——支撑 / 悬吊器械篇 简单模式 （第 81 页）	30 分钟训练 1 中等模式 （第 91 页）	休息	45 分钟训练 1 简单模式 （第 123 页）	休息	适用于所有体重等级的 60 分钟长序列训练 低强度 （第 159 页）	最理想的：40 分钟散步
第 7~ 第 8 周 150 分钟	15 分钟训练——高台篇 中等模式 （第 87 页）	15 分钟训练——毛巾篇 中等模式 （第 84 页）	适用于所有体重等级的 60 分钟长序列训练 低强度 （第 159 页）	休息	45 分钟训练——毛巾篇 简单模式 （第 147 页）	15 分钟训练 1 中等模式 （第 57 页）	最理想的：90 分钟悠闲地骑自行车

针对超重量级进阶瘦身者的12周瘦身训练表

日期 / 训练时间	星期一	星期二	星期三	星期四	星期五	星期六	星期天
第 1~ 第 2 周 120 分钟	30 分钟训练 3 简单模式 （第 101 页）	15 分钟训练 ——毛巾篇 简单模式 （第 84 页）	30 分钟训练 1 简单模式 （第 91 页）	休息	15 分钟训练 1 简单模式 （第 57 页）	30 分钟训练 1 简单模式 （第 91 页）	最理想的： 60 分钟悠闲地骑自行车
第 3~ 第 4 周 120 分钟	15 分钟训练 2 简单模式 （第 61 页）	15 分钟训练 ——高台篇 简单模式 （第 87 页）	30 分钟训练 2 简单模式 （第 96 页）	休息	15 分钟训练 2 中等模式 （第 61 页）	45 分钟训练 1 简单模式 （第 123 页）	最理想的： 60 分钟快骑自行车
第 5~ 第 6 周 135 分钟	15 分钟训练 3 简单模式 （第 65 页）	15 分钟训练 ——毛巾篇 中等模式 （第 84 页）	30 分钟训练 1 简单模式 （第 91 页）	休息	45 分钟训练 1 简单模式 （第 123 页）	30 分钟训练 1 中等模式 （第 91 页）	最理想的： 60 分钟快速步行
第 7~ 第 8 周 135 分钟	15 分钟训练 2 中等模式 （第 61 页）	休息	45 分钟训练——毛巾篇 中等模式 （第 147 页）	休息	15 分钟训练 4 简单模式 （第 69 页）	适用于所有体重等级的 60 分钟长序列训练 低强度 （第 159 页）	最理想的： 90 分钟悠闲地步行
第 9~ 第 10 周 150 分钟	15 分钟训练 4 中等模式 （第 69 页）	30 分钟训练 2 简单模式 （第 96 页）	休息	30 分钟训练 1 简单模式 （第 91 页）	15 分钟训练 4 简单模式 （第 69 页）	适用于所有体重等级的 60 分钟长序列训练 低强度 （第 159 页）	最理想的： 40 分钟散步
第 11~ 第 12 周 185 分钟	15 分钟训练 2 困难模式 （第 61 页）	45 分钟训练 ——毛巾篇 简单模式 （第 147 页）	休息	45 分钟训练 1 中等模式 （第 123 页）	休息	适用于所有体重等级的 80 分钟长序列训练 低强度 （第 165 页）	最理想的： 40 分钟散步

针对重量级入门瘦身者的 4 周瘦身训练表

日期 / 训练时间	星期一	星期二	星期三	星期四	星期五	星期六	星期天
第 1~ 第 2 周 105 分钟	15 分钟训练 3 简单模式 （第 65 页）	15 分钟训练——支撑 / 悬吊器械篇 简单模式 （第 81 页）	15 分钟训练 3 简单模式 （第 65 页）	15 分钟训练——毛巾篇 简单模式 （第 84 页）	30 分钟训练 3 简单模式 （第 101 页）	15 分钟训练 1 简单模式 （第 57 页）	最理想的：60 分钟悠闲地骑自行车
第 3~ 第 4 周 120 分钟	15 分钟训练 3 简单模式 （第 65 页）	15 分钟训练 4 简单模式 （第 69 页）	30 分钟训练 3 简单模式 （第 101 页）	15 分钟训练 4 简单模式 （第 69 页）	休息	45 分钟训练 2 简单模式 （第 129 页）	最理想的：90 分钟悠闲地骑自行车

针对重量级入门瘦身者的 8 周瘦身训练表

日期 / 训练时间	星期一	星期二	星期三	星期四	星期五	星期六	星期天
第 1~ 第 2 周 105 分钟	45 分钟训练 2 简单模式 （第 129 页）	休息	15 分钟训练 3 简单模式 （第 65 页）	15 分钟训练 4 简单模式 （第 69 页）	休息	30 分钟训练 3 简单模式 （第 101 页）	最理想的：60 分钟悠闲地骑自行车
第 3~ 第 4 周 105 分钟	15 分钟训练 4 简单模式 （第 69 页）	15 分钟训练 2 简单模式 （第 61 页）	15 分钟训练——毛巾篇 中等模式 （第 84 页）	15 分钟训练 4 中等模式 （第 69 页）	休息	45 分钟训练 2 简单模式 （第 129 页）	最理想的：60 分钟直排轮滑、溜冰或者悠闲地骑自行车
第 5~ 第 6 周 120 分钟	15 分钟训练——支撑 / 悬吊器械篇 简单模式 （第 81 页）	15 分钟训练 2 中等模式 （第 61 页）	休息	30 分钟训练 2 简单模式 （第 96 页）	休息	适用于重量级和中量级瘦身者的 60 分钟长序列训练 低强度 （第 171 页）	最理想的：60 分钟散步
第 7~ 第 8 周 135 分钟	15 分钟训练——支撑 / 悬吊器械篇 简单模式 （第 81 页）	休息	45 分钟训练 2 简单模式 （第 129 页）	休息	15 分钟训练 3 简单模式 （第 65 页）	适用于重量级和中量级瘦身者的 60 分钟长序列训练 低强度 （第 171 页）	最理想的：90 分钟悠闲地骑自行车

针对重量级入门瘦身者的12周瘦身训练表

日期 / 训练时间	星期一	星期二	星期三	星期四	星期五	星期六	星期天
第 1~ 第 2 周 105 分钟	15 分钟训练 2 简单模式 （第 61 页）	15 分钟训练——毛巾篇 简单模式 （第 84 页）	30 分钟训练 1 简单模式 （第 91 页）	休息	15 分钟训练 3 简单模式 （第 65 页）	30 分钟训练 3 简单模式 （第 101 页）	最理想的： 60 分钟散步
第 3~ 第 4 周 120 分钟	30 分钟训练 2 简单模式 （第 96 页）	休息	30 分钟训练 3 简单模式 （第 101 页）	休息	15 分钟训练 2 中等模式 （第 61 页）	45 分钟训练 2 简单模式 （第 129 页）	最理想的：60 分钟悠闲地骑自行车
第 5~ 第 6 周 120 分钟	15 分钟训练 4 简单模式 （第 69 页）	15 分钟训练 3 中等模式 （第 65 页）	45 分钟训练——毛巾篇 简单模式 （第 147 页）	休息	30 分钟训练 2 中等模式 （第 96 页）	15 分钟训练 2 中等模式 （第 61 页）	最理想的：60 分钟悠闲地骑自行车
第 7~ 第 8 周 150 分钟	30 分钟训练 3 简单模式 （第 101 页）	休息	45 分钟训练 2 中等模式 （第 129 页）	15 分钟训练——高台篇 简单模式 （第 87 页）	休息	适用于重量级和中量级瘦身者的 60 分钟长序列训练 低强度 （第 171 页）	最理想的：60 分钟直排轮滑、溜冰或者悠闲地骑自行车
第 9~ 第 10 周 165 分钟	15 分钟训练——高台篇 简单模式 （第 87 页）	30 分钟训练 3 中等模式 （第 101 页）	15 分钟训练 2 简单模式 （第 61 页）	30 分钟训练 2 简单模式 （第 96 页）	15 分钟训练——支撑 / 悬吊器械篇 简单模式 （第 81 页）	适用于重量级和中量级瘦身者的 60 分钟长序列训练 低强度 （第 171 页）	最理想的：60 分钟散步
第 11~ 第 12 周 185 分钟	15 分钟训练 3 简单模式 （第 65 页）	45 分钟训练 2 中等模式 （第 129 页）	30 分钟训练 2 简单模式 （第 96 页）	15 分钟训练——支撑 / 悬吊器械篇 中等模式 （第 81 页）	休息	适用于重量级和中量级瘦身者的 80 分钟长序列训练 低强度 （第 177 页）	最理想的：60 分钟悠闲地骑自行车

针对重量级进阶瘦身者的 4 周瘦身训练表

日期 / 训练时间	星期一	星期二	星期三	星期四	星期五	星期六	星期天
第 1~ 第 2 周 120 分钟	15 分钟训练 3 简单模式 （第 65 页）	30 分钟训练 3 简单模式 （第 101 页）	15 分钟训练 3 中等模式 （第 65 页）	15 分钟训练——毛巾篇 中等模式 （第 84 页）	30 分钟训练 3 简单模式 （第 101 页）	15 分钟训练 4 简单模式 （第 69 页）	最理想的：60 分钟快骑自行车
第 3~ 第 4 周 135 分钟	30 分钟训练 5 简单模式 （第 112 页）	15 分钟训练 4 中等模式 （第 69 页）	30 分钟训练 3 中等模式 （第 101 页）	15 分钟训练 4 简单模式 （第 69 页）	休息	45 分钟训练——辅助器械篇 简单模式 （第 142 页）	最理想的：90 分钟悠闲地骑自行车

针对重量级进阶瘦身者的 8 周瘦身训练表

日期 / 训练时间	星期一	星期二	星期三	星期四	星期五	星期六	星期天
第 1~ 第 2 周 120 分钟	30 分钟训练 4 简单模式 （第 106 页）	15 分钟训练 1 中等模式 （第 57 页）	休息	45 分钟训练——毛巾篇 简单模式 （第 147 页）	休息	30 分钟训练 4 简单模式 （第 106 页）	最理想的：60 分钟散步
第 3~ 第 4 周 135 分钟	30 分钟训练 5 简单模式 （第 112 页）	15 分钟训练——支撑 / 悬吊器械篇 简单模式 （第 81 页）	30 分钟训练 4 中等模式 （第 106 页）	15 分钟训练——高台篇 简单模式 （第 87 页）	休息	45 分钟训练 2 简单模式 （第 129 页）	最理想的：90 分钟悠闲地骑自行车
第 5~ 第 6 周 150 分钟	30 分钟训练 4 中等模式 （第 106 页）	15 分钟训练——支撑 / 悬吊器械篇 简单模式 （第 81 页）	休息	45 分钟训练——毛巾篇 中等模式 （第 147 页）	休息	适用于重量级和中量级瘦身者的 60 分钟长序列训练 低强度 （第 171 页）	最理想的：60 分钟散步
第 7~ 第 8 周 170 分钟	15 分钟训练 1 中等模式 （第 57 页）	15 分钟训练——高台篇 中等模式 （第 87 页）	45 分钟训练——辅助器械篇 简单模式 （第 142 页）	休息	15 分钟训练 3 简单模式 （第 65 页）	适用于重量级和中量级瘦身者的 80 分钟长序列训练 低强度 （第 177 页）	最理想的：60 分钟直排轮滑、溜冰或者悠闲地骑自行车

针对重量级进阶瘦身者的12周瘦身训练表

日期 / 训练时间	星期一	星期二	星期三	星期四	星期五	星期六	星期天
第 1~ 第 2 周 120 分钟	15 分钟训练 6 简单模式 （第 77 页）	15 分钟训练——支撑 / 悬吊器械篇 简单模式 （第 81 页）	30 分钟训练 4 简单模式 （第 106 页）	15 分钟训练——毛巾篇 中等模式 （第 84 页）	15 分钟训练 3 简单模式 （第 65 页）	30 分钟训练 5 简单模式 （第 112 页）	最理想的：60 分钟散步
第 3~ 第 4 周 135 分钟	30 分钟训练 4 中等模式 （第 106 页）	15 分钟训练——支撑 / 悬吊器械篇 中等模式 （第 81 页）	30 分钟训练 5 简单模式 （第 112 页）	休息	15 分钟训练——高台篇 简单模式 （第 87 页）	45 分钟训练 2 简单模式 （第 129 页）	最理想的：60 分钟悠闲地骑自行车
第 5~ 第 6 周 135 分钟	15 分钟训练 4 简单模式 （第 69 页）	30 分钟训练 5 中等模式 （第 112 页）	45 分钟训练——高台篇 简单模式 （第 152 页）	休息	30 分钟训练 4 中等模式 （第 106 页）	15 分钟训练 3 简单模式 （第 65 页）	最理想的：90 分钟悠闲地骑自行车
第 7~ 第 8 周 150 分钟	30 分钟训练 4 中等模式 （第 106 页）	休息	45 分钟训练——辅助器械篇 简单模式 （第 142 页）	15 分钟训练——高台篇 简单模式 （第 87 页）	休息	适用于重量级和中量级瘦身者的 60 分钟长序列训练 低强度 （第 171 页）	最理想的：60 分钟散步
第 9~ 第 10 周 185 分钟	15 分钟训练 5 中等模式 （第 73 页）	45 分钟训练 2 中等模式 （第 129 页）	休息	45 分钟训练——高台篇 简单模式 （第 152 页）	休息	适用于重量级和中量级瘦身者的 80 分钟长序列训练 低强度 （第 177 页）	最理想的：60 分钟散步
第 11~ 第 12 周 200 分钟	15 分钟训练 5 中等模式 （第 73 页）	45 分钟训练——毛巾篇 简单模式 （第 147 页）	45 分钟训练 2 中等模式 （第 129 页）	休息	15 分钟训练 6 简单模式 （第 77 页）	适用于重量级和中量级瘦身者的 80 分钟长序列训练 中强度 （第 177 页）	最理想的：60 分钟悠闲地骑自行车

针对中量级入门瘦身者的 4 周瘦身训练表

日期 / 训练时间	星期一	星期二	星期三	星期四	星期五	星期六	星期天
第 1~ 第 2 周 120 分钟	15 分钟训练 5 简单模式 （第 73 页）	15 分钟训练 4 简单模式 （第 69 页）	15 分钟训练 5 中等模式 （第 73 页）	15 分钟训练——高台篇 简单模式 （第 87 页）	休息	适用于中量级瘦身者的 60 分钟长序列训练 低强度 （第 183 页）	最理想的：60 分钟快骑自行车
第 3~ 第 4 周 150 分钟	30 分钟训练 3 简单模式 （第 101 页）	休息	45 分钟训练 2 简单模式 （第 129 页）	15 分钟训练 2 简单模式 （第 61 页）	休息	适用于中量级瘦身者的 60 分钟长序列训练 低强度 （第 183 页）	最理想的：30 分钟悠闲地慢跑

针对中量级入门瘦身者的 8 周瘦身训练表

日期 / 训练时间	星期一	星期二	星期三	星期四	星期五	星期六	星期天
第 1~ 第 2 周 120 分钟	30 分钟训练 2 中等模式 （第 96 页）	休息	30 分钟训练 3 简单模式 （第 101 页）	休息	休息	适用于中量级瘦身者的 60 分钟长序列训练 低强度 （第 183 页）	最理想的：60 分钟悠闲地骑自行车
第 3~ 第 4 周 135 分钟	15 分钟训练 4 简单模式 （第 69 页）	30 分钟训练 2 中等模式 （第 96 页）	30 分钟训练 3 简单模式 （第 101 页）	休息	15 分钟训练 4 中等模式 （第 69 页）	45 分钟训练 2 简单模式 （第 129 页）	最理想的：90 分钟悠闲地骑自行车
第 5~ 第 6 周 150 分钟	30 分钟训练 3 中等模式 （第 101 页）	休息	45 分钟训练 3 简单模式 （第 135 页）	休息	15 分钟训练 3 简单模式 （第 65 页）	适用于中量级瘦身者的 60 分钟长序列训练 中强度 （第 183 页）	最理想的：30 分钟悠闲地慢跑
第 7~ 第 8 周 170 分钟	30 分钟训练 2 中等模式 （第 96 页）	休息	45 分钟训练——高台篇 中等模式 （第 152 页）	休息	15 分钟训练 4 中等模式 （第 69 页）	适用于所有体重等级的 80 分钟长序列训练 低强度 （第 165 页）	最理想的：60 分钟快骑自行车

针对中量级入门瘦身者的12周瘦身训练表

日期 / 训练时间	星期一	星期二	星期三	星期四	星期五	星期六	星期天
第 1~ 第 2 周 120 分钟	15 分钟训练 4 简单模式 （第 69 页）	15 分钟训练 3 简单模式 （第 65 页）	30 分钟训练 1 中等模式 （第 91 页）	休息	15 分钟训练 2 简单模式 （第 61 页）	45 分钟训练 3 简单模式 （第 135 页）	最理想的： 60 分钟悠闲地骑自行车
第 3~ 第 4 周 120 分钟	30 分钟训练 3 简单模式 （第 101 页）	休息	30 分钟训练 1 中等模式 （第 91 页）	休息	15 分钟训练 2 简单模式 （第 61 页）	45 分钟训练 3 中等模式 （第 135 页）	最理想的： 90 分钟悠闲地骑自行车
第 5~ 第 6 周 150 分钟	15 分钟训练 4 简单模式 （第 69 页）	15 分钟训练 2 中等模式 （第 61 页）	45 分钟训练——毛巾篇 简单模式 （第 147 页）	休息	15 分钟训练 3 中等模式 （第 65 页）	适用于中量级瘦身者的 60 分钟长序列训练 低强度 （第 183 页）	最理想的： 60 分钟快骑自行车
第 7~ 第 8 周 165 分钟	30 分钟训练 2 简单模式 （第 96 页）	15 分钟训练 4 中等模式 （第 69 页）	45 分钟训练——高台篇 简单模式 （第 152 页）	休息	15 分钟训练 3 中等模式 （第 65 页）	适用于中量级瘦身者的 60 分钟长序列训练 低强度 （第 183 页）	最理想的： 60 分钟散步
第 9~ 第 10 周 185 分钟	15 分钟训练 4 中等模式 （第 69 页）	30 分钟训练 3 简单模式 （第 101 页）	15 分钟训练 3 中等模式 （第 65 页）	30 分钟训练 1 困难模式 （第 91 页）	15 分钟训练——毛巾篇 困难模式 （第 84 页）	适用于所有体重等级的 80 分钟长序列训练 低强度 （第 165 页）	最理想的： 40 分钟悠闲地慢跑
第 11~ 第 12 周 195 分钟	15 分钟训练 2 困难模式 （第 61 页）	30 分钟训练 2 中等模式 （第 96 页）	45 分钟训练 2 中等模式 （第 129 页）	15 分钟训练 3 困难模式 （第 65 页）	休息	适用于中量级瘦身者的 90 分钟长序列训练 中强度 （第 188 页）	最理想的： 60 分钟悠闲地骑自行车

针对中量级进阶瘦身者的 4 周瘦身训练表

日期 / 训练时间	星期一	星期二	星期三	星期四	星期五	星期六	星期天
第 1~ 第 2 周 150 分钟	15 分钟训练 5 简单模式 （第 73 页）	30 分钟训练 5 简单模式 （第 112 页）	15 分钟训练 6 中等模式 （第 77 页）	30 分钟训练 5 中等模式 （第 112 页）	45 分钟训练——辅助器械篇 简单模式 （第 142 页）	15 分钟训练 5 中等模式 （第 73 页）	最理想的：90 分钟快骑自行车
第 3~ 第 4 周 150 分钟	15 分钟训练——高台篇 简单模式 （第 87 页）	45 分钟训练 3 简单模式 （第 135 页）	30 分钟训练 5 中等模式 （第 112 页）	休息	45 分钟训练 3 中等模式 （第 135 页）	15 分钟训练——高台篇 中等模式 （第 87 页）	最理想的：40 分钟悠闲地慢跑

针对中量级进阶瘦身者的 8 周瘦身训练表

日期 / 训练时间	星期一	星期二	星期三	星期四	星期五	星期六	星期天
第 1~ 第 2 周 135 分钟	45 分钟训练 3 简单模式 （第 135 页）	休息	30 分钟训练 5 简单模式 （第 112 页）	15 分钟训练 5 中等模式 （第 73 页）	15 分钟训练——支撑 / 悬吊器械篇 中等模式 （第 81 页）	30 分钟训练 6 简单模式 （第 117 页）	最理想的：90 分钟悠闲地骑自行车
第 3~ 第 4 周 150 分钟	30 分钟训练 4 简单模式 （第 106 页）	30 分钟训练 6 中等模式 （第 117 页）	15 分钟训练 5 中等模式 （第 73 页）	15 分钟训练——支撑 / 悬吊器械篇 中等模式 （第 81 页）	15 分钟训练 6 中等模式 （第 77 页）	45 分钟训练 3 简单模式 （第 135 页）	最理想的：40 分钟悠闲地慢跑
第 5~ 第 6 周 165 分钟	45 分钟训练——辅助器械篇 简单模式 （第 142 页）	休息	45 分钟训练 3 中等模式 （第 135 页）	休息	15 分钟训练 6 困难模式 （第 77 页）	适用于中量级瘦身者的 60 分钟长序列训练 中强度 （第 183 页）	最理想的：60 分钟直排轮滑、溜冰或者悠闲地骑自行车
第 7~ 第 8 周 195 分钟	30 分钟训练 6 中等模式 （第 117 页）	休息	适用于中量级瘦身者的 60 分钟长序列训练 中强度 （第 183 页）	休息	15 分钟训练 5 困难模式 （第 73 页）	适用于中量级瘦身者的 90 分钟长序列训练 低强度 （第 188 页）	最理想的：60 分钟悠闲地骑自行车

针对中量级进阶瘦身者的12周瘦身训练表

日期 / 训练时间	星期一	星期二	星期三	星期四	星期五	星期六	星期天
第 1~ 第 2 周 120 分钟	15 分钟训练——高台篇 简单模式 （第 87 页）	15 分钟训练 5 简单模式 （第 73 页）	30 分钟训练 6 简单模式 （第 117 页）	15 分钟训练——毛巾篇 中等模式 （第 84 页）	15 分钟训练 5 中等模式 （第 73 页）	30 分钟训练 6 中等模式 （第 117 页）	最理想的： 90 分钟悠闲地骑自行车
第 3~ 第 4 周 135 分钟	30 分钟训练 4 中等模式 （第 106 页）	休息	45 分钟训练 3 简单模式 （第 135 页）	休息	15 分钟训练 6 简单模式 （第 77 页）	45 分钟训练 3 中等模式 （第 135 页）	最理想的： 40 分钟悠闲地慢跑
第 5~ 第 6 周 165 分钟	15 分钟训练 5 困难模式 （第 73 页）	30 分钟训练 6 中等模式 （第 117 页）	45 分钟训练——毛巾篇 中等模式 （第 147 页）	休息	15 分钟训练 6 中等模式 （第 77 页）	适用于中量级瘦身者的 60 分钟长序列训练 低强度 （第 183 页）	最理想的： 60 分钟悠闲地骑自行车
第 7~ 第 8 周 180 分钟	45 分钟训练——辅助器械篇 简单模式 （第 142 页）	休息	45 分钟训练——高台篇 简单模式 （第 152 页）	15 分钟训练——毛巾篇 困难模式 （第 84 页）	15 分钟训练 6 中等模式 （第 77 页）	适用于中量级瘦身者的 60 分钟长序列训练 低强度 （第 183 页）	最理想的： 90 分钟悠闲地骑自行车
第 9~ 第 10 周 210 分钟	30 分钟训练 6 中等模式 （第 117 页）	30 分钟训练 5 简单模式 （第 112 页）	45 分钟训练——辅助器械篇 中等模式 （第 142 页）	休息	15 分钟训练 6 困难模式 （第 77 页）	适用于中量级瘦身者的 90 分钟长序列训练 低强度 （第 188 页）	最理想的： 60 分钟散步
第 11~ 第 12 周 210 分钟	15 分钟训练 5 困难模式 （第 73 页）	30 分钟训练 6 中等模式 （第 117 页）	适用于重量级和中量级瘦身者的 60 分钟长序列训练 中强度 （第 171 页）	休息	15 分钟训练 5 困难模式 （第 73 页）	适用于中量级瘦身者的 90 分钟长序列训练 中强度 （第 188 页）	最理想的： 60 分钟悠闲地骑自行车

额外补充：4 张简单的训练表来应对不同的周计划

你只有周末有时间？一周只有 3 天的时间来做运动？或者你只想每天起床后做一会儿运动？下面的 4 张训练表就是为这些情况设计的，就跟着上面的做或者根据自身的需求选择其他训练项目也可以。

针对每天只做少许运动的瘦身者的 8 周瘦身训练表

这里的范例针对超重量级入门瘦身者，含有高难度训练和 / 或长时间的训练（最多 30 分钟）

日期 / 训练 时间	星期一	星期二	星期三	星期四	星期五	星期六	星期天
第 1~ 第 2 周 105 分钟	15 分钟训练 1 简单模式 （第 57 页）	15 分钟训练——毛巾篇 简单模式 （第 84 页）	15 分钟训练 1 简单模式 （第 57 页）	15 分钟训练——毛巾篇 中等模式 （第 84 页）	15 分钟训练 1 简单模式 （第 57 页）	15 分钟训练——毛巾篇 简单模式 （第 84 页）	15 分钟训练 1 中等模式 （第 57 页）
第 3~ 第 4 周 105 分钟	15 分钟训练 2 简单模式 （第 61 页）	15 分钟训练——毛巾篇 简单模式 （第 84 页）	15 分钟训练 2 简单模式 （第 61 页）	15 分钟训练——毛巾篇 中等模式 （第 84 页）	15 分钟训练 2 简单模式 （第 61 页）	15 分钟训练——毛巾篇 简单模式 （第 84 页）	15 分钟训练 2 中等模式 （第 61 页）
第 5~ 第 6 周 105 分钟	15 分钟训练 1 中等模式 （第 57 页）	15 分钟训练——高台篇 简单模式 （第 87 页）	15 分钟训练 1 中等模式 （第 57 页）	15 分钟训练——高台篇 简单模式 （第 87 页）	15 分钟训练 1 中等模式 （第 57 页）	15 分钟训练——高台篇 简单模式 （第 87 页）	15 分钟训练 1 中等模式 （第 57 页）
第 7~ 第 8 周 135 分钟	15 分钟训练 2 中等模式 （第 61 页）	30 分钟训练 1 简单模式 （第 91 页）	15 分钟训练 2 中等模式 （第 61 页）	15 分钟训练——高台篇 简单模式 （第 87 页）	15 分钟训练 2 中等模式 （第 61 页）	30 分钟训练 1 简单模式 （第 91 页）	15 分钟训练 2 中等模式 （第 61 页）

针对只在周末运动的瘦身者的 8 周瘦身训练表

这里的范例针对重量级入门瘦身者，含有高难度或低难度训练和 / 或长时间或短时间的训练

日期 / 训练 时间	星期一	星期二	星期三	星期四	星期五	星期六	星期天
第 1~ 第 2 周 90 分钟					15 分钟训练 3 简单模式 （第 65 页）	45 分钟训练 2 简单模式 （第 129 页）	30 分钟训练 2 简单模式 （第 96 页）
第 3~ 第 4 周 90 分钟					15 分钟训练 2 简单模式 （第 61 页）	适用于重量级和中量级瘦身者的 60 分钟长序列训练 低强度 （第 171 页）	15 分钟训练——毛巾篇 （第 84 页）
第 5~ 第 6 周 105 分钟					15 分钟训练——支撑 / 悬吊器械篇 简单模式 （第 81 页）	适用于重量级和中量级瘦身者的 60 分钟长序列训练 中强度 （第 171 页）	30 分钟训练 2 简单模式 （第 96 页）
第 7~ 第 8 周 110 分钟					15 分钟训练——高台篇 简单模式 （第 87 页）	适用于所有体重等级的 80 分钟长序列训练 低强度 （第 165 页）	15 分钟训练——毛巾篇 困难模式 （第 84 页）

针对一周做 3 次运动的瘦身者的 8 周瘦身训练表

这里的范例针对重量级进阶瘦身者，含有高 / 低难度训练和 / 或长 / 短时间的训练，你也可以在星期二、星期四、星期六（或者星期天）训练							
日期 / 训练时间	星期一	星期二	星期三	星期四	星期五	星期六	星期天
第 1~ 第 2 周 150 分钟	45 分钟训练 1 简单模式 （第 123 页）		45 分钟训练 1 中等模式 （第 123 页）		适用于重量级和中量级瘦身者的 60 分钟长序列训练 低强度 （第 171 页）		
第 3~ 第 4 周 150 分钟	45 分钟训练 2 简单模式 （第 129 页）		45 分钟训练 2 中等模式 （第 129 页）		适用于重量级和中量级瘦身者的 60 分钟长序列训练 中强度 （第 171 页）		
第 5~ 第 6 周 165 分钟	适用于中量级瘦身者的 60 分钟长序列训练 低强度 （第 183 页）		45 分钟训练——高台篇 简单模式 （第 152 页）		适用于中量级瘦身者的 60 分钟长序列训练 中强度 （第 183 页）		
第 7~ 第 8 周 170 分钟	45 分钟训练——辅助器械篇 中等模式 （第 142 页）		45 分钟训练——高台篇 简单模式 （第 152 页）		适用于重量级和中量级瘦身者的 80 分钟长序列训练 低强度 （第 177 页）		

针对一周做 4 次运动的瘦身者的 8 周瘦身训练表

这里的范例针对中量级入门瘦身者，含有高 / 低难度训练和 / 或长 / 短时间的训练，你也可以在星期二、星期四、星期六和星期天训练							
日期 / 训练时间	星期一	星期二	星期三	星期四	星期五	星期六	星期天
第 1~ 第 2 周 135 分钟	30 分钟训练 3 简单模式 （第 101 页）		45 分钟训练 1 简单模式 （第 123 页）		30 分钟训练 4 简单模式 （第 106 页）	30 分钟训练 4 简单模式 （第 106 页）	
第 3~ 第 4 周 135 分钟	30 分钟训练 4 简单模式 （第 106 页）		45 分钟训练 2 简单模式 （第 129 页）		15 分钟训练 1 中等模式 （第 57 页）	45 分钟训练 2 中等模式 （第 129 页）	
第 5~ 第 6 周 150 分钟	30 分钟训练 5 简单模式 （第 112 页）		45 分钟训练 3 简单模式 （第 135 页）		15 分钟训练 1 困难模式 （第 57 页）	适用于中量级瘦身者的 60 分钟长序列训练 中强度 （第 183 页）	
第 7~ 第 8 周 165 分钟	30 分钟训练 6 简单模式 （第 117 页）		30 分钟训练 5 中等模式 （第 112 页）		15 分钟训练 1 困难模式 （第 57 页）	适用于中量级瘦身者的 90 分钟长序列训练 低强度 （第 188 页）	